SCORPIO

Ruediger Dahlke

MIND FOOD

Wie wir unsere mentale Gesundheit gegen Manipulation und Brainwash des Systems stärken

SCORPIO

Dieses Buch enthält Links zu externen Webseiten Dritter, auf deren Inhalte der Scorpio Verlag keinen Einfluss hat. Deshalb können wir für diese fremden Inhalte auch keine Haftung übernehmen. Für die Inhalte der verlinkten Seiten ist stets der jeweilige Anbieter oder Betreiber der Seiten verantwortlich. Die verlinkten Seiten wurden zum Zeitpunkt der Verlinkung auf mögliche Rechtsverstöße überprüft, rechtswidrige Inhalte waren nicht erkennbar. Bei Bekanntwerden von Rechtsverletzungen werden wir derartige Links umgehend entfernen.

WICHTIGER HINWEIS: Die Informationen und Ratschläge in diesem Buch wurden mit größter Sorgfalt von Autor und Verlag erarbeitet und geprüft. Alle Leserinnen und Leser sind jedoch aufgefordert, selbst zu entscheiden, ob und inwieweit sie die Anregungen in diesem Buch umsetzen wollen. Eine Haftung des Autors bzw. des Verlags für Personen-, Sach- oder Vermögensschäden ist ausgeschlossen.

FSC www.fsc.org
MIX
Papier aus verantwortungsvollen Quellen
FSC® C014496

Umschlaggestaltung: Hauptmann & Kompanie Werbeagentur, Zürich,
unter Verwendung eines Motivs von © Shutterstock
Lektorat: Silwen Randebrock, Berlin
Layout und Satz: Robert Gigler, München
Gesetzt aus der Swift und der Alégre Sans
Druck und Bindung: GGP Media GmbH, Pößneck
ISBN 978-3-95803-452-5

www.scorpio-verlag.de

»… Ihr werdet die Wahrheit erkennen,
und die Wahrheit wird Euch frei machen.«
Jesus Christus

INHALT

EINFÜHRUNG

Jeden Tag nehmen wir physische und geistige Nahrung zu uns – meist, ohne uns große Gedanken um deren Qualität zu machen. Nach meinen ärztlichen Erfahrungen ein fataler Fehler. Ich habe mich jahrzehntelang intensiv mit dem Thema *Peace Food* auseinandergesetzt, doch musste ich in den Pandemie-Jahren seit 2020 erkennen, dass es noch wichtiger und entscheidender ist, sich mit *Mind Food*, der Nahrung für unseren Geist, auseinanderzusetzen. Im Wort Psychosomatik spiegelt sich das: Die Seele kommt vor dem Körper. So wie wir unseren Leib mit vollwertiger oder minderwertiger Nahrung füttern können, ist das auch bezüglich des Geistes möglich. Fehlt unserer Kost Wesentliches wie Vitamine, Sekundäre Pflanzenstoffe oder Spurenelemente oder wird umgekehrt Gefährliches, Schädliches oder Giftiges hinzugefügt, kann der Organismus nicht mehr regulär funktionieren und erkrankt. Dieses Prinzip hat mich zu *Peace Food* geführt. Wird nun bei geistiger Nahrung Entscheidendes weggelassen und Verfälschtes hinzugefügt – etwa über Angstverbreitung –, läuft das auf Manipulation hinaus und verengt den Geist. Es lässt ihn verkümmern und erkranken. So führten meine Erfahrungen während der Pandemie-Zeit zwangsläufig zum Konzept *Mind Food*.

Dieses Buch beginnt mit so vielen offenen Fragen, auf die sich die Antworten höchstens mit Zeit und Geduld verdichten. Mit dem Lesen wird sich vieles vertiefen und ergänzen und in Synergien münden. Aus einem anfänglichen Verdacht kann manche Gewissheit wachsen oder die Wahrscheinlichkeit umfassender Einsicht steigen. Ich kann nur bitten, Rainer Maria Rilkes wunderbaren Vorschlag zu beherzigen, die Fragen im Herzen lieb zu gewinnen, um schließlich in die Antworten hineinzuleben und sie im Herzen zu spüren. Es braucht also etwas Geduld, eine heute seltene, aber kostbare und notwendige Tugend.

Peace Food war und ist mir ein großes Anliegen und zielte von Anfang an weit über das Thema persönlichen Essens hinaus. Ich gehe auf den folgenden Seiten immer wieder ausführlich darauf ein, da *Peace-* und *Mind Food* sich gegenseitig bedingen. Wenn man das eine Prinzip verstanden hat, erschließt sich das andere fast automatisch.

Als erstes Buch der veganen Welle vermittelt *Peace Food* bis heute einen gesünderen Lebensstil für Einzelne, aber es hilft auch – nomen est omen – Frieden zu schließen mit sich und seinem Immunsystem, und dieses vermittelt Frieden mit der belebten Mit- und Umwelt. Esser pflanzlich-vollwertiger Kost sind abwehrstärker auf körperlicher Ebene und können daher angstfreier leben, zumal sie sich auch die Neurotransmitter der Todesangst, die Schlachttiere in der Panik kurz vor ihrem Ende ausschütten, ersparen. Sie sorgen aber auch für Frieden mit den Ärmsten der Armen in den ärmsten Ländern, deren Nahrung heute noch als Futtermittel in den »Massentier-Zucht-Häusern« der Reichen zweckentfremdet wird. Besonders bedrückend finde ich dabei, dass dieses Vorgehen nur 10 Prozent der dafür aufgewendeten Kalorien in Fleisch, aber 90 Prozent in Gülleseen und Kotgebirge verwandelt. Das wiederum reduziert die Lebensqualität in den Ländern der Esser erheblich, vergiftet es doch mit dem Wasser ihr Seelenelement und Mutter Erde und damit die beiden archetypisch weiblichen Elemente. Obendrein – und mir ein Herzensanliegen – sorgt *Peace Food* für Frieden zwischen uns und den Tieren.

So glücklich ich über den Erfolg von *Peace Food* bin, so wenig bin ich für eine etwaige Vegan-Pflicht oder jedweden Zwang, und der Gedanke an polizeiliche Kühlschrank-Kontrollen mit einkalkuliertem Hausfriedensbruch wären mir ein Gräuel. Daran kann auch nicht ändern, dass es starke Indizien gibt, wie wir uns mit pflanzlich-vollwertiger Kost Infektionen und damit einhergehend Epi- und Pandemien ersparen. Auch dass wir damit den beiden Haupttodesursachen der Moderne – Herzprobleme und Krebs – sowie der Hauptangst des Alters – der vor Demenz – den Stachel nehmen könnten, ist für mich kein Argument, an Zwangsmaßnahmen auch nur zu denken.

Tatsächlich blieb 1918 Dänemark als einzigem Land Europas und wahrscheinlich der Welt während der Spanischen Grippe eine erhöhte Sterblichkeit erspart. Dr. Mikkel Hindhede hatte – laut der medizinischen Fachzeitschrift *The Lancet* – das Land 1917 anlässlich einer kriegsbedingten Blockade auf pflanzliche Kost umgestellt, die damals noch automatisch vollwertig war. Dr. Bircher-Benner verlor mittels pflanzlicher Frischkost und anderen Methoden der Komplementär-Medizin in seiner großen Klinik keinen Soldaten an diese entsetzlichste Grippeform. Ich persönlich esse seit guten 50 Jahren keine Tiere mehr und nehme seitdem auch an keiner Grippewelle teil. Ähnliches erlebe ich in meiner Umgebung in *TamanGa,* unserem Zentrum in der Südsteiermark. »Du bist was du isst«, scheint in Grenzen wahr zu sein, denn Ernährung verändert so viel auch im übertragenen Sinn. Pflanzliche Kost etwa erhöht – wissenschaftlich bewiesen – den Bewegungsdrang. Bewegung verstärkt die Durchblutung – auch im Gehirn. Somit beeinflusst sie nachvollziehbar die Gefühls- und Geisteswelt.

Es ist so wichtig, was wir essen und wie wir es verdauen. Aber eine Ernährungsumstellung muss freiwillig bleiben und darf nicht für eine Art Gesundheitsdiktatur missbraucht werden, wie wir sie anlässlich der Corona-Pandemie bezüglich einer drohenden Impfpflicht erleben. Der Volksmund weiß, der Teufel ist mit dem Beelzebub nicht erfolgreich auszutreiben. Auch diesbezüglich können wir *Corona als Weckruf* nutzen und daraus lernen: Es geht nur mit Einsicht und *freiwillig* und aus eigener Überzeugung.

Die physische Nahrung hat – nachweislich – Einfluss auf unsere tagtägliche Stimmung und damit auf die unseres Lebens. Die geistig-seelische Nahrung, die wir vorgesetzt bekommen und zu uns nehmen und die Art, wie wir sie verdauen, ist aber noch viel entscheidender. Sie bestimmt nicht nur unsere (Lebens-)Stimmung, sondern die einer Gesellschaft, sogar einer Kultur und letztlich der Welt. Hieraus nährt sich meine Motivation *Mind Food* zu schreiben. Wer Frieden in sich und mit sich und der Welt anstrebt, findet in *Peace Food* einen ersten wichtigen Einstieg, aber noch entscheidender als dieser vom Körper ausgehende Ansatz, ist der Einfluss geistig-seelischer Kost auf unsere Geistes- und Seelenwelt.

Dieses Geistes-Futter, *Mind Food*, wollen wir uns genau ansehen, seine Quellen durchschauen und die Muster erkennen, die unser Leben unweigerlich prägen. Da die Wenigsten das bewusst mitbekommen, ist alles anspruchsvoller als bei körperlicher Kost.

Tatsächlich achten bewusste Esser darauf, was sich in ihrer Nahrung noch so alles versteckt. Überzeugte VeganerInnen werden eingeschmuggelte Milchprodukte oder Eier vermeiden, auch wenn deren Beimischung nur im Kleinstgedruckten auftaucht. Doch die meisten merken wohl gar nicht, was sie sich da so alles mit einverleiben.

Nur wenige von uns, die Wert auf gute, ausgewogene geistig-seelische Nahrung legen, haben Chancen zu erkennen, was da alles zwischen den Zeilen beigemischt ist. Könnte die Tatsache, dass Hinweise auf Schadstoffe im Essen kaum lesbar kleingedruckt sind, damit zu tun haben, dass Nahrungsmittelkonzerne das gar nicht offenbaren wollen? Dass sie über ihre Lobbyisten die Gesetzgebung entsprechend beeinflussen, damit kaum jemand lesen kann, was sie uns da untermischen?

Könnten die Manipulationen bei der Geistes-Nahrung, die gar nicht erwähnt werden, daran liegen, dass wir in einem Feld leben, das statt von gesundheitsbewussten Politikern von Lobbyisten bestimmt wird? Wem dieser Gedanke neu oder fremd ist, dem sei als Einstieg der arte-Film *Das System Milch* empfohlen. Er zeigt sehr klar und deutlich, wie eine inzwischen als ausgesprochen gesundheitsschädlich erwiesene Nahrung mittels Einflussnahme auf entscheidende Politiker weiterempfohlen und sogar steuerlich bevorzugt wird. Könnte es sein, dass das Ausmaß dieser Einflussnahme den meisten nicht bewusst ist? Wenn es aber bei Milchprodukten so läuft, könnte es nicht bezüglich Fleisch – und insgesamt Tierprotein und überhaupt Industrienahrung – ähnlich sein? Eine aktuelle Studie aus der Zeitschrift *Cell Biology* verdeutlicht den Unterschied in nur 14 Tagen. Eine von zwei ansonsten vergleichbaren Gruppen bekommt nur industrielle Fertignahrung und die andere unverarbeitete Vollwertkost – beide Gruppen so viel sie wollen. TeilnehmerInnen der ersten Gruppe nahmen täglich ca. 500 kcal mehr zu sich und waren nach zwei Wochen durchschnittlich 1 kg schwerer als zu Beginn, während die der zweiten Gruppe um 1 kg leichter wurden. Das mag erstaunen, wird uns aber zunehmend bewusst.

Die Beeinflussung geistig-seelischer Nahrung ist aber noch viel subtiler und wird weithin unterschätzt, obwohl sie noch viel wichtiger ist. Insofern geht es zuerst darum, Sensibilität für diese Kost zu entwickeln. Sie zu erkennen, gilt es zu lernen. D.h. Lernen ist wesentliches Ziel dieses Buches. Aber keine Angst, die moderne Glücksforschung kann schlüssig belegen, dass Weniges mehr beglückt.

Die österreichische Dichterin Ingeborg Bachmann erkannte so treffend: Die Geschichte lehrt dauernd, aber sie findet keine Schüler. Aus der Historie könnten wir kollektiv so viel lernen und uns damit so viel ersparen – im Sinne einer Gesellschaftstherapie. Aus der eigenen Geschichte lässt sich im Sinne von Psychotherapie lernen. Aber die Chancen gehen noch weiter: Wir können auch aus der Geschichte und den Geschichten anderer lernen – und müssen nicht deren Fehler wiederholen. Filme bieten etwa diese gute Gelegenheit. Als Gemeinschaft ließe sich darüber hinaus von anderen Nationen und Kulturen lernen. So könnten wir uns persönlich und uns allen so viel Unglück ersparen und dafür Glück bringen und unserer gemeinsamen (Mutter) Erde Erholung und Regeneration verschaffen.

1. EIN BLICK ZURÜCK

Mein Weg von Peace Food zu Mind Food

Zu Beginn der Corona-Pandemie sah ich diese hauptsächlich als medizinisches Problem und fühlte mich aufgerufen, den Gruppen der RisikopatientInnen mittels ausführlicher Videos auf Facebook Auswege zu weisen. Darin fühlte ich mich sicher, hatte ich doch schon gute vier Jahrzehnte lang erfolgreich Menschen aus den Risiko-Fallen: Übergewicht, Diabetes Typ 2, Bluthochdruck und Rauchen helfen dürfen. Als später Videos mit dem Spruch der Engel »Fürchtet euch nicht« von Facebook und YouTube gelöscht wurden, merkte ich, es ging augenscheinlich nicht primär um Gesundheit, sondern um etwas offenbar Wichtigeres – jedenfalls für die Sozialen Medien. Pflanzlich-vollwertige Kost à la *Peace Food* würde nicht reichen, mit diesen Schwierigkeiten umzugehen. Dass es mehr um *Mind Food* ging, merkte ich vollends, als die Mainstream-Medien sich fast geschlossen gar nicht für die Infektions-Medizin und deren Standards interessierten. Fast alle Regierungen aller Staaten weltweit waren sich – zum ersten Mal, seit ich mich erinnern kann – einig. Sie alle reagierten auf dieselbe – vom medizinischen Standpunkt unerklärliche – Art mit zum Teil völlig überzogenen Maßnahmen auf Corona. Lediglich Schweden hielt sich an die bis dahin allgemein üblichen Pandemie-Standards. Nicht Schweden ging einen Sonderweg, sondern der Rest. Aber warum wurde das durchgängig gegenteilig dargestellt?

Wieso wurde eigentlich bei der angeblich schlimmsten Pandemie aller Zeiten nicht sofort ein Expertenrat gebildet, sondern nur auf den schon von der Schweinegrippe bekannten Prof. Drosten vertraut, der schon damals mit seinen Prognosen völlig danebenlag?

Warum wurde bei solch einem angekündigten Desaster, das ja in den höchsten, Angst machenden Tönen vorhergesagt wurde, ein Sezierverbot vom RKI erlassen?

Wieso wurde einem PCR-Test vertraut, der von seinem Erfinder für ungeeignet zu diesem Zweck erklärt wurde?

Warum bestand man dabei auf einem CT-Wert von über 30, wobei Fachleute darin übereinstimmen, dass es ab 24 keine verlässlichen Ergebnisse mehr gibt?

Wieso wurde der mutige Virologe Prof. Hendrik Streeck, der vor Ort am ersten Hotspot nichts über die Maßen Beunruhigendes fand, dafür diskriminiert?

Ich erlebte, wie in Zypern, Österreich, Deutschland und sogar der Schweiz mit verblüffend ähnlichen, meist sogar gleichen Textbausteinen Angst geschürt und Panik verbreitet wurde. Darauf prüfte ich die Texte von anderen Ländern und fand überall dasselbe – ein und dieselbe Vorlage. So viele Zufälle?

Das waren mehr Zufälle denn je, Zufälle, die ich kaum fassen konnte, zumal (m)ein Weltbild der spirituellen Philosophie sowieso gar keine Zufälle vorsieht.

So viele offene Fragen, die sich mit dem Handwerkszeug eines Arztes nicht mehr beantworten ließen. Wir waren und sind in einer weltweiten Krise, daran ist kein Zweifel. Wollen wir je aus dieser Coronakrise herauskommen? Werden wir dann nicht diese vielen Fragen beantworten und – was uns wohl noch schwerer fällt – im großen Stil umdenken müssen? Brauchen wir nicht neue Wege und Ziele? Denn kann es so – nach zwei Jahren Pandemie – einfach immer weitergehen? »Immer mehr vom selben« hat schon Paul Watzlawick als Irrweg entlarvt, der nie zu Lösungen führe. Also was bleibt, als weiter viele, mit der Zeit immer grundsätzlichere Fragen aufzuwerfen? Auf sich häufende, immer spektakulärere Zufälle hinzuweisen?

Nun soll die Impfpflicht alle Probleme lösen, bekommen wir versprochen. Aber erwiesen sich nicht alle Versprechen rund um diese »Impfung« als Versprecher? Hat sie etwa wirklich geschützt?

Das im ganzen Buch oft auftauchende Wort *Impfung* ist hier übrigens mit Vorsicht zu genießen, denn im ursprünglichen Sinn handelt es sich nicht um eine herkömmliche Impfung, sondern einen mit der m-RNA-Methode durchgeführten Gen-Transfer, der von seinem US-Entdecker Dr. Robert Malone als äußerst gefährlich bezeichnet wird. Bisher gibt es damit nur in der Krebstherapie Versuche, die es nie bis zum Einsatz beim Menschen brachten. Impfung muss demnach in diesem Zusammenhang im ganzen Buch in Anführungszeichen stehen.

Inzwischen fand eine Gruppe von 500 kanadischen ÄrztInnen aus den Zulassungsdaten von Pfizer heraus, dass die »Impfung« nicht 95-prozentigen Schutz bietet, wie behauptet, sondern von Anfang an viel weniger. Aber vor allem ergaben die Pfizer-Zahlen, dass sich zwar Geimpfte etwas weniger oft ansteckten, aber dafür häufiger schwer erkrankten und auch häufiger starben[1]. Ist es auch ein Zufall, wenn eine dänische Studie darauf hinweist, Geimpfte seien nach kurzer Zeit mehr durch neue Virusvarianten gefährdet als Ungeimpfte[2]?

Mittlerweile gibt es diesbezüglich leider viele erschreckende Berichte. Hatten die bis zu Corona hoch angesehenen deutschen Ärzte Dr. Wolfgang Wodarg und Prof. Sucharit Bhakdi nicht ähnlich Schreckliches prophezeit? Zufall auch, dass der Chef einer großen US-Versicherung herausfand, die Rate der Todesfälle unter jüngeren Versicherten bis 60 Jahre sei um unglaubliche 40 Prozent angestie-

---

1 *https://www.clarkcountytoday.com/news/do-pfizer-inoculations-do-more-harm-than-good/.*

2 *https://tkp.at/2021/12/24/neue-studie-aus-daenemark-zeigt-mrna-impfung-erhoeht-sogar-das-infektionsrisiko-mit-omicron-variante/*

gen, seit geimpft wird? Dr. Robert Malone, der Entdecker der mRNA-Methode, der diese als »Impfung« für gefährlich und unverantwortlich erachtet, berichtet darüber[3].

Muss ich als Arzt tatsächlich befürchten, dass am Ende die Ungeimpften ungleich besser dran sind? Ich würde mich diesbezüglich zu gern irren. Aber schaut es nicht leider von Tag zu Tag mehr danach aus?

Kann eine Impfpflicht und alle sechs Monate oder noch öfter Boostern vor diesem Hintergrund die geeignete Lösung sein? Ist es möglich, dass das die einzigen Vorschläge sind, die unsere Regierungen vorbringen? Wie ist es zu schaffen, die Chancen, die andere Medikamente bieten, so komplett zu übersehen, wenn sie im Ausland bereits erfolgreich eingesetzt werden? Vor allem, wie kann man bei solcher Bedrohung die so lange so gut erprobten und bewährten natürlichen Mittel zur Abwehrsteigerung völlig ignorieren? Wem außer Pharmakonzernen und selbsternannten Philanthropen kann das nützen? Wessen Immunsystem kann dieses als einzige Lösung angepriesene permanente Impf-Feuer mit einem nicht ausreichend erprobten Gen-Therapeutikum auf Dauer verkraften? Warum erfahren wir weder von der Regierung noch von Herstellern noch von den Mainstream-Medien, dass wir schon nach zehn Monaten »Impfung« über 50-mal mehr Nebenwirkungen haben, als in den letzten 21 Jahren von allen konventionellen Impfungen zusammengenommen? In Österreich laut *Servus TV*-Doku 1 *Im Stich gelassen* sogar 100-mal so viele. Kann das daran liegen, dass es sich bei den mRNA-Seren nicht um klassische Impfungen, sondern um eine Form von Gentherapie handelt? Ist der Name m[ode]RNA (Moderna) ein Zufall oder liegt es daran, dass dort noch nie etwas anderes hergestellt wurde als Gentherapien? Auch ein Zufall, dass die Firma BioNTech bisher nur mRNA-Therapien für KrebspatientInnen entwickelte, die nie die Zulassungshürde nahmen wegen zu vieler Nebenwirkungen – offenbar

3 *https://www.rubikon.news/artikel/die-welt-im-leichentuch*

schon bei den Tierversuchen? Warum wehrt sich in den USA fast die Hälfte der Bevölkerung gegen diese »Impfungen«? Ist es auch Zufall, dass bis zu Corona weltweit anerkannte Virologen und Infektiologen befürchteten, diese Art von Genbehandlung könne die Immunsysteme mit jeder neuen Injektion mehr überfordern? Auch Zufall, dass, wie erwähnt, der (Mit-)Erfinder der mRNA-Technik, Dr. Robert Malone, diese Methode für gefährlich hält und in der Öffentlichkeit davor warnte[4]? Und Zufall auch, dass seine Beiträge deswegen auf Twitter und YouTube gelöscht werden? Warum noch mal hielt der Entdecker des PCR-Tests bis zu seinem Tod eben jenen Test für diese Diagnosezwecke für ungeeignet? Was für ein Zufall, dass sich zumindest alle Fachleute einig sind, dass er über einem CT-Wert von 30 nicht aussagekräftig ist? Und wieder ein Zufall, dass er fast überall mit einem höheren Wert durchgeführt wird?

Warum waren sich alle anfangs einig, Masken würden gar nichts bringen? Wieso wurden sie zum Zwang, ohne dass sich an den Fakten etwas änderte?

Warum stand auf den ersten FFP2-Masken, sie seien gegen Viren unwirksam? Ein Zufall, dass der Hinweis dann wegfiel und die Masken dieselben blieben?

Warum wurden in Deutschland im Jahr 2020, auf dem Höhepunkt der Pandemie, über 6000 Intensivbetten abgebaut? Hat der Autor Raymond Unger vielleicht recht, wenn er sagt:

> *»Eine derartige Politik – auf dem Gipfel der Coronakrise – ist entweder dumm oder verfolgt andere Ziele.*[5]*«*

Das ist nur ein kleiner Teil meiner Fragen, auf die ich bisher keine befriedigenden Antworten bekam. Die übergroße Zahl der übrigen hänge ich hinten noch in den Anhang nebst Quellen, die zur Beant-

---

4 *https://www.rwmalonemd.com/*

5 *Raymond Unger: Das Impfbuch. München 2021*

wortung dienen. Obendrein, wann gab es je so eine Unzahl unerklärlicher – für mich – schwer zu fassender Zufälle?

Solch eine Situation löst Angst aus. Sie auszuhalten braucht Mut, der vielen fehlt, die dann lieber ihre Fragen hintanstellen oder aufhören zu fragen und selbst mitzudenken. Stattdessen delegieren sie den Konflikt an die Obrigkeiten in der Hoffnung, dass die das schon lösen werden. Das mag verständlich klingen, doch die eigene Verantwortung abzugeben, hat noch nie etwas Gutes bewirkt (siehe auch Seite 28).

Laufen nicht Shutdowns, gefolgt von »Impforgien« – von Regierungen in Österreich, Deutschland, im Grunde sogar weltweit vorgeschlagen – auf den alten, längst von Paul Watzlawick durchschauten Irrweg »Immer mehr vom selben« hinaus? Ist so je eine Krise bewältigt worden? Ich kann mich an keine erinnern.

Müssten wir uns also nicht etwas Neues einfallen lassen, neue Wege finden und vor allem ein neues Ziel setzen? Ist nicht Zero-Covid längst vom Tisch und war nie mehr als eine von keinerlei Medizinverständnis getragene Naivität? Müsste es nicht das Ziel sein, uns auch mit diesen Corona-Viren, wie mit vielen anderen vorher, auszusöhnen? Ist es uns bisher je gelungen, mit Krieg irgendetwas aus der Welt zu schaffen? Von Pest und Pocken wird es behauptet. Aber warum gibt es von Ersterer immer wieder kleinere Ausbrüche? Krieg bringt einfach – auf welcher Ebene auch immer – schlechte Ergebnisse. Werden wir nicht sogar den Krieg, den wir mit Antibiotika gegen Bakterien führen, verlieren, wenn wir so (einseitig) weitermachen? Als Arzt befürchte ich das wirklich sehr ungern, aber läuft nicht alles darauf hinaus? Werden wir auf dem eingeschlagenen Weg in Zukunft nicht »nur« über 25 000 Tote allein in Deutschland wegen resistenter Keime haben, sondern unvorstellbar viel mehr?

Und ist nicht das Gegenteil, die Aussöhnung, mit vermeintlichen Feinden schon oft gelungen? Dafür gibt es so viele Belege bis in die Tiefen unserer Zellen. Besteht unsere DNS, unser Erbgut, nicht nachweislich zur Hälfte aus übernommener Viren-DNS? Leben nicht im

Zellplasma um die Kerne in jeder unserer Zellen unzählige Mitochondrien als unsere Zellkraftwerke, ursprünglich Bakterien, die wir »ein«- beziehungsweise »angestellt« haben? Existiert in unserem Darm nicht ein phänomenales Milliarden-Heer von Symbionten und hilft uns zu verdauen? Sind das nicht – wie wissenschaftlich erforscht – 10-mal mehr bakterielle Mitarbeiterinnen als wir Zellen im Organismus haben? Ist nicht unsere Haut übersät von Bakterien? Wechseln nicht bei jedem Handschlag ca. 35 Millionen Keime die Besitzer, bei jedem Begrüßungskuss auf die Wangen 50 Millionen? Und da sprechen wir noch nicht von einem Kuss auf den Mund. Solch eine Keimflut, die doch einfach guttut.

Reicht das nicht, uns klar zu werden, dass es letztlich wenigstens auf Koexistenz, wenn nicht Kooperation hinauslaufen muss? Wann führten Konfrontation und Konkurrenz je zu einem guten Ende?

Mit Kooperation haben wir auch als Menschheit angefangen und als einzige Menschenart überlebt. Hätten wir ganz zu Beginn des Lebens auf Konkurrenz gesetzt, wären wir vielleicht sehr hochentwickelte Einzeller geworden. Aber für den Schritt zum Vielzeller brauchte es schon Kooperation mit anderen Zellen. Mussten etwa nicht schon die ersten Zellen zusammenhalten, wie die ersten Menschen, um etwas Größeres hervorzubringen, über sich hinauszuwachsen? Hätten wir nicht mit Bakterien kooperiert, die als Zellkraftwerke der Mitochondrien fungierten, wäre kein so differenziertes Energiesystem entstanden, wie wir es als Menschen brauchen. Hätten wir nicht mit Viren kooperiert und uns ausgetauscht, hätten wir die Hälfte unseres Erbgutes nicht an Bord unserer Zellkerne bekommen. Hätten unsere Zellen nicht auf Kooperation gesetzt, wären keine Organe entstanden. Wären die Zellen unseres Gehirns nicht in Kooperation getreten, hätte sich nicht einmal unser Hirnstamm, unser sogenanntes Reptiliengehirn entwickeln können, geschweige denn unser auf Emotionen und Gefühle spezialisiertes Mittelhirn oder gar das vergleichsweise riesige Großhirn.

Nach dem dritten der *Schicksalsgesetze*, den Spielregeln des Lebens, jenen Gesetzen, die allem zugrunde liegen und denen wir uns später ausführlicher widmen, liegt im Anfang alles. In meinem Buch *Corona als Weckruf* bin ich diesem guten Beginn ausführlich nachgegangen und habe einige Auswege für unsere Moderne aufgezeigt. Viele nutzen sie bereits, aber noch viel zu wenige, um die kollektive Krise zu lösen.

Wie wäre es, wenn wir, statt zu versuchen, die Viren niederzumachen und unser Immunsystem mit Gentherapien zu überfordern, zusätzlich unsere Abwehr aufbauten, so weit, bis uns Viren und Keime nicht mehr schaden können? Als ich im November 2021 beruflich mit vielen Infizierten auf einmal konfrontiert war, hatte auch ich einen positiven Test, ganze zwei Tage hintereinander und ohne jedes Symptom. Ähnliches kenne ich von seit Langem pflanzlich-vollwertig lebenden FreundInnen, die ohne oder mit milden Symptomen leicht durch diese Coronakrise kamen. Allerdings nehme ich natürlich in solchen Zeiten zusätzlich zur pflanzlich-vollwertigen *Peace-Food*-Kost Vitamin D3 hochdosiert[6], die Aminosäure L-Lysin, Zink und den Inflam-Komplex. Das empfehle ich ärztlich – in solchen Zeiten vorbeugend – und auch und besonders im Erkrankungsfall.

Aufbau und Stärkung des Immunsystems sind der Weg, Aussöhnung muss das Ziel in solch einer Krise sein.

Ist die Projektion aller Schuld bezüglich eigenen politisch-organisatorischen Versagens auf Sündenböcke wie »Ungeimpfte«, nicht erstens sachlich-medizinisch unhaltbar und zweitens psychologisch unterste Schublade? Wieder nur Krieg?

Wie jede Krise kann auch diese zur Chance werden. Ein kleines Beispiel zum Einstieg: Die österreichische Weinkrise war bitter für die Weinbauern, aber war sie im Nachhinein nicht insgesamt ein Segen? Heute wird auf viel höherem Niveau viel besserer Wein angebaut. Und den Weinbauern geht es viel besser.

»Krisis« heißt griechisch auch Entscheidung. Oft durfte ich mit

---

6 *https://pubmed.ncbi.nlm.nih.gov/34684596/*

PatientInnen erleben, wie Krisen überfällige Entscheidungen erzwangen, die anschließend das Leben wieder in Gang und voranbrachten.

Wir könnten aus unserer individuellen Vergangenheit lernen und sogar aus der kollektiven Geschichte. Wo haben uns dagegen in der Geschichte die Projektionen hingeführt? Was hat die Inquisition gebracht, wo *mann* Hunderttausende, vor allem Frauen, als sogenannte Hexen verbrannte, schuldig erklärt wofür? Wo hat uns die Projektions-Orgie der Nazis hingebracht, die alles selbst geschaffene Elend den Juden in die Schuhe schoben? Die jetzige Projektionswelle auf Ungeimpfte als Schuldige für alles wird uns selbstverständlich nicht aus der Krise bringen, sondern nur tiefer hinein und die Spaltung der Gesellschaft weiter vertiefen. Brauchen wir das wirklich? Statt Nächstenliebe, Nächstenhass?

Wer nach dem Motto »immer mehr vom selben« nur Bestehendes fortschreibt, schadet sich und allen. Unsere Regierungen bieten eine Fülle von Beispielen. War die Abwrackprämie für Autos eine gute Idee? Warum gab es nicht eine Abfackelungsprämie für alte, schlecht isolierte Häuser? Hätte das nicht der Bauwirtschaft kurzfristig geholfen und zukunftsfähige Häuser geschaffen? War die Erklärung, dass die Bauwirtschaft es im Gegensatz zur Autoindustrie versäumt hatte, einen ehemaligen CDU-Verkehrsminister als Cheflobbyisten »einzukaufen« und für sich antichambrieren zu lassen? War es wirklich eine gute Idee, die verwöhnte, seit Jahrzehnten die ökologische Entwicklung mutwillig verschlafende, Alternativen ignorierende deutsche Autoindustrie zu stützen? Zahlt sich Lobbyismus desto mehr aus, je heruntergekommener die Politiker einer Gesellschaft sind? Löst man so Krisen oder vertagt sie nur und schafft zugleich neue?

Haben nicht auch die zurückliegenden Finanzkrisen gezeigt, wie es nicht funktioniert? War es sinnvoll oder kurzsichtig, die Spielschulden der Investmentbanker, die sich verzockt hatten, zu sanieren, ohne irgendeinen Einfluss auf die zukünftige Entwicklung der

Banken zu nehmen? Wären das nicht Riesenchancen gewesen, segensreiche Entscheidungen für eine ökologisch gesunde Zukunft zu fällen und die Weichen entsprechend zu stellen?

Könnten wir nicht, statt aus Krisen solchen Krampf zu generieren, sie zum Segen für unsere Gesellschaft und ihre und unsere Gesundheit nutzen?

Diese und noch viel mehr Fragen gilt es mit auf den Weg zu nehmen, sie als wichtig zu erachten und darüber ins Gespräch zu kommen, gleichgültig, wie wir sie beantworten. Vielleicht wechseln die Antworten sogar im Laufe des Buches, indem ein Perspektivwechsel erfolgt. Jetzt ist es wichtig, offen für die Fragen zu bleiben, in einem Sinne wie es Rainer-Maria Rilke so wundervoll vorgeschlagen hat:

> *»Ich möchte Sie, so gut ich es kann, bitten, Geduld zu haben gegen alles Ungelöste in Ihrem Herzen und versuchen, die Fragen selbst lieb zu haben wie verschlossene Stuben und wie Bücher, die in einer sehr fremden Sprache geschrieben sind ... Leben Sie jetzt die Fragen. Vielleicht leben Sie dann allmählich, ohne es zu merken, eines fernen Tages in die Antwort hinein.«*

Warum nicht etwa die nachweislich krankmachende Mischkost-Ernährung überdenken und den Fleischkonsum aufgeben oder dramatisch reduzieren? Wie viel Schweinepest, Rinderwahnsinn, Vogelgrippen(-panik) und Fledermaus-Grippe und auf Tiermärkten ausbrechende Seuchen brauchen wir noch?

Wie gesagt, persönlich esse ich bereits seit 50 Jahren kein Fleisch mehr und faste seit ebenso langer Zeit regelmäßig und bin in über 40 Arztjahren nicht einen Tag wegen Krankheit ausgefallen. Das ist kein Zufall, sondern fällt mir wegen meines erwähnten Lebensstils zu.

Würden wir mehrheitlich so leben, wäre es nicht nur ein Segen für unser Immunsystem, sondern auch für unser Gesundheitssystem und unsere Gesundheit insgesamt sowie auch bezüglich der Hungerkatastrophe in den ärmsten Ländern, für die Umwelt und die Tiere.

Mit meiner Ernährungsweise habe ich meiner Krankenkasse seit Jahrzehnten viel Geld und mir viele Probleme erspart, musste keine Pharmaka einnehmen, habe – ungeimpft – an keiner Grippewelle teilgenommen, trotz ständigem PatientInnen-Kontakt.

Es ginge also – persönlich wie kollektiv –, um nur ein paar wenige Lösungsgedanken vorauszuschicken. Ich kann nicht sagen, ob unsere Regierungen nicht können, nicht wollen oder nicht dürfen – wir können jedenfalls viel mehr, als sich die meisten zutrauen. Warum gehen wir es nicht an? Wer, wenn nicht wir, wann, wenn nicht jetzt?

Sinn oder Unsinn – Zufall oder Zusammenhang?

Eine entscheidende Frage, bevor wir uns auf die Einzelheiten konzentrieren, lautet: Sind all die Ereignisse, die uns in den letzten Jahren der Pandemie überraschten und widerfuhren, Zufall oder gibt es einen Zusammenhang?

Sinn oder Unsinn? Das ist hier die Frage. Tatsächlich könnte die Frage »Zufall oder Zusammenhang?«, »Sinn oder Unsinn?«, »Realität oder Wahn? »Zufallstheorie oder Verschwörungstheorie?« von entscheidender Bedeutung für uns sein. Sie im Hinterkopf zu behalten oder besser noch im Herzen zu bewegen, um sie dort im Sinne von Rilke zu hegen und zu pflegen, wäre wundervoll. Zusätzlich wäre es eine große Chance für uns alle, auch noch die Größe und Weite in uns zu entwickeln, niemanden, der sie anders beantwortet, sogleich zu verteufeln und zum Sündenbock zu degradieren.

Bei diesen Fragen geht es erkennbar ums Wesentliche. Aber was ist das? Steckt dahinter nicht die Frage nach dem »Warum?«, die uns Menschen seit jeher umgetrieben hat? Was bedeutet, was da geschieht, wozu ist es gut? Ist es überhaupt gut? Cui bono – wem nützt es? Zu wessen Vorteil ist es? Alles läuft letztlich auf die Frage nach dem Sinn unseres Seins hinaus. Im Laufe unserer Entwicklungsgeschichte ist es uns auf vielen Ebenen – und besonders auf der naturwissenschaftlichen – gelungen, zunehmend sinnvolle Zusammenhänge zu erkennen. Unsere Vorfahren haben die meisten Zusammenhänge schlicht den Göttern in die Schuhe geschoben, was für sie Sinn ergab. Vieles davon können wir heute naturwissenschaftlich erklären. Auch seelische Zusammenhänge haben wir seit Freud, Jung und Adler immer besser durchschaut. Ist es vielleicht Zeit, nun auch die Hintergründe gesellschaftlicher Entwicklungen zu entschlüsseln? Um zu erklären, was sich in der Pandemie abspielt – oder gar gespielt wird? Zweifelsohne wohnen wir einem Drama bei, und Dramen werden auf (den) Bühnen (der Welt) inszeniert. Wird dieses spezielle Drama möglicherweise buchstäblich auf der Weltbühne inszeniert?

Tatsächlich haben alle Dinge irgendeine Bedeutung, ebenso alle Ereignisse, gleichgültig wie wir sie werten. Das lässt sich an der Natur und ihren Elementen leicht durchschauen: Luft ist wesentlich für uns. Ohne sie könnten wir nicht leben, unsere Zellkraftwerke, die Mitochondrien, keine Energie in Form von ATP (ein chemisches Molekül, das in jeder Zelle Energie bereitstellt) produzieren. Aber das Luftelement steckt auch hinter verheerenden Stürmen. Wasser ist am meisten in unserem Organismus vertreten und lebenswichtig. Wir müssen trinken, können aber auch ertrinken. Feuer ist als Sonnenfeuer notwendig für die Fotosynthese der Pflanzen und folglich für all unsere Nahrung, aber wir können (uns) auch verbrennen. Erde lässt die Pflanzen wachsen, kann jedoch als Erdrutsch auch ganze Dörfer begraben. Als Opfer unmittelbar destruktiver Wirkungen ist es schwer, darin Sinn zu sehen, aber letztlich mit mehr Abstand ist das möglich. Alle Elemente sind offenbar sinnvoll, aber gilt das nicht für alles, für alle Phänomene auf Erden? Religiöse Menschen sehen bis heute Gott oder die Einheit hinter und in allem. Insofern tun sie sich leicht. Wer Gott aus seinem Weltbild gestrichen hat, ist stattdessen selbst verantwortlich für das Erkennen von Sinn oder auch dafür, sich mit der Einschätzung als Unsinn zufriedenzugeben. Die Sinn-Erkenntnis ist eine herausfordernde große Aufgabe. Es ist viel leichter und von daher für viele verlockender, von Zufall oder Unsinn auszugehen.

In den Jahren seit Beginn der Pandemie wurden bisherige Sicherheiten für viele aufgelöst. Ist die Rente noch sicher, wenn so viel Geld gedruckt wird? Kann ich in Zukunft mit meiner Arbeit noch meine Familie ernähren? Werde ich in Zukunft überhaupt noch gebraucht? Wird es je wieder möglich sein, frei zu reisen, wohin ich will, ohne mich ständig als gesund auszuweisen und kontrollieren zu lassen? Solch vordergründige Fragen haben die nach dem »Warum?« vielfach verdrängt. Plötzlich geht es darum: Wie kann ich mich schützen? Meine Schäfchen ins Trockene bringen? Wie überleben? Das bisschen Wir-Gefühl, das wir entwickelt hatten, verliert, Egoismus gewinnt an Boden.

Wir sind immer noch bei der Frage: Ist alles sinnvoll oder sinnlos? Sie, meine LeserInnen, müssen sich noch nicht entscheiden – sondern können die Frage mitnehmen und im Herzen bewegen.

Mit (m)einer spirituellen Weltanschauung neige ich dazu, allem Sinn zuzugestehen. Die Krankheitsbilder-Deutung von *Krankheit als Weg* bis *Krankheit als Symbol* beruht darauf und bewährt sich seit guten vier Jahrzehnten. In all diesen Jahren zeigte sich, wenn Menschen die Sinnhaftigkeit ignorieren und die Verantwortung für ihr Leben delegieren, landen sie über kurz oder lang in einem Dilemma – gleichgültig, ob sie auf die Schulmedizin oder auf Vater Staat setzen. Kein Mediziner oder Staatsbeamter wird uns am Ende das Sterben abnehmen oder auch nur etwaige Behandlungsfehler verantworten. Schmerzen oder Behinderungen haben Betroffene selbst und allein zu tragen.

Sobald wir die Sinnhaftigkeit dessen bezweifeln, was wir im Leben erleben, wird dasselbe rasch sinnlos. Wladimir Lindenberg, der große Lebenslehrer, und Viktor E. Frankl, der Begründer der Logotherapie, haben selbst im Elend des Konzentrationslagers nicht das Vertrauen in den tieferen Sinn verloren. Letzterer stellte die Sinnhaftigkeit ins Zentrum seiner therapeutischen Arbeit, bei der *Schatten*-Therapie folgten wir ihm da.

Gibt es einen Zusammenhang, wo viele Zufall sehen? Letztlich belegt uns das Bellsche Theorem, dass alles aus einem Ereignis Hervorgehende auf immer und ewig zusammenhängt. Da alle Materie aus dem Urknall stammt, hängt sie also auf Gedeih und Verderb zusammen. Davon gehen Religionen wie der Hinduismus und die Weltanschauung des Buddhismus grundsätzlich aus, ist für sie doch alles vom Buddha-Bewusstsein und für Indianische Völker vom Großen Geist Manitu durchdrungen und insofern eins. In unserer Tradition ist für Christen entsprechend alles von Christus-Bewusstsein durchdrungen und insofern ebenfalls eins.

Max Planck kam dem 1929 in seinem naturwissenschaftlichen Gottesbeweis von Seiten der Logik so nahe, wie das wohl möglich ist.

»Meine Herren, als Physiker, der sein ganzes Leben der nüchternen Wissenschaft, der Erforschung der Materie widmete, bin ich sicher von dem Verdacht frei, für einen Schwarmgeist gehalten zu werden. Und so sage ich nach meinen Erforschungen des Atoms dieses: Es gibt keine Materie an sich.
Alle Materie entsteht und besteht nur durch eine Kraft, welche die Atomteilchen in Schwingung bringt und sie zum winzigsten Sonnensystem des Alls zusammenhält. Da es im ganzen Weltall aber weder eine intelligente Kraft noch eine ewige Kraft gibt – es ist der Menschheit nicht gelungen, das heißersehnte Perpetuum mobile zu erfinden – so müssen wir hinter dieser Kraft einen bewussten intelligenten Geist annehmen. Dieser Geist ist der Urgrund aller Materie. Nicht die sichtbare, aber vergängliche Materie ist das Reale, Wahre, Wirkliche – denn die Materie bestünde ohne den Geist überhaupt nicht –, sondern der unsichtbare, unsterbliche Geist ist das Wahre! Da es aber Geist an sich ebenfalls nicht geben kann, sondern jeder Geist einem Wesen zugehört, müssen wir zwingend Geistwesen annehmen. Da aber auch Geistwesen nicht aus sich selber sein können, sondern geschaffen werden müssen, so scheue ich mich nicht, diesen geheimnisvollen Schöpfer ebenso zu benennen, wie ihn alle Kulturvölker der Erde früherer Jahrtausende genannt haben: Gott! Damit kommt der Physiker, der sich mit der Materie zu befassen hat, vom

Reich des Stoffes in das Reich des Geistes. Und damit ist unsere Aufgabe zu Ende, und wir müssen unser Forschen weitergeben in die Hände der Philosophie.«

Klingt das nicht logisch?

Welt der Muster

»Wenn nicht mehr Zahlen und Figuren
Sind Schlüssel aller Kreaturen
Wenn die, so singen oder küssen,
Mehr als die Tiefgelehrten wissen,
Wenn sich die Welt ins freye Leben
Und in die Welt wird zurückbegeben,
Wenn dann sich wieder Licht und Schatten
Zu ächter Klarheit werden gatten,
Und man in Mährchen und Gedichten
Erkennt die wahren Weltgeschichten,
Dann fliegt vor Einem geheimen Wort
Das ganze verkehrte Wesen fort.«
Novalis

Der erste Schritt, die Mechanismen unserer Welt zu verstehen, ist nun die Entwicklung von Offenheit für Muster. Die Welt ist voll davon, in allen Bereichen und auf allen Ebenen. Um nicht dauernd alte Fehler zu wiederholen, wäre es hilfreich, sie bewusst zu studieren und erkennen zu lernen. Nur dann können wir unser Verhalten ändern und sie nutzen. So ganz einfach ist das nicht, wir brauchen geistiges Handwerkszeug dazu, neudeutsch »tools«. Die gibt es. Wir können sie uns aber nur eines nach dem anderen aneignen, obwohl wir sie alle sofort bräuchten.

Wo Muster bewusst zur Manipulation missbraucht werden, sind sie natürlich nicht offen und ehrlich deklariert. Der neue Faschismus wird sich eben nicht als solcher vorstellen. Er wird nur alte Muster übernehmen, aber sich ganz anders und gern – nach dem *Polaritätsgesetz* – auch gegenteilig definieren. Der italienische Schriftsteller Ignazio Silone brachte es auf den Punkt:

> *»Der neue Faschismus wird nicht sagen: Ich bin der Faschismus. Er wird sagen: Ich bin der Antifaschismus.«*

Ist nicht heute bereits die sogenannte Antifa, in ihrer Art und ihren Methoden, Beleg dafür?

Wie können wir am besten lernen zu erkennen, welche Muster in der Tiefe und im Hintergrund wirken? Manche erleichtern es uns schon durch ihre äußeren Formen. Die Sturmtruppen der Nationalsozialistischen Deutschen Arbeiterpartei marschierten im militärisch völlig unsinnigen Stechschritt. Die Soldaten der Volksarmee der Deutschen Demokratischen Republik marschierten im gleichen Stechschritt weiter. Ist das Zufall? Dabei spielte sich die DDR-Führung immer als besonders antifaschistisch auf und verweigerte jede Mitverantwortung am deutschen Faschismus. Sie lehnte geradezu konsequent jede Wiedergutmachung für die Gräuel der Nazizeit ab. Was sagten uns diese Beteuerungen, daran keinen Anteil gehabt zu haben? Wofür waren sie Indizien? War das nicht einfach nur Verdrängung? Beide Systeme waren ihrem Wesen nach Diktaturen, wenn auch von unterschiedlicher Schrecklichkeit. Beide nannten sich sozialistisch, trimmten ihre Soldaten auf ähnliche Weise, ließen ihre Bürger ähnlich bespitzeln. Die Stasi übernahm konsequent die Gestapo-Kaserne in Berlin. Alles Zufall?

Nicht immer sind die Zeichen so leicht und einfach zu deuten. Um zu durchschauen, welches Spiel jeweils gespielt wird, ist es wesentlich, die Spielregeln im Hintergrund zu erkennen, und den gibt es immer. Das ist eine banale Erkenntnis, und dieser Hintergrund muss nicht böse oder gefährlich sein. Er kann neutral oder auch entwicklungsfördernd sein. Ein Beispiel: Es dauerte ziemlich lange, bis die katholischen Gelehrten Frauen eine Seele zugestanden. Thomas von Aquin diskutierte noch darüber. Noch länger dauerte es, bis sie auch farbigen Menschen das Privileg einer Seele zugestanden. Die ersten vom katholischen Mönch Bartolomé de Las Casas in Amerika eingeführten »schwarzen Arbeitstiere« aus Afrika sollten die »Rothäute«, die sich so schlecht versklaven ließen und so rasch wegstarben, ersetzen. Inzwischen ist ein Feld für Gleichberechtigung entstanden und hat sich durchgesetzt – sowohl in Bezug auf Geschlecht wie Hautfarbe. Würde dem heute noch jemand offen widersprechen? Offen wohl niemand, was uns die Macht des neuen Feldes (der vorherrschenden Meinung) und überhaupt von Mustern offenbart.

Folgendes persönliches Erlebnis öffnete mir die Augen für moderne Felder. Nachdem ich schon oft von Rotariern zu Vorträgen eingeladen war und dabei unterstützenswerte Dinge in Gang gesetzt wurden, gehe ich darauf gern ein. Wegen üblicherweise großer voller Säle und schöner Förderprojekte wie Kinderkrebshilfe oder ein Klinomobil oder die Anschaffung eines Therapie-Pferdes für Behinderte usw., freute ich mich über eine entsprechende Einladung in unsere Kreisstadt. Erstaunt landete ich dann vor knapp 40 älteren Herren, von denen sich die meisten nicht einmal für mein Thema zu interessieren schienen. Noch während des Vortrags kürzte ich ihn um mehr als die Hälfte. Erstaunt hörte ich am Ende, wie glücklich man über mein Kommen war, und dass ich doch wohl wisse, dass ich nicht als Arzt, sondern als Schriftsteller eingeladen sei. Es dauerte, bis ich kapierte, dass sie mich als neues Mitglied betrachteten. Nun empfand ich aber keine Lust, jede Woche einen Abend einem Männer-Club zu widmen, der sich seinerzeit noch etwas darauf einbildete, Frauen auszuschließen. Ich versuchte mich mit meinen vielen Reisen herauszureden. Umgehend präsentierte man mir ein dickes Buch mit Rotarier-Adressen in allen deutschen Landkreisen. Auch meine Auslandsaktivitäten boten kein Entkommen, denn die Rotarier gab es offenbar wirklich überall. Schließlich lehnte ich höflich ab und merkte, dass so etwas offenbar nie oder nur extrem selten vorkam. Die vergeblichen Versuche, mich eines Besseren zu belehren, waren ebenso rührend wie überzeugend. Als Rotarier könne ich überall auf höchster Ebene einsteigen, sogar ein Gespräch mit dem Ministerpräsidenten sei praktisch nur so möglich. Im Laufe des anschließenden Abendessens verstand ich schließlich das Prinzip: Aus jedem gesellschaftlichen Bereich hatte sich hier im besten Restaurant der Stadt die Nr. 1 eingefunden, die Elite tagte also unter sich. Neben dem Stadtrat war das hier offenbar das zwar inoffizielle, aber entscheidendere Gremium des Land(kreis)es. Konnten hier rotarische Brüder alle wichtigen Entscheidungen gleichsam unter sich vorbesprechen und vielleicht auch schon planen? Ich erlebte ein Muster auf mittlerer Ebene. Dass Freunde und Brüder sich helfen, ist selbstverständlich und völlig in Ordnung. Und wenn sie dabei noch gute Dinge in Gang bringen, wie ich es oft auch bei anderen Service-Clubs erlebte, ist das schön. Der Name Service-Club ist – nomen est omen – wohl die Erklärung. Hier gibt es guten Service oder Dienst, man dient guten Dingen. Vielleicht manchmal auch den Wohltätern, sich selbst? Sich auf geschäftlicher Ebene zu unterstützen, gut zusammenzuarbeiten, einander zu dienen, ist grundsätzlich nichts Schlechtes. Eine Hand wäscht die andere, weiß der Volksmund. Aber die »Freunderl-Wirtschaft« in Österreich, das Amigo-System in Bayern, der Filz in Köln – und damit das *Schattenprinzip* – lassen grüßen. Ist nicht das Word Economic Forum, wo heute die (Einfluss-)Reichsten und Mächtigsten tagen, dasselbe Muster, nur auf höchster Ebene? Nach Raymond Unger hat ein typisches Mitgliedsunternehmen im global besetzten Davos-Club über 5 Milliarden Umsatz. Jedes dieser Unternehmen zahlt 42 500 CHF Jahresgebühr, und weitere 18 000 CHF, wenn der Präsident am Jahrestreffen teilnehmen möchte. Industrie- und strategische Partner, die entscheidend mitwirken wollen, zahlen 250 000 beziehungsweise 500 000 CHF. Prinz Charles und Amazon-Chef Jeff Bezos, den Damen Lagarde von der Europäischen Zentralbank und von der Leyen von der EU-Kommission werden diese Beiträge wohl erspart bleiben, nehme ich an. Auch da gilt wohl George Orwells alte Erkenntnis aus *Animal Farm:* Alle sind gleich, nur einige gleicher.

Einige solche Verbindungen kennen wir: die Bilderberger, die seit den 1950er-Jahren tagen, oder die schon seit dem Mittelalter einflussreichen Freimaurer, die wie wohl keine andere Gruppe unsere Kultur bestimmten. Zu Goethes Zeiten war alles von Rang und Namen dabei – außer Friedrich Schiller. Die Französische Revolution war entscheidend ihr Werk. Wirklich Bescheid, was in diesen Verbindungen abläuft, wissen nur Insider.

Mind Food will helfen, diese und andere Zusammenhänge auf der Ebene der Muster zu durchschauen und das geistige Werkzeug dafür vermitteln.

Dass ich mich beruflich als Arzt für Essen interessiere und mich mit Gleichgesinnten wie den Professoren Leitzmann, Campbell, Michalsen, Longo, und Dr. Caldwell Esselstyn über Ernährung unterhalte, sehe ich nicht als Problem, sondern als Chance. Hinzu kommt natürlich, dass ich gern gut esse und mich mit solchen Fachleuten bespreche. Das Ergebnis war *Peace Food.*

Da ich auch gern denke und mich als Psychotherapeut über Jahrzehnte für die Belange der Seele und als Mensch und Autor für die des Geistes interessiere, schreibe ich nun *Mind Food* und finde das sogar noch wichtiger.

Wie wichtig das Erkennen zugrundeliegender Muster ist, habe ich unzählige Male erlebt. Hier einige Beispiele aus dem Berufsleben: Mein Vater wollte gern Chef im Stahlwerk werden, für das er arbeitete. So machte er den Doktor noch in seinen 40ern, das half aber nichts. Schließlich fand er bei einer weinseligen Feier heraus, dass alle deutschen Stahlbosse aus einer Studentenverbindung stammten. Dieses Wissen nutzte er gegenüber seinem Vorstand, dem er seine Kündigung in Aussicht stellte, falls seine Bewerbung an so etwas scheitern sollte. Anschließend war er der erste deutsche Stahlboss ohne burschenschaftlichen Hintergrund.

Ein Patient, der bei C&A arbeitete, beklagte, er komme dort –

trotz gewisser Verdienste – beruflich keinen Schritt weiter. Da konnte ich weiterhelfen, da ich zweierlei wusste: Mein Patient war evangelisch und geschieden und C&A ein erzkatholischer Konzern, der Priester bevorzugt bediente und in den oberen Etagen weder Evangelische noch Geschiedene wünschte.

Umgekehrt mag man sich fragen, wie konnte jemand wie George W. Bush US-Präsident werden? Sein Leben bestand bis dahin aus einer Serie erstaunlicher Misserfolge, er hatte sich vor dem Vietnamkrieg gedrückt, war mit einem IQ von 89 geschlagen und hatte bis zu seiner Wahl lediglich Mexiko, das Grenzland zu seiner Heimat Texas, besucht. Hatte es möglicherweise mit seiner Mitgliedschaft in der Studentenvertretung *Skull and bones* zu tun, der schon der Herr Papa angehört hatte, der zweite US-Präsident mit einem IQ unter 100?

Solche Muster durchziehen das Gewebe jeder Gesellschaft – fast überall. Wie konnte ein Buch wie *Fifty Shades of Grey* zum erfolgreichsten Roman aller Zeiten werden, gelesen von 120 Millionen, ein Großteil davon Frauen? Nach 50 Seiten hatte ich das Gefühl, das Thema zu kennen, ein Verdacht, der sich laufend weiter verdichtete. Es war die Geschichte von *Pretty Woman.* Dieser bezaubernde Film zeigte ein modernes Märchen: Der schwerreiche Junge, Richard Gere, und das leichte Mädchen, Julia Roberts, verlieben sich über alle gesellschaftlichen Schranken hinweg und *kriegen* sich am Ende. Er steht zu seiner großen Liebe, obwohl sie als Prostituierte anschafft, zieht sie zu sich hoch ins Feld der Reichen und heiratet sie. Und wenn sie nicht gestorben sind, leben sie noch heute.

Das Muster kam mir bekannt vor. Damals hieß die Geschichte *Suzy Wong*. Auch dort fand sich das ungleiche Paar über alle Barrieren hinweg am Ende in Liebe. Aber hatten wir das nicht auch schon? War es nicht das Muster des Märchens Aschenputtel, das uns unsere Groß(e)Mutter vorgelesen hatte? Der Prinz soll heiraten, verschmäht alle Prinzessinnen und besteht auf dem Mädchen aus der Gosse beziehungsweise Asche. Am Ende heiraten sie aus Liebe.

Das ist ein Ur-Muster und der Traum vieler Mädchen aus untadeligen, aber unadeligen Verhältnissen. Auch schwer(reich)en Jungs scheint es etwas zu geben, ein leichtes Mädchen gesellschaftlich zu sich emporzuhieven.

Im Religionsunterricht hörten wir die Urgeschichte dieses Musters. Sie handelt vom aufgestiegenen Meister Jesus Christus, der zu Lebzeiten auch einen weiblichen Jünger namens Maria hatte. Sie stammte aus Magdala und hatte ihm bei der ersten Begegnung die Füße mit kostbaren Spezereien gesalbt. Das brachte ihm seinen Ehrentitel Christós, der Gesalbte, ein. Obwohl sie ein Freudenmädchen war, verachtete er sie nicht, sondern hob sie zu sich empor, und sie lebten ein kurzes Leben miteinander. Die Sagen der Juden berichten, sie war der einzige Jünger, den Er auf den Mund küsste. Maria Magdalena ist nicht zufällig bis heute die von katholischen Prostituierten – etwa in Manila – verehrte Heilige.

Solche Muster zu erkennen hilft, die Spielregeln des Lebens und die sogenannten Archetypen oder Ur- oder *Lebensprinzipien* wahrzunehmen. Wir werden sie uns später vornehmen, um die Kreise der Vornehmen, die überall – von der Arztpraxis bis zur (Regierungs-) Bank – vorgenommen beziehungsweise – gezogen werden, besser zu durchschauen. Aber auch die eigenen Muster stehen an und sind noch schwerer zu durchblicken. Diesbezüglich weiß die Bibel, wie leicht es ist, den Splitter im Auge der anderen und wie schwer, den Balken im eigenen Auge zu entdecken.

Wer Muster durchschaut, lässt sich nicht mehr hinters Licht führen, weder von Obrigkeiten noch vom eigenen Ego. Zwei bis heute wichtige, weil weichenstellende Beispiele der modernen Geschichte mögen das weiter erhellen. Beide enthüllen ein und dasselbe Muster, auf der Grundlage ein und desselben Themas: Geld. Dass Geld heute mehr denn je die Welt regiert, ist immerhin den meisten bewusst. Um das noch mehr ins Bewusstsein zu rücken, erwähne ich gern die Geld-Welt-Religion mit ihrer religiösen Praxis des Konsums.

Weltbild-Wandel

Weniges ist so schwierig wie der Wechsel der Perspektive, der eigenen Sichtweise, der Weltanschauung. Was wir kennen, an dem halten wir zäh und hartnäckig, gutgläubig bis naiv fest.

Lernen macht uns glücklich, weiß die moderne Glücksforschung, aber Umlernen vermittelt eher das Gegenteil und ist schwer. Max Planck sagte sinngemäß, wir können nicht erwarten, dass die Physiker die neue Physik übernehmen, wir müssen warten, bis eine neue Generation von Physikern mit diesem neuen Wissen nachwächst. Er hatte recht, inzwischen sind diese neuen Physiker da.

Manchmal ist aber sogar ein Weltbild-Wechsel angenehm und sogar beglückend und unumgänglich, weil er Probleme, Differenzen und Unstimmigkeiten aus der Welt schafft.

In den Corona-Jahren seit 2020 wurde mein Weltbild sehr erschüttert vom Aufgeben fast der gesamten, bis dahin gültigen medizinischen Logik, aber auch erweitert und abgerundet, was mich wirklich beglückte. In meinem Weltbild der spirituellen Philosophie ist die Einheit als Gegenpol zur Polarität zwingend. Die *Schicksalsgesetze* sind die Basis des Lebens in der Welt der Gegensätze, in die die *12 Lebensprinzipien* Ordnung bringen und Heilung, Vorbeugung und die Verwirklichung von Vorsätzen ermöglichen. Diese Weltsicht läuft auf die Einheit hinaus und ist insofern grundsätzlich optimistisch. Oskar Wilde formuliert es poetisch: »Am Ende wird alles gut oder es ist noch nicht das Ende.«

Entsprechend erlebte ich weit überwiegend bewusst gute Menschen auf ihrem Weg zum Selbst. Diese optimistische Sicht stand aber immer in einem scheinbaren Widerspruch zu einer Welt voll Schrecklichkeiten, in der das Böse dominierte und die mir von außen über die Medien aufgedrängt wurde. Jede Nachrichtensendung sprach fast ausschließlich davon.

Erst das wunderbare Buch *Humankind* des niederländischen Historikers Rutger Bregman bestätigte mir nicht nur meine Erfahrung, dass die Menschen mehrheitlich anständig und gut sind. Es erklärte mir obendrein, warum wir unser kollektives Leben und unsere Zukunft als Menschheit mit dem gegenteiligen Weltbild vom grundsätzlich bösen Menschen zu ruinieren drohen. Hinzu kam Prof. Johannes Hubers *Gesetz des Ausgleichs,* in dem er mit wissenschaftlichen Studien belegt, wie viel gesünder es ist, ein gutes Leben zu leben. In *Corona als Weckruf* habe ich all das ausführlich dargestellt.

In unserer Welt der Gegensätze folgt aus dem Polaritätsgesetz, dass sich Gut und Böse hart gegenüberstehen. Jeder Vorteil bringt tatsächlich einen Nachteil mit sich und umgekehrt. Die Aufrichtung auf die Hinterbeine war ein großer Vorteil, wurden dadurch doch die vorderen Extremitäten frei und zu so vielem fähig. Aber die Ausführungsgänge unserer Nasennebenhöhlen gerieten von der untersten an die oberste Stelle. Statt immer feuchte Nüstern oder Nasenflügel wie viele andere Säugetiere, haben wir dadurch öfter die Nase voll. Außerdem kam mit der Aufrichtung die Aufrichtigkeit ins Spiel des Lebens, mit der wir bis heute kämpfen.

Alle Fortschritte der Evolution brachten ihre Schatten mit sich. Das wachsende und raumfordernde Großhirn hat das auf Kosten des Gesichtsschädels geschafft und dabei die Atemwege beengt. Die Umstellung auf weiche Fertigkost hat obendrein den Kiefer verkümmern lassen und Atemwegsverengungen zusätzlich gefördert. Das führte wiederum bei vielen zu Mundatmung und damit einhergehenden häufigen und heute als normal geltenden Krankheitsbildern.

Wagen wir uns auf den Spuren von Bregman zurück in unserer Entwicklungsgeschichte, spricht alles dafür, dass wir aus einer viel besseren Zeit kommen, als uns seit Langem von oben suggeriert wird. Das Weltbild vom bösen Menschen, das uns ständig Kriege auf allen Ebenen beschert, hat eine gründliche Revision nötig.

Die schönen englischen Worte »humankind« und »gentlemen« können uns die Spur weisen. »Gentlemen« sind sanfte Männer, »Humankind« bedeutet wörtlich freundlich, menschlich. Es ist Titel des bahnbrechenden Buches von Bregman, das mich bei *Corona als Weck-*

ruf inspirierte, indem es meine uralte Ahnung belegte, dass Menschen gern gut sind und Gutes tun, einander grundsätzlich hilfsbereit unterstützen. Seit guten 40 Arztjahren erlebe ich das, fühle mich von im Wesentlichen guten Menschen umgeben. Und die wenigen anderen sehnen sich danach, gut sein zu können. Tatsächlich haben wir – wie sich jetzt immer mehr herausstellt – alle gut angefangen. Und ich weiß seit Langem vom dritten der *Schicksalsgesetze*: Im Anfang liegt alles! Wir brauchen tatsächlich ein neues Bild von uns als Menschenfamilie und unserer Entwicklung. Das neue ist dabei das alte Bild, das wir nur vergessen und durch Fütterung mit ganz speziellem Bewusstseins-Futter verschüttet haben. Jetzt scheint mir die Zeit reif, sich dieses *Mind Food* genauer anzusehen und sich der guten Anfänge zu erinnern.

Unser Menschenbild lässt sich am leichtesten wandeln, wenn wir unsere Entwicklungsgeschichte über- und neu denken. Historiker, Ethnologen und Politologen wandeln sich diesbezüglich zunehmend zu Vordenkern wie Yuval Noah Harari. Er schreibt in *Eine kurze Geschichte der Menschheit*:

> *»Lange wollte uns die Wissenschaft den Übergang zur Landwirtschaft als großen Sprung für die Menschheit verkaufen und erzählte uns eine Geschichte von Fortschritt und Intelligenz. Das jedoch ist ein Ammenmärchen.«*

Meine Recherchen entlarven, wie die Landwirtschaft unseren Vorfahren statt besserer Lebensbedingungen Krankheiten bis zu Seuchen, Mangelernährung und vor allem viel mehr Arbeit (ein-)brachte. Übereinstimmend mit Bregman zeigt er, wie viel positiver als bisher angenommen das Leben der Sammler und Jäger war und relativiert dabei noch die Vorstellung von stetigem Fortschritt.

US-Ethnologe James Suzman betont die unglaublich, geradezu unmenschlich zunehmende Arbeit. Sie führte zwar zu genug Nahrung, aber was für welche und zu welchem Preis? Nach Suzman ergaben mehr Kalorien alles andere als eine bessere Ernährung. Harari verweist ebenfalls darauf, dass genügend Weizen die abwechslungsreiche Ernährung der Jäger und Sammler nur schlecht ersetzte. Wie Jean-Jacques Rousseau und Rutger Bregman geht er davon aus, die Sesshaftigkeit habe erst Zivilisationskrankheiten und Epidemien ermöglicht. Harari sieht den Homo sapiens als ungeeignet für die harte Plackerei schwerer landwirtschaftlicher Arbeit.

Das Bevölkerungswachstum durch ausreichend Kalorien und Wärme in Behausungen statt Höhlen war eindrucksvoll, aber die Bedingungen zumindest bedenklich. Die neue physische Nähe zu Haus- und Nutztieren ließ neue Krankheitsbilder entstehen, wie eine Studie mittels Analyse von Urinsalzen durch die Columbia University ergab. In kalten Gegenden wie den deutschsprachigen war nach Aufgeben des Gruppenkuschelns in den Höhlen diese Nähe schon wegen der von den Tieren ausgehenden Wärme notwendig.

In unserem das Heilkunde-Zentrum Johanniskirchen beherbergenden niederbayrischen Bauernhaus war das Wohnzimmer erstaunlich groß. Es war früher Stall und Stube in einem und die Tiere heizten es entscheidend mit. Erst so kamen Krankheitserreger – wissenschaftlich belegt – vom Tier auf die Menschen, wie bei Grippe, Masern und vielen anderen.

Der erwähnte Ethnologe Suzman sammelt in seinem Buch von 2021 *Sie nannten es Arbeit* eine lange Reihe von Argumenten, um aufzuzeigen, wie viel besser das Leben der Sammler und Jäger war als heute angenommen. Diese Erkenntnisse gewann er aus Forschungsarbeiten, aber auch aus den eigenen Erfahrungen seines über 25-jährigen Zusammenlebens mit einem indigenen Volk im südlichen Afrika. Er betont immer wieder, unsere Ahnen seien ohne Mangel zu leiden mit ca. 15 statt 40 Arbeitsstunden ausgekommen und schreibt:

> *»Während der längsten Zeit der Menschheitsgeschichte gab es die Idee des Mangels nicht« und »Es stimmt nicht, dass Jäger und Sammler ständig am Rand des Verhungerns lebten.«*

Seine Vermutung ist, unsere Vorfahren hätten ruhig und beschaulich gelebt, wie es heute von Hektik und Burn-out Gestresste erst wieder in Mindfulness-Workshops lernen müssten: Ganz entspannt im viel besungenen Hier und Jetzt und raus aus dem verkrampften Wenn-und-Aber der Moderne. Meine eigenen Erfahrungen mit Angehörigen der indianischen Gurani-Völker im Amazonas, die weitgehend ohne Kontakt zu unserer Zivilisation lebten, stimmen damit überein. Mehr als 15 Arbeitsstunden, also zwei pro Tag, habe ich bei ihnen nie erlebt.

Die Ernährungssituation unserer Ahnen sieht Suzman ebenfalls positiv, hatten sie doch Hunderte essbarer Pflanzen, wenn auch klein gewachsenere Früchte und Beeren, zur Verfügung. Sie zogen weiter, sobald eine Gegend sie nicht mehr ernährte. Außerdem schonte diese Lebensform offensichtlich das Land. Die frühen Bauern haben dagegen auch während Dürrezeiten auf ihren Feldern und bei ihren Tieren ausgeharrt. Aufkommender Besitz ließ sie schwerfälliger und unbeweglicher werden. Suzman geht davon aus, frühe Jäger und Sammler hätten sogar bei viel weniger Arbeit länger und gesünder gelebt als spätere Bauerngenerationen.

Als Fazit brachte die Wandlung von Nomaden zu Bauern neben mehr Arbeit – bei schlechterer, einseitigerer Ernährung und neu aufkommenden Krankheiten – vor allem auch Besitz mit sich. Um die jetzt entstehenden Konflikte entbrannten schließlich Kriege mit neuen, immer effektiveren Waffen. Diese begannen klein, aber steigerten sich mit der ebenfalls neuen Entwicklung abgehobener Obrigkeiten immer dramatischer bis in unsere Zeit.

Diese deprimierende Entwicklung in Bezug auf Ernährung, Entzündungen und Konflikte hat Sokrates bereits vor 2500 Jahren in einem Dialog mit Glaukon vorausgesehen, wie in *Peace Food* beschrieben.

Der Trend von Bewegung zu Stillstand, vom Wandern zum Festsitzen auf eigenem Besitz kostete Lebensqualität und -jahre. Ganz zu schweigen vom neuen Krankheitsbild der »Besessenheit«, das der Besitz mit sich brachte. Die Idee des Adels nahm hier ihren Ausgang. Das Wörtchen »von« zeigt bis heute diese Abhängigkeit von Land(besitz).

Die Mythen der Völker bilden diese Verwicklung in immer tiefere Probleme ab und werden nicht zufällig von der Tiefenpsychologie in Benennungen wie Ödipus- oder Zeus-Hera-Konflikt aufgegriffen.

Der Entwicklung im Sinne einer »Höhenpsychologie« widmen sich die Märchen. Der Märchenheld, wie er uns klassisch im *Hans im Glück* begegnet, wird mit jedem Loslassen (von Besitz) freier, unabhängiger und glücklicher. Er verlässt jeweils sein Zuhause, muss hinaus in die Welt, das Fürchten lernen und die Angst vor der Fremde überwinden, vor allem aber seine bessere Hälfte, die Anima oder eben Prinzessin finden.

Auch der Kapitalismus entstand in dieser Zeit des frühen Bauerntums, kommt er doch vom Lateinischen »Capita«, was ursprünglich die Zahl der Häupter der Herde bezeichnete. Je größer die Herde war, desto erheblicher der Reichtum. Insofern sind wir nicht so weit entfernt von jenen Nomaden, die jeden Wert in Kamelen errechnen.

Wolf-Dieter Storl beschreibt in *Pflanzen der Kelten*, wie mit dem Übergang von Hirten- zu Pflanzer-Völkern auch das Kapital mit all seinen Licht- und Schattenseiten ins Spiel kam:

»Die urkeltische Gesellschaft war wie andere indoeuropäische Völker dreigeteilt, in den so genannten Lehr–, den Wehr- und den Nährstand. Die später als Druiden bezeichneten Opferpriester, Magier und Barden hüteten die heiligen Überlieferungen des Stammes und regelten das Verhältnis zu den Göttern, den Ahnen und dem Übersinnlichen.
Der Kriegeradel trug die politischen Institutionen, stellte Könige und Richter. Das Volk, also Hirten, Bauern – irisch »bo-aire«, Kuhbesitzer –, Handwerker und Händler, stellten den dritten Stand, die arbeitende Bevölkerung.
Für die Indoeuropäer war der Besitz von Vieh gleichbedeutend mit Reichtum. Rinderdiebstahl war eines der größten Verbrechen, schwerwiegender noch als Totschlag und – wie auch aus den irischen Sagen

hervorgeht – Anlass zu den meisten kriegerischen Auseinandersetzungen. Das Wort »Schatz« bedeutete ursprünglich Vieh. Das schlug sich auch in der Sprache nieder: Das englische Wort für Rinder »cattle«, ist vom lateinischen »capitale« entlehnt, in der Bedeutung »Kopfzahl (capita) der Rinder« – ein Kapitalist ist also ein Rinderbesitzer. Das deutsche Wort »Vieh« ist im Englischen als »fee (Gebühr, Bezahlung)« vorhanden. Mit der Vergabe von Rindern ließen sich Friedensverträge besiegeln, die Götter günstig stimmen und als Wehrgeld sogar Mord und Totschlag sühnen.«

Ist es Zufall, dass Könige, Politiker und Richter aus dem Kriegerstand stammen? Der dritte Stand stellte die überwiegende Mehrheit, vor allem die Bauern. Deren Viehbesitz, die eigene Herde, verwandelte sie in frühe Kapitalisten. Es brauchte Richter, um den Streit um Besitz an Land und Häuptern zu schlichten oder, wenn das nicht gelang, Kriege, um ihn auszufechten.

Diese Gedanken von Wolf-Dieter Storl mögen aufzeigen, wie wichtig und wertvoll die Rückschau auf die Anfänge ist, entsprechend dem Dritten der *Schicksalsgesetze:* Im Anfang liegt alles.

Gleichheit und Gerechtigkeit hatten es in alten Zeiten leichter. Bei den lange nur sammelnden und dann kurze Zeit auch jagenden, auf Kooperation angewiesenen Ahnen zählte Gleichheit. Ungerechtigkeit war ihnen – nach Bregman – ein Dorn im Auge. Ungleichheit tolerierten sie mehrheitlich wohl nur, soweit sie leistungsbezogen und durch Erfahrung, Wissen und Charisma begründet war. Adel, Edelleute und Reichtum durch Erbschaften gab es noch nicht. Sie kamen erst viel später nach Einführung und Etablierung von Besitz.

Märchenhelden als Vertreter der »Höhenpsychologie« streben hinaus in die Welt, um das Fürchten zu lernen, also ihren *Schatten* zu erkennen, und sich mit der äußeren auch ihre innere Welt zu erschließen. Den Adel band das Wörtchen »von« an einen festen Ort, wo er auf seinem Besitz und dort wohl im doppelten Sinn festsaß. Das gemeine Volk blieb noch länger in Bewegung. Reste davon finden wir in Au-pair-Jahren oder der Walz der Handwerks-Wandergesellen. Letztere mussten sich das Leben erwandern und Weltanschauung durch Anschauen desselben erwerben. Erst dann konnten sie daran denken, sesshaft zu werden und Meisterschaft zu erlangen. Die aber ließ sich nur durch Leistung verdienen und nicht ersitzen oder durch Geburt erwerben. Die Edelleute wurden zum Adel, und der lebte ohne Arbeit und zeichnete sich zunehmend durch faule Geschichten aus, die bis in die Gegenwart reichen – vom spanischen über den englischen bis zum schwedischen Königshof beeindruckend illustriert. Sie beschäftigen die Illustrierten – eine Art von *Mind Food* für ganz Naive und Ablenkung von Wesentlichem.

Handwerker hatten es härter, aber hohe Anforderungen forderten sie auch und wahrscheinlich fanden sie den besseren Kompromiss: in der ersten Lebenshälfte körperlich in Bewegung, um in der zweiten mehr geistig und innerlich in Gang zu kommen und sich auf Erden einen festen Platz zu verdienen und zu sichern.

Durch die Sitte, dass die Frauen ihre Heimat verlassen, dem Mann folgen und seinen Namen, Standort und oft auch Standpunkt an- und einnahmen, erhielt immerhin einer Hälfte der Menschheit eine gewisse Beweglichkeit. Jugend-Bewegungen wie die der Hippies zu meiner Zeit oder die »Digital Nomads« von heute setzen dieses bewegte Leben fort. Heute sind alle angeblich anständigen Leute sesshaft und das fahrende und »herumzigeunernde« Volk hat einen denkbar schlechten Ruf. Verkehrte Welt!

Das sich abzeichnende neue Bild unserer Entwicklungsgeschichte wird auch vom US-Politologen Prof. James Scott (Yale University) im Buch *Die Mühlen der Zivilisation* mitgetragen. Er bekennt zum Schluss, wir hätten es als »Jäger und Sammler« weit besser gehabt. Für die wandernden Vorfahren war Besitz offensichtlich nur hinderlich. Ständige Bewegung auf ausgedehnten Wanderungen und auf Nahrungssuche – heute würden wir sagen »im Sauerstoffgleichgewicht« – hielten sie dagegen in Form. Scotts Schluss, unsere Vorfahren hätten den wenigen Besitz geteilt, ist fast zwingend. Außerdem findet er Indizien dafür, dass die Menschen ohne Hierarchien lebten. Ihre Grabstätten etwa bieten keinerlei Hinweise auf Herrscherdynastien.

Den Ursprung der heute weltweit dominierenden Gier sieht Scott in den aufkommenden Ballungsräumen der Städte. Erst der ungleich verteilte Wohlstand habe Neid und die Angst vor Knappheit und Zukurz-Kommen verbreitet. Wer Zeit unter Indigenen verbrachte, wird erlebt haben, wie sie sich mit dem Verzicht auf Reichtum auch Armut ersparen. Von Soziologen und Glücksforschern wissen wir, dass es besonders die Verteilungsunterschiede sind, die Menschen unglücklich sein lassen. Die Zufriedenheit der Schweizer etwa liegt daran, dass fast alle ziemlich wohlsituiert sind und die Besitzunterschiede vergleichsweise geringer als in umliegenden Ländern.

Als Fazit entdecken die zitierten Forscher ein sehr ähnliches neues Bild unserer Altvorderen: In Einklang mit Mutter Natur und von ihr lebend, hatten sie es ohne Besitz und Kriege und frei von unseren Zivilisationskrankheiten wahrscheinlich sehr viel besser, als die Wissenschaft bisher vermutete und uns im Dienste der Obrigkeiten zumutete. Tatsächlich ging es ihnen auch – jedenfalls in Bezug auf die geforderte Arbeitsleistung – sehr viel besser als den meisten von uns heute.

Harari kommt in seiner Zusammenschau dem französischen Philosophen Jean-Jaques Rousseau nahe, mit seiner Aussage: »Die landwirtschaftliche Revolution war der größte Betrug der Geschichte.«

Bei aller Begeisterung für diese wissenschaftliche Unterstützung des neuen, »besseren« Welt- und Menschenbildes bleibt anzumerken, dass all die erwähnten mutigen Wissenschaftler immer die Jäger und damit den männlichen Pol im Vordergrund sehen. Man spricht bis heute gern von »Jägern und Sammlern«. Das aber stellt nicht nur die zeitliche Reihenfolge, sondern auch die Quantität der Zeit völlig auf den Kopf. Ganz offensichtlich waren die Sammler zuerst da und prägten unsere Entwicklung viel länger. Da im Anfang alles liegt, wie inzwischen auch die Wissenschaft entdeckt, und die Länge der Zeit entscheidend für evolutionäre Entwicklungen ist, war der Einfluss der Sammler ungleich größer und wichtiger als der unserer jagenden Vorfahren. Die Zeit als Sammler hat unseren Organismus viel entscheidender geprägt. Die als Jäger war dafür zu kurz, wie Bregman so überzeugend veranschaulicht.

Hormonelle Geschenke aus der Evolution

Neben den Nachteilen des jeweiligen Fortschritts, bringen wir aber auch viele Geschenke aus der Evolution mit. In den langen Zeiten nächtlichen Zusammenrückens in kalten Höhlen dürfte sich Oxytocin, das Kuschelhormon, entwickelt haben. In den Zeiten erzwungenen Fastens – morgendlich, monatlich und jahreszeitlich – wird das Wachstumshormon HGH (Human growth hormone) entstanden sein. Nach spätestens sechs Stunden Fasten schüttet es unser Organismus aus, was wir auch von heutigem Fasten und Kurzzeitfasten kennen, das uns aktiviert und dazu inspiriert, das Leben mit seinen Herausforderungen in Angriff zu nehmen. Morgendliches *(Kurzzeit-)Fasten* war wohl zwingend, weil der Kühlschrank weder voll noch überhaupt vorhanden war. So lernten wir von Anfang an, vormittags im Fettstoffwechsel zu leben, der laut US-Neurologe David Perlmutter sowohl Herz als auch Hirn 25 Prozent effektiver arbeiten lässt. Unsere Vorfahren bedurften sicher dieser aktivierenden Stimmungsaufheller, immerhin gab es Raubtiere und Schlechtwetterphasen, die das Wandern wohl nicht erleichterten, sie aber abhärteten, ganz abgesehen von Eiszeiten.

Tatsächlich kann unser Organismus unglaublich viel ertragen und das lässt ihn sogar gesünder werden, wie die Experimente des Iceman Wim Hof eindrucksvoll demonstrieren. Er bietet sich und seinen Anhängern eine neue Eiszeit an, mit großen gesundheitlichen Vorteilen wie einer beeindruckenden Steigerung der Abwehrkräfte.

In den ungleich längeren Ruhe- und Regenerationszeiten der Frühzeit dürfte sich auch das Wohlfühlhormon Serotonin entwickelt haben, das uns im heutigen Stress schon meist zu Mittag ausgeht.

Die Entstehung des Glücks- und Belohnungshormons Dopamin, das die Ahnen bei einladenden Beeren- oder Honigfunden überkommen haben mag, dürfte auch in diese lange Entwicklungsphase fallen. Die Vorstufen dieser beiden sichere ich mir mit der kleinen roten Pille »Amorex«. Das HGH bilde ich durch Kurzzeitfasten seit über 40 Jahren, indem ich – wie die Vorfahren – vormittags auf Essen verzichte.

Das Spiel mit der Zeit

Bregman liefert uns den Schlüssel zum Verständnis dieser Zeit, auch wenn er selbst weiter von Jägern und Sammlern spricht und hier nicht differenziert. Er schrumpft die ganze Entwicklungsgeschichte des Lebens gedanklich auf ein Jahr zusammen. Der Mensch erscheint dann erst um 23 Uhr, gleichsam selbst zur Silvesterfeier noch verspätet. Die längste Zeit, nämlich gute 55 Minuten von dieser einen Stunde sind unsere Vorfahren als SammlerInnen unterwegs. Erst in den letzten Minuten beginnen sie Werkzeuge zu erfinden und erst ganz kurz vor Jahresende entwickeln sie Waffen und domestizieren das Feuer.

Was wir heute als Geschichte bezeichnen, betrifft lediglich die letzten beiden Minuten dieses Entwicklungsjahres. Die sogenannten Zivilisationskrankheiten entstanden erst in der allerletzten Minute. Ihre in *Corona als Weckruf* gedeutete Entstehung ist durchaus bis heute bedeutungsvoll.

Das Gros unserer heutigen Probleme entstand aus dem Schritt von der bewegten Lebensart des Wanderns zur Sesshaftigkeit und dem Übergang vom Sammeln täglicher Nahrung und einer kurzen Jagdphase zu Landwirtschaft und dem Horten von Capita – den Köpfen der eigenen Herde – und der Anhäufung von materiellem Besitz. So spät also kamen Kriege um Besitz, Mangel- und Fehlernährung, Seuchen sowie unsere heutigen drei hauptsächlichen Todesursachen Herzattacken, Krebs sowie Kunstfehler und Nebenwirkungen der Schulmedizin über uns.

Wie viel Zeit Evolution braucht, zeigt, dass ca. 12 000 Jahre nach

Beginn der Milchwirtschaft im Zweistromland erst die Hälfte der Menschheit Milchzucker (Laktose) mithilfe des Fermentes Laktase verdauen kann. Viele Menschen leiden bis heute – meist ohne es zu ahnen – an Schwierigkeiten, Keimhemmer und Fraßschutzgifte der entwicklungsgeschichtlich noch relativ jungen Getreide zu verdauen, darunter etwa Lektine wie Gluten.

Der Wandel vom reinen Sammeln zum zusätzlichen Erjagen von Beutefleisch und -fett hat unseren Vorfahren natürlich erheblich mehr Kalorien und damit angenehme Sättigung gebracht. Erst später wird er zum schwer verdaulichen Brocken. Unsere Ahnen hatten nur eine erste Lebenshälfte, in der sich die Schäden zunehmender Fleischkost noch in Grenzen hielten. Die zweite Lebenshälfte kam erst später hinzu, wie in *Corona als Weckruf* belegt, durch verkürzte Stillzeit und die wachsende Rolle der Großmütter als Unterstützung der Mütter. Das brachte Ersteren Bedeutung und Status und schenkte und ermöglichte allen Familienleben. Groß(e)Mütter konnten die Kinder mit aufziehen und die Mütter so mehr Kinder bekommen.

Das dürfte noch in Zeiten des Matriarchats geschehen sein, das spätestens 35 000 Jahre vor unserer Zeitrechnung, aber wahrscheinlich viel früher, wenn nicht schon mit Beginn der Menschwerdung anfing. Für diesen langen archetypisch weiblichen Vorlauf sprechen die ausschließlich weiblichen Darstellungen der großen Göttin nach dem Modell der Venus von Willendorf, die wir in diesem Zeitraum finden. Erst ab ca. 10 000 vor Christus finden wir häufiger Darstellungen von Männern und Tieren. Auch die wohl lange unklare Rolle der Männer bei der Fortpflanzung und ihre Unfähigkeit, den Nachwuchs zu versorgen, dürften matriarchale Strukturen begünstigt haben. Das Phänomen, dass alle Frauen der Vorzeit im selben Rhythmus menstruierten, spricht ebenfalls dafür. Ohne künstliches Licht geschah das immer zu Neumond. Noch heute wechseln auf Kunstlicht verzichtende Frauen rasch wieder in diesen gemeinsamen Rhythmus, der ursprünglich die Hälfte der Menschen, alle Frauen, in einem Feld verband, das ihnen viel Kraft gegeben haben dürfte.

Brave New World

Die sich spät entwickelnde neue Welt der Sesshaftigkeit, des Besitzes mit ihren daraus resultierenden Auseinandersetzungen und Kriegen, brauchte wirklich Tapferkeit. Brachte sie doch erhebliche *Schatten* mit sich und stellte die Weichen langfristig in eine gefährliche Richtung. Bis heute sehen wir das Ergebnis in Gestalt von Kriegen – auf Erden, aber auch in unseren Körpern. Dort kämpft unser (Immun-)System in der zweiten Lebenshälfte auf ziemlich verlorenem Posten gegen chronische Erkrankungen wie Herzprobleme, Krebs, Entzündungsherde über Allergien bis zu Autoaggressionskrankheiten, Demenz und Depressionen. Die haben uns der Verzehr von Tierproteinen und die neue Lebensweise mittel- bis langfristig beschert. Neben Schätzen wie Privatsphäre hat uns das Sitzenbleiben in der Sesshaftigkeit auch einige Scheußlichkeiten beschert.

Was mit der Jagd und der wachsenden Bedeutung der Männer als Jäger begann, setzte sich in die Sesshaftigkeit fort und markiert den Übergang vom Matriarchat zum Patriarchat. Dieser war auch der Startschuss für eine weiter fortschreitende Fehlernährung bis in die Moderne. Heutiges Fleisch ist noch – durch die entsetzlichen Bedingungen der Massentierhaltung – deutlich gefährlicher als frühere Jagdbeute. Mit den in Todesangst und -Panik ausgestoßenen Hormonen und Neurotransmittern überschwemmt, die über das Blut der gequälten Kreaturen ins Fleisch ihrer Konsumenten übergehen, verschärft sich die Gesundheitsproblematik der Mischköstler-Mehrheit weiter. Da diese Neurotransmitter und Hormone in allen Säugetieren, also auch den Menschen, gleichermaßen wirken, sind diese dadurch noch empfänglicher für Angst- und Panikmache, die wiederum das eigene Denken blockieren und sie noch leichter zum Opfer von weiteren Formen von *Mind Food* werden lassen.

Da Rinder kaum noch ihre angestammte Nahrung, also Gras und Heu, bekommen, sondern sogenanntes Kraftfutter, entwickelt sich das Verhältnis von Omega-3- zu Omega-6-Säuren katastrophal und befeuert im Menschen chronische Entzündungen, heute »silent inflammation« genannt. So haben uns letztlich Tierherden nicht nur mit Fleisch, sondern auch mit chronischen Krankheitsherden versorgt. Herden, mit denen die Schulmedizin nie fertig wurde, die Komplementärmedizin aber sehr wohl.

Zeit der Entscheidung

Im 21. Jahrhundert – mit annähernd 8 Milliarden Menschen auf Erden – führt kein Weg zurück zum Wanderleben. In Städten entstandene Errungenschaften von Zivilisation und Kultur will wohl auch kaum jemand noch missen. Aber wir könnten aus Gesundheitsgründen wieder mehr wandern und zur Ernährung der Sammler zurückkehren, zu pflanzlich-vollwertiger *Peace-Food*-Kost, die uns den Hunger auf Erden ersparen, sowie durch die mit ihr verbundene Abwehrstärkung auch Seuchen und Pandemien verhindern könnte. Vor allem aber würde sie uns wieder friedlicher sein lassen, ganz wie die wandernden Ahnen, und offener gegenüber dem weiblichen Pol der Wirklichkeit. Mit Gendern werden wir das nicht schaffen, das müsste schon viel tiefer gehen.

So würde es leichter, die friedliche Verbundenheit in der Gemeinschaft wiederzubeleben, aus der wir ursprünglich hervorgingen und zur erfolgreichsten und einzig überlebenden Menschenart aufstiegen. Die Erde könnte laut Jean Ziegler, dem UN-Beauftragten für Welthungerfragen, spielend doppelt so viele Menschen ernähren, allerdings nur mit pflanzlicher Kost. Vor allem aber könnten wir die Schätze der Vergangenheit mit den Errungenschaften der Gegenwart verbinden. Wir brauchen kein »Entweder-oder« sondern könnten viel besser auf »Sowohl-als-auch« setzen, um aus gedeihenden Gemeinschaften den Weg der Selbstverwirklichung oder Individuation nach C.G. Jung einzuschlagen – je nach Bedürfnis.

Aber natürlich gibt es auch den gegenteiligen Weg von Spaltung und Kriegen, sei es im Körper oder gegen innere und äußere Feinde, die wir mit einem unachtsamen Leben und einer Projektion auf Sündenböcke selbst verantworten. Dann werden wir es kaum schaffen. Diese Gefahren und ihr Entstehen gilt es genauer zu betrachten.

Die Entstehung von Kriegen

Kriege kommen – wie die Entwicklungsgeschichte belegt und Sokrates bereits prophezeite – vom Nicht-genug-Kriegen. Unsere Anfänge waren – wie gezeigt und von Forschern heute reichlich belegt – friedlich. D.h., wir können uns dahin zurückerinnern und darauf neu aufbauen. Bei den frühen Vorfahren finden sich keine Hinweise für kriegerische Auseinandersetzungen in Gestalt beschädigter Knochen usw. Der erste wirkliche Weltkrieg war wohl der trojanische Krieg. Die Mythologie schildert uns als seine Ursache die Geschichte der verbotenen Liebe zwischen der schönen Helena, Angetraute des Griechenfürsten Menelaos, und Paris, dem trojanischen Königssohn. Ursache der Ursachen ist der Streit der drei großen Göttinnen Hera, Athene und Aphrodite, wer von ihnen die schönste sei. Der für seine Schönheit bis in die Götterwelt berühmte Paris sollte entscheiden. Die Göttinnen aber versuchten im Vorfeld, ihn zu beeinflussen. Hera versprach ihm Ländereien, Athene den Sieg in jeder Schlacht, Aphrodite aber die Liebe der schönsten Frau auf Erden, der schönen Helena. Schönling Paris entschied sich für die schöne Helena. Da er – mit Aphrodites Rückendeckung, also aus Liebe – die Schön(st)e, doch schon Vergebene wählte, brach der erste große Weltkrieg aus. Vordergründig ging es also um die Liebe, was die Nähe von Krieg und Frieden offenbart. Hintergründig ging es schon um Landbesitz und Macht. Denn Menelaos und sein Bruder Agamemnon wollten die konkurrierende Weltmacht, Troja, schon längst ausstechen beziehungsweise niederringen.

Bei den späteren Kriegen zwischen Rom und Karthago ging es dann schon vorrangig nur noch um Landbesitz und wirtschaftliche Vorherrschaft. Wenn der ältere Cato bei jeder sich bietenden Gelegenheit im Senat sagte: »Ceterum censeo Carthaginem esse delendam« – »Im Übrigen meine ich, Karthago sei zu zerstören«, ging es eindeutig um Vorherrschaft und letztlich schon um militärisch sichergestellte Wirtschaftsmacht.

Der dunkle Zwilling des Homo bono

Alles Elend begann mit der Jagd nach Fleisch. Später in der Sesshaftigkeit des Bauerntums musste es nicht mehr erjagt werden, sondern wurde über Herden sichergestellt. Deren Größe bestimmte die wirtschaftliche Macht ihres Besitzers oder »Capita-listen«. Sokrates behielt recht mit seiner Voraussage, dass es bei Fleischkost Streit und Krieg um Weidegründe sowie Entzündungskrankheiten bei den Menschen geben würde – wie wir heute allenthalben sehen. Ist es vielleicht jetzt, nach all den schlechten Erfahrungen Zeit, auf Sokrates zu hören?

Langfristig und rückblickend gesehen war – zumindest in vielerlei Hinsicht – die Sesshaftigkeit ein Eigentor mit schwerwiegenden Konsequenzen. Aber wir können aus Fehlern lernen und heutige Lösungen darin finden, das Beste von allem zu wählen: Wäre es nicht möglich, die Vorteile eines bewegten Lebens in Einklang mit Mutter Natur und in solidarischer Gemeinschaft der Menschheitsfamilie mit den Vorzügen der Kultur zu verbinden, die uns obendrein Selbstverwirklichung ermöglicht?

Heute haben wir alle Chancen, Fleischkost als Fehler und Sesshaftigkeit als Problem zu durchschauen und aus dieser Enttäuschung heraus zu erkennen, wie sehr sich unsere Ahnen täuschen ließen. Aus dieser *Ent*täuschung können wir lernen, die Täuschung beenden und zurückkehren zu friedlicher Ernährung und entsprechenden Lebensformen. Ist nicht solch eine Regression, ein Schritt zurück in Richtung Menschheitsfamilie, möglich, gar überfällig? Wie sonst ließen sich die entstandenen Probleme von der Ernährungs- bis zur Umweltsituation erfolgreich und befriedigend, d. h. in Frieden, lösen?

Dann würden sich imperiale Kriege um Öl, Wasser und Nahrungsreserven erübrigen und es könnte Frieden auf Erden einkehren. Es wäre ein Leichtes, auf Fleisch zu verzichten und statt weiter auf ein sitzendes Leben zu setzen, auf ein gehendes umzustellen. So ließen sich zwei kapitale Fehler wieder ausbügeln, was mehr bewegen könnte, als sich die meisten wohl vorstellen können. Und selbstverständlich ginge das nur aus Einsicht und freiwillig.

Warum nicht in dieser Hinsicht *Corona als Weckruf* und Chance begreifen? Sind wir nicht fast alle einig, dass es so wie bisher nicht weitergehen kann und darf? Wie wundervoll wäre es, die Chance, zu nutzen, uns und unsere Lage zu bessern und dabei noch unser volles Potenzial im Sinne unserer Selbstverwirklichung beziehungsweise Individuation auszuschöpfen!

Wo stehen wir heute? Sind wir nicht tief im *Schatten* des guten Menschen, des Homo bono, versunken? Tatsächlich ist es wohl gerade das Bedürfnis, die Sünden unserer Eltern und Großeltern aus Faschismus-Zeiten zu sühnen, eine Art Schuld- einerseits und Wiedergutmachungssyndrom andererseits, das der Schriftsteller Raymond Unger als Ursache für das heutige Elend in Deutschland und Österreich erkennt. Er sieht in den grün-roten Sühnenden und ihren Schuldkomplexen die psychoanalytisch-politische Basis für die Versuche, die Musterschüler mimen und Schulmeister Europas in Sachen Corona-Bewältigung zu werden. Dem kann ich gut folgen, denke, glaube und fühle aber, dass wir noch weiter zurückdenken sollten: zu den guten Anfängen. Von dort wäre ein lichter Relaunch zu wagen, den hellen Zwilling des dunklen Bruders, »Great Reset«. Das Gilgamesch-Epos illustriert uns diesen ewigen Gegensatz, der nur durch Einsicht zur Vereinigung und niemals durch Krieg und Spaltung zu lösen ist.

All das beginnt in uns Einzelnen, indem wir den Homo bono, der in jedem von uns lebt, wiederentdecken und -beleben. Diesen Ausdruck habe ich von den Bonobos abgeleitet, unseren friedlichen Verwandten unter den Primaten, mit denen wir 99 Prozent unseres

Erbgutes teilen. Dabei gilt es, immer ein wachsames Auge auf den *Schatten zu bewahren*, unseren dunklen Zwilling. Ersterer kann gut mit *Peace Food* leben, letzterer ist ein empfängliches Opfer für *Mind Food*.

2. GELD REGIERT DIE WELT

Absturz der Naturheilkunde – Aufstieg der Pharmaindustrie

Hier geht es um ein altes Muster, das wir uns aus zweierlei Gründen genauer ansehen: Zum einen, weil dieses Muster noch immer weiterwirkt. Zum anderen, um ein ähnlich gestricktes modernes Muster zu verstehen, das uns seit Corona in Bann schlägt.

Wie kam es dazu, dass die fest im Bewusstsein der Menschen und bis Anfang des 20. Jahrhunderts auch noch in den Kliniken verankerte Naturheilkunde trotz beachtlicher nebenwirkungsfreier Erfolge immer mehr aufs Abstellgleis geriet?

Ursprünglich gab es gar keine Alternative zur Naturheilkunde und den Arzneien aus der großen Apotheke von Mutter Natur. Was wir heute Schulmedizin nennen, hatte es anfangs schwer, sich gegen weise Frauen und Geburtshelferinnen durchzusetzen, in deren Hand die Naturheilkunde vor allem lag. Erst mit der Inquisition und der Ermordung Hunderttausender – darunter vorrangig Frauen und ziemlich alle als Hexen diffamierten Hebammen und Kräuterkundigen – wechselte der Beruf des Arztes in männliche Hand. Dabei waren auch diese Heiler noch wesentlich auf die Mittel von Mutter Natur angewiesen, wie etwa die Medizin eines Paracelsus verrät. Der eigentliche Abstieg begann mit dem Aufstieg der pharmazeutisch-chemischen Industrie, und das ging in groben Zügen so:

Vor gut 100 Jahren war der US-Amerikaner John Rockefeller einer der reichsten Männer der damaligen Zeit. Sein Reichtum war sprichwörtlich. Das aber ist bei Weitem nicht die einzige Parallele zu einem der reichsten Männer der heutigen Zeit. Da mögen weitere archetypische Muster eigenartig bekannt erscheinen, weshalb diese alte Geschichte hier aufgerollt sei. Rockefellers *Standard Oil Trust* war 1911 die mit Abstand reichste Aktiengesellschaft der Welt. Sie stand trotzdem kurz vor dem Zusammenbruch, weil der oberste Gerichtshof der USA sie illegaler Geschäftsmethoden, der Korruption und sogar der Erpressung überführt hatte. Auf dem Boden dieser juristischen Problematik beschlossen US-Regierung und Parlament, den Trust zu zerschlagen. Damit hatte Rockefeller alle vier Säulen der parlamentarischen Demokratie – Regierung, Parlament, Justiz und Medien – gegen sich. Der US-Öffentlichkeit galt er als überführter steinreicher Betrüger, Erpresser und Steuerhinterzieher.

In dieser Notlage, mit dem Rücken zur Wand, entwickelte Rockefeller nun eine bis in unsere heutige Zeit bahnbrechende Idee: die der *Rockefeller Foundation*. Dort versteckte er sein riesiges Vermögen. Damit gelang ihm ein beispielhafter Coup und er kreierte eine beeindruckende Win-win-win–Situation: Die Stiftung gab ihm erstens die Möglichkeit, seinen immensen Reichtum aus dem Standard-Öl-Trust für sich zu retten. Zweitens konnte er auf diese Weise riesige Summen der Steuer vorenthalten. Drittens ließ sich die »zum Wohle der Menschheit« gegründete Stiftung nutzen, sein verheerendes Image aufzupolieren und in der Öffentlichkeit als Philanthrop dazustehen.

Um den Stimmungsumschwung zu befördern, tat er sich als Wohltäter der Presse hervor und wies seine Stiftung an, den größten Medienhäusern der USA großzügige »Spenden« zu überweisen. Diese zeigten sich dankbar und taten das Ihre, Rockefellers mehr als angeschlagenes Bild in das eines Philanthropen oder Menschenfreundes zu verkehren.

Warum diese für Rockefeller so erfolgreiche und für die USA und die Welt verheerende, aber bis heute wirksame Geschichte an dieser

Stelle? Sie ist neben den schon durchscheinenden Parallelen auch der Beginn des heutigen Zeitalters der Pharmaindustrie und ihrer Konzerne.

Über die Foundation investierte Rockefeller massiv in die sich eben formierenden pharmazeutischen Unternehmen, deren Schwerpunkt die Herstellung patentierbarer chemischer Medikamente war. Sein Pharma-Investment-Geschäft ließ sich wunderbar als Investition in die Gesundheit der Menschheit verkaufen, eine Story, die die ihm mittlerweile gewogene – heute würden wir sagen »gesponserte« – Presse fleißig beförderte.

Mit den bis dahin üblichen und obendrein zwar nicht rascher, aber gesünder und nachhaltiger wirkenden Naturheilmitteln ließ sich kein großes Geld verdienen, da die Geschenke von Mutter Natur nicht patentierbar waren. Bei chemisch-pharmazeutischen Mitteln war das leicht. Insbesondere, wenn sie mittels entsprechender Propaganda einer inzwischen willfährigen Presse vermarktet wurden.

Während die Rockefeller Foundation also in die Produktion chemischer Pharmazeutika investierte, wurden diese von der gesponserten Presse hochgelobt. Gleichzeitig verloren die zu diesem Zeitpunkt in den USA noch ausgesprochen beliebten Mittel der Naturheilkunde durch ständige Herabsetzung und Kritik durch dieselbe Presse immer mehr an Ansehen und büßten große Marktanteile ein. Aber nicht nur die Mittel, auch die sie nutzenden Ärzte und Naturheilkundler fanden sich unversehens am gesellschaftlichen Rand wieder.

Tatsächlich wurden naturheilkundliche Mittel bis zum Beginn der Rockefeller-Kampagne noch von der Hälfte der Ärzte, Krankenhäuser und sogar medizinischen Universitäten im Rahmen einer ganzheitlichen Medizin mit Erfolg genutzt. Ralph Birchers Buch *Geheimarchiv der Ernährungslehre* beleuchtet diese Situation, einschließend der Unterdrückung all jener wissenschaftlichen Ergebnisse, die für die Naturheilkunde sprachen.

Rockefellers Stiftung war inzwischen Meister in der Meinungsgestaltung beziehungsweise -manipulation und verkehrte den vorherrschenden Trend zur Naturmedizin innerhalb kurzer Zeit in sein Gegenteil. Die Bevölkerung begann der Naturheilkunde zu misstrauen und an die neue Pharmaindustrie zu glauben, was dem Stifter und Prototyp des Menschenfreundes macht- und finanztechnisch sehr zugute kam und ihn stetig reicher werden ließ.

Ist das nicht ein an sich und auf den ersten Blick erstaunliches Phänomen? Wird nicht unser Geld durch großzügiges Spenden weniger? Manchmal lässt sich ein kleiner Teil über Steuerersparnis zurückholen, aber insgesamt nimmt das Geld ab, oder nicht? Oder nur bei mir?

Hier aber wurde wohl erstmals jemand durch seine Stiftung und deren Spenden immer reicher und vor allem einflussreicher. Obendrein verbesserte er dabei noch sein Image gewaltig. Letzteres Prinzip ist uns wenigstens im Kleinen bekannt. Wer beispielsweise für die wohltätige Aktion »Licht ins Dunkel« spendet, wird bei entsprechender Großzügigkeit im *ORF* erwähnt und kann dadurch sein Image ein wenig aufpolieren. Auch die Rotarier nutzen diesen harmlosen Trick nach dem Motto »Tut Gutes und lasst es alle Welt wissen.« Christus hatte noch das Gegenprinzip empfohlen, niemals mit Nächstenliebe anzugeben und andere davon wissen zu lassen, selbst eigenes Fasten riet er zu verschweigen. Selbstloses Spenden ist etwas ganz anderes – davon war Rockefeller weit entfernt. Er spendete sich immer (einfluss-)reicher. Grundsätzlich ist das legal und gehört geradezu zum Stiftungs-Business. Auch eine Industrie – wie in seinem Fall die Pharmaindustrie – aufzubauen, ist natürlich völlig legal und hat auch einige gute Ergebnisse hervorgebracht. Das Herabsetzen der Konkurrenz jedoch ist moralisch verwerflich und anständigen Unternehmern fremd. Aber Rockefeller ging es wohl weniger um Anstand als um Einfluss(-reichtum).

Hier erkennen wir in der Rückschau die Funktion des *Schattenprinzips* in Reinkultur. Stiftung und Stifter bedienen sich des angestammten guten Images beider Ausdrücke. Sie verkehren diesen Sinn ins Gegenteil und bringen ein Geschäft zum eigenen Vorteil auf den

Weg, mit Produkten, die wohl nützen, aber viel weniger, als von der willfährigen Presse behauptet, und vor allem mit oft heftigen Nebenwirkungen. Eine intakte, sehr hilfreiche naturheilkundliche Medizin-Tradition mit weitgehend nebenwirkungsfreien Mitteln wird dabei zum Nachteil der Kranken beschädigt.

Rockefeller taufte seinen *Trust* (engl. Vertrauen) in *Foundation* (Stiftung) um. Er wurde gleichsam der erste CEO, auch wenn es den Ausdruck damals noch nicht gab. Übersetzt lautet diese Berufsbezeichnung Chief Executive Officer oder deutsch Chef-Exekutions-Offizier. In der Übersetzung wird es schon ehrlicher, denn die blühende Naturheilkunde wurde geradezu exekutiert.

Das Schattenprinzip in der Politik

Absichtlich hatte ich eingangs schon die gängigen Kürzel NSDAP und DDR ausgeschrieben, um solche Namen kritisch zu beleuchten. Nomen est omen, aber oftmals ist auch – nach dem *Polaritätsgesetz* – das Gegenteil wahrer und wirklicher.

Diese Methode können wir gleich beibehalten. Was war an der Politik der CDU – speziell zu Corona-Zeiten – christlich, demokratisch und im Sinne einer Union vereinend? War es nicht vielmehr unchristlich, Alte und Kranke allein zu lassen, selbst beim Sterben, Kirchen zu schließen, Ostern und Weihnachten gleichsam abzusagen? War es nicht undemokratisch, das Parlament weitgehend zu ignorieren und zu umgehen? War es nicht das Gegenteil des Unions-Gedanken, eine Bevölkerung so zu spalten, Sündenböcke zu kreieren und Schuld auf sie zu projizieren? Was war an der SPD sozial und demokratisch? Trafen nicht die zum Teil maßlosen Maßnahmen vor allem Kinder, Jugendliche und die ärmere Bevölkerung am härtesten? War das nicht der Gegenpol zu sozial? Was war daran liberal, eine Impfpflicht, die man erst zum Zweck der Teilhabe an der Macht abgelehnt hatte, gleich anschließend zu fordern? Ist das grüne Politik, gegen Genmais und Soja auf die Barrikaden zu gehen, dann aber einen Großversuch genetisch veränderter »Impfung« an der Bevölkerung nicht nur zu unterstützen, sondern auch noch zu fordern? Ist in der Politik das Wirken des *Schattenprinzips* nicht eindrucksvoll und unübersehbar? Bedeutet es nicht eigentlich Betrug, nach einer Wahl das Gegenteil des zuvor Versprochenen rücksichtslos durchzuziehen? Inzwischen hat sich die Bevölkerung daran gewöhnt – meist ohne dahinter System, Muster und *das Schattenprinzip* zu erkennen.

Richard Nixon, der des Lügens und Betrügens überführte Ex-US-Präsident, versuchte sich mit dem interessanten und wohl ehrlichen Satz zu verteidigen: »Für Politiker gehört es zum Geschäft, die Unwahrheit zu sagen. Deshalb kann ein Politiker im moralischen Sinne des Wortes nicht lügen.« Nicht weit davon entfernt, der heutige deutsche Gesundheitsminister Lauterbach im Dezember 2019 im *ZDF* im Zusammenhang mit der Frage, warum sich die Politik nicht um Adipositas kümmert: »Die Wahrheit führt in vielen Fällen zum politischen Tod.[7]«

Eine Studie der US-Renommier-Universität Princeton ergab 2014: Von den durchgeführten 1800 Meinungsumfragen wurde in weniger als einem halben Prozent der Fälle im Sinne des Bevölkerungswillens entschieden. So etwas geht heute und schon lange dank *Mind Food.* Sollten wir uns also nicht damit befassen, bevor wir in Resignation und Zynismus verfallen, wie es offenbar schon großen Teilen der Bevölkerung widerfahren ist? Beides entlädt sich in Sprüchen wie: »Wer glaubt, Volksvertreter vertreten das Volk, glaubt auch, Zitronenfalter falten Zitronen« oder »Autovertreter verkaufen Autos, Versicherungsvertreter verkaufen Versicherungen, Volksvertreter verkaufen das Volk«. Ob das wirklich so ist, müssen wir nicht jetzt schon entscheiden. Aber die Frage bleibt, verkaufen uns Politiker nicht oft – für dumm? Und wenn ja, könnte *Mind Food* die Methode sein? Es kann jedenfalls nicht schaden, von jetzt an genauer auf Namen zu achten und darauf,

---

7 *https://www1.wdr.de/mediathek/video/sendungen/koennes-kaempft/video-schlank-um-jeden-preis-das-geschaeft-mit-diaeten-100.html – Minute 38)*

ob sich das *Schattenprinzip* eingeschmuggelt hat. Allerdings, die verbreitete Angst erschwert und kompliziert den Prozess des Durchschauens und erleichtert es, uns hinters Licht zu (ver)führen.

Zurück zu den genialen Schachzügen des sprichwörtlich reichen ersten Rockefellers: Zum schlussendlichen Durchbruch der modernen Pharma-Medizin trugen vor allem zwei Ereignisse bei. Einerseits die Pandemie der Spanischen Grippe, die tatsächlich aus den USA kommend, zum Tod von jedenfalls über 50, möglicherweise sogar 100 Millionen Menschen führte. Sie wurde zu einem ersten großen Triumph des Impf-Prinzips. Aber hat dieses die Pandemie besiegt, wie die offizielle Version behauptete, oder erst gefördert, wie bis heute viele glauben und viele Indizien vermuten lassen?

Wie die Pest Jahrhunderte früher von der katholischen Kirche zur Ein- und Durchführung der Inquisition instrumentalisiert wurde, nutzte die aufkommende Pharmaindustrie die Spanische Grippe für ihre Interessen.

Der wundervolle Film *Gefährliche Schönheit – die Kurtisane von Venedig* von 1998 erhellt diese Situation und zeigt auch gleich noch die einzige Befreiungsmöglichkeit aus der Katastrophe. Das griechische Wort »hē katastrophē« steht nicht nur für Desaster, sondern bedeutet auch Umkehrpunkt. Venedig hat damals der Inquisition widerstanden und ist aus der Sackgasse umgekehrt. Das erforderte großen Mut und könnte bis heute Mut machen. In unserem Buch *Die Hollywood-Therapie – was Filme über uns verraten* ist der Film ausführlich gedeutet.

Wie Verantwortung und Informationspflicht einer gesponserten Presse ins Gegenteil und damit den *Schatten* umschlug, erlebten die Menschen zu Zeiten der Spanischen Grippe exemplarisch, zogen aber keine Konsequenzen daraus. Warum sind die Spuren des »Wunders von Dänemark«, wo die Spanische Grippe nicht mal die Sterblichkeit erhöhte oder des Wirkens von Dr. Bircher-Benner in Zürich verwischt? Dabei hatte *The Lancet*, damals wie heute wichtigste Medizin-Zeitschrift, zuerst ausführlich berichtet und Dr. Hindhede den verdienten Respekt gezollt. Geschah in der Zwischenzeit eine so perfekte Manipulation der Wahrheit, dass Pharma- und Impf-Anhänger diese Tatsachen manchmal bis heute bestreiten? Die Taktik folgte dem nun bekannten Muster, man versuchte Dr. Mikkel Hindhedes Ruf zu zerstören, was wegen dessen Makellosigkeit misslang. Doch warum ist dieser Held der Medizin, der bis heute ein großes Vorbild sein könnte, den meisten inzwischen unbekannt?

Die Pharmazeutische Industrie hatte damals praktisch nichts Hilfreiches anzubieten, waren doch die allermeisten Todesopfer geimpft. Viele glaubten damals, sie seien mehrheitlich nicht an der Grippe, sondern der Impfung gestorben. Aber mit einer Propagandaschlacht zugunsten der Chemie und gegen die Naturheilkunde war die Manipulation trotzdem weitgehend erfolgreich.

Nachhilfe kam auch noch von Rockefellers Freund Andrew Carnegie, der – durch die Monopolisierung der Stahlindustrie Multimilliardär geworden – ebenfalls dem Stiftungs-Muster folgend, sich auch zum Wohltäter küren ließ. Seine Carnegie-Stiftung beauftragte ihren Mitarbeiter Abraham Flexner, das Gesundheitssystem der USA zu prüfen. Der sogenannte Flexner-Report berichtete 1910 ganz im Sinne von Freund Rockefeller von der Rückständigkeit der US-Medizin, ihrer Universitäten und Krankenhäuser. Er betonte die Notwendigkeit einer Generalüberholung, Modernisierung und Zentrierung der heimischen Medizin auf die Segnungen der industriellen Pharmazie. Die bis dahin weitgehend ganzheitlich naturheilkundliche Medizin wurde im bewährten Stil zugleich diffamiert und obendrein ihre bis dahin angesehenen Vertreter diskreditiert, die pharmazeutische Medizin aber über den grünen Klee gelobt und propagiert.

Die darauffolgenden Maßnahmen der Regierung führten dazu, dass zur Förderung der Erforschung chemischer Pharmazeutika der für damalige Verhältnisse unglaubliche Betrag von 100 Millionen Dollar bereitgestellt wurde. Diese Vorgänge begründeten die »moderne Medizin«, tatsächlich aber vor allem die von Rockefeller kontrollierte pharmazeutisch-chemische Industrie.

Alte Apotheken zeigen noch das Muster, das bis heute empfehlenswert wäre. Über dem ersten Schaufenster stand Homöopathie, über dem zweiten Allopathie. Stattdessen wurde damals die Pharma-Medizin mit ihren erheblichen schädlichen Nebenwirkungen fest installiert und zur allein seriösen Medizin hochstilisiert und dies machte weltweit Schule.

Die Schulmedizin hat unbezweifelbar auch ihre Verdienste. Dennoch ist sie – durch US-Studien belegt – in den USA und anderen Industrieländern mit Kunstfehlern der Mediziner und Nebenwirkungen ihrer Pharmaka für die dritthäufigsten Todesursachen nach Herzproblemen und Krebs verantwortlich.

Wieder lässt das *Schattenprinzip* grüßen. Zugleich erweist es sich als Quelle eines tieferen Verständnisses, um solche Ent- beziehungsweise Verwicklungen rückwirkend zu durchschauen. Die Ordnung ließe sich wieder herstellen, wenn wir aus solchen Mustern lernten und uns nicht mehr so eklatant hinters Licht führen ließen, wie es modernes *Mind Food* heute noch rascher ermöglicht.

Im Anfang liegt alles, dieses dritte der *Schicksalsgesetze* kann obendrein zeigen, wo Anfang, Ursache und damit meist auch (Auf-)Lösung liegen. Der Beginn der modernen (Pharma-)Medizin, und die erste Grippepandemie erlauben uns rückwirkend verblüffende Einblicke.

Das erste der *Schicksalsgesetze*, das der Polarität, zeigt, wie geschickte Manipulation aus einem scheinbar vernichtenden Ereignis wie der Zerschlagung eines Wirtschaftsimperiums, einen Aufstieg wie Phönix aus der Asche ermöglicht. Auch welche Rolle Stiftungen bei diesem Muster und der entsprechenden Machtakkumulation spielen, wie Steuern legal hinterzogen, der eigene Ruf mittels Presse-Sponsoring geschönt – und die Gesundheit der Bevölkerung geschwächt und sogar gefährdet wird, lässt sich klären.

David, der Sohn von John Rockefeller, der seinem Vater auch als Chef der Rockefeller-Foundation folgte, soll 1991 auf der Bilderberger-Konferenz in Baden-Baden gesagt haben:

»Wir befinden uns am Rande einer globalen Umwälzung. Alles was nötig ist, wäre eine Krise großen Ausmaßes und die Nationen werden die Neue Weltordnung bejahen.[8]«

Der Mythos der Spanische Grippe 1918–1920

Nach 100 Jahren ist schwer zu klären, was wirklich in Zeiten der Spanischen Grippe passierte. Fakt ist, dass in diesem Zusammenhang Impfungen das erste Mal ihren Durchbruch erlebten, befeuert durch die damalige Propaganda. Belegt ist auch, dass Dänemark durch die erwähnte Ernährungsumstellung unter Dr. Mikkel Hindhede von einer erhöhten Sterblichkeit verschont blieb. Der Mythos der ersten Pandemie der Neuzeit, hat zwei Gesichter. Offiziell handelte es sich um ein mutiertes Influenza-Virus, das auf eine vom Krieg geschwächte Bevölkerung traf. Woran es wenig Zweifel gibt.

Aber es gibt auch Berichte, die den wenigen damals üblichen Impfungen eine Mit- oder sogar Hauptverantwortung zuerkennen, wie *Vaccination Condemned* von der Augenzeugin Eleanora McBean:

»Meine Familie hatte alle Schutzimpfungen abgelehnt, also blieben wir die ganze Zeit wohlauf. (...) Auf dem Höhepunkt der Epidemie wurden alle Geschäfte, Schulen, Firmen und sogar das Krankenhaus geschlossen – auch Ärzte und Pflegekräfte waren geimpft worden und lagen mit Grippe danieder. Es war wie eine Geisterstadt. Wir schienen die einzige Familie ohne Grippe zu sein – wir waren nicht geimpft! So gingen meine Eltern von Haus zu Haus, um sich um die Kranken zu kümmern. (...) Aber sie bekamen keine Grippe und sie brachten auch keine Mikroben nach Hause, die uns Kinder überfielen. Niemand aus unserer Familie hatte die Grippe. (...) Es wurde behauptet,

---

8 *https://dieunbestechlichen.com/2020/05/zitate-zur-neuen-weltordnung-weltregierung-video/*

die Epidemie habe 1918 weltweit 20 Millionen Menschen getötet. Aber in Wirklichkeit wurden sie von den Ärzten durch ihre groben Behandlungen und Medikamente umgebracht. Diese Anklage ist hart, aber zutreffend – und sie wird durch den Erfolg der naturheilkundlichen Ärzte bezeugt.« (...) »Während den Schulmedizinern ein Drittel ihrer Grippefälle verstarb, erzielten die naturheilkundlichen Krankenhäuser Heilungsraten von fast 100 Prozent.«

Verbürgt ist das für die Züricher Klinik von Dr. Maximilian Bircher-Benner, der nach Aussagen seines Enkels Andres Bircher keinen der vielen jungen Männer in seiner auf pflanzliche Frischkost und Komplementärmedizin setzenden Klinik an die Spanische Grippe verlor.

Eleanora McBean ist aber nicht die Einzige mit der Vermutung, die Pandemie sei in Wahrheit durch Massenimpfungen entstanden.

Anne Riley Hale schrieb 1935:

»Wie jedermann weiß, hat die Welt noch niemals solch eine Orgie von Impfungen aller Art gesehen, wie die unter den Soldaten des (ersten) Weltkriegs.«[9]

Auch sie behauptet, gerade unter den »gepiekten Männern der Nation« sei die höchste Todesrate an Tuberkulose aufgetreten, und der Spruch »Mehr Tote durch Impfung als durch feindliche Gewehre« sei damals in den USA verbreitet gewesen.

Solche Aussagen sind keine Belege, aber sie verdeutlichen den damaligen Siegeszug der Impfungen. Rekruten erhielten zwischen 14 und 25 Impfungen. Armeeaufzeichnungen ergaben, dass gerade die Krankheiten gegen die geimpft wurde, wie vor allem Typhus, Cholera und Pocken, nach Beginn der Impfpflicht im Jahr 1917 in alarmieren-

9 Annie Riley Hale: The Medical Voodoo. Originalausgabe New York 1935

dem Ausmaß zugenommen hätten. So sei nach Eintritt der USA in den ersten Weltkrieg die Todesrate durch die Typhusimpfung auf den höchsten Wert in der Geschichte der US-Armee gestiegen.

Die Spanische Grippe war jedenfalls unbestritten eine weltweite Katastrophe und im Hinblick auf die zweite Bedeutung dieses griechischen Wortes auch ein Umkehrpunkt. Wie Katastrophen in dieser Hinsicht und zur Manipulation benutzt wurden, enthüllt Rutger Bregman in *Humankind.* Er belegt, wie eine geschickt von den Obrigkeiten beeinflusste Presse alle möglichen Katastrophen missbrauchte, das Bild vom Menschen als abgrundschlechtem Bösewicht zu zementieren. Das wahrere Gegenteil, ein Bild vom grundsätzlich guten Menschen, dem Homo bono, bekam dagegen keine Chance.

Immerhin erscheinen in letzter Zeit eine Reihe von Büchern, die das Gute in uns neu entdecken wie neben Bregmans *Humankind,* Johannes Hubers *Das Gesetz des Ausgleichs,* James Suzmans *Sie nannten es Arbeit* und meine beiden *Corona als Weckruf* und *Heilsame Tugenden.* Selbst wenn einige davon sogar Bestseller-Charakter errangen, bleibt aber noch ein weiter Weg, die Dinge wieder ins Lot zu bringen.

Impfen von Edward Jenner bis Bill Gates

Im Anfang liegt alles, besagt das *dritte der Schicksalsgesetze.* Edward Jenner, der Entdecker der Kuhpocken-Impfung, widmete sein Leben der Verbreitung seiner Impf-Idee. Auf dem Totenbett zeigte er Reue und bekannte, der Menschheit mit der Impfung statt Segen ein Monstrum hinterlassen zu haben. Sicherlich hatte es entscheidend damit zu tun, dass er seinen Sohn und seine Frau geimpft hatte und beide schweren Schaden nahmen. Ist dieser Anfang wieder Zufall? Für mich, der ich mich auf die *Schicksalsgesetze* als Spielregeln des Lebens immer verlassen konnte, keinesfalls.

Die Geister, die er gerufen hatte, konnte Jenner mit seinem späten Reuebekenntnis nicht mehr bannen. Die Geschichte des Impfens nahm ihren Lauf, hat die Schulmedizin diese Entdeckung doch mit großer Begeisterung aufgegriffen. Einer der Gründe dürfte sein, dass sie sonst gar keine Vorbeugungsmöglichkeiten kennt und deshalb in dieser Not selbst Früherkennung schon als Vorbeugung ausgibt. Impfung lässt sich als Vorbeugung verkaufen. Den vorläufigen Höhepunkt der Impfgeschichte erleben wir anlässlich der Corona-Pandemie mit dem enormen Engagement der Bill-und-Melinda-Gates-Stiftung und ihrer weltweit vorangetriebenen Impfkampagne gegen Covid.

Auch im Anfang dieser Stiftung liegt schon alles. Erinnert er nicht – verdächtig – an die Entstehung der Rockefeller Foundation? Ergeben sich mit diesem Verdacht im Hinterkopf nicht verblüffende Parallelen zwischen der Bill & Melinda Gates Foundation (BMGF) und der Rockefeller Foundation?

Bill Gates hat anfangs, lange bevor es zur Stiftung kam, durchaus Positives bewirkt, wenn auch mit kartellrechtlich illegalen Mitteln. Sein Traum, jedem Haushalt einen Personal-Computer (PC) zu ermöglichen, ist ein Beispiel, das er weitgehend verwirklichen konnte. Wird er es mit dem Impfen ähnlich weit bringen? Aber ist jedem zu einem PC zu verhelfen noch auf einer Ebene mit dem Vorsatz, alle Menschen zu impfen? Diese Strategie, gut zu beginnen, um dann – (un-)bewusst – in den Gegenpol zu (ver-)fallen, wird uns noch öfter beschäftigen müssen.

Sind die Parallelen zum früheren großen »Philanthropen« Zufall? Ein Jahrhundert nachdem John Rockefeller wie Phönix aus der Asche aufgestiegen war, war auch Gates' Ruf um das Jahr 2000 wegen Verstößen gegen US-Kartell-Recht und anderem skrupellosen Geschäftsgebaren schwer angeschlagen. Sein Unternehmen Microsoft stand wegen unlauterer, an Erpressung erinnernder Geschäftspraktiken vor der Zerschlagung. Als Gates vor dem US-Senat aussagen musste, hinterließ er einen panischen und phasenweise sogar psychopathisch anmutenden Eindruck. Das weitere wirkt vertraut. Wie Rockefeller gründete Gates daraufhin besagte Bill & Melinda Gates Foundation, womit auch er nicht nur seinen Reichtum bewahrte, sondern zugleich ebenfalls Unsummen am Fiskus vorbeilenkte. Auch seine Stiftung stiftet weltweit Millionen Dollar an Medien, um sein Bild in der Öffentlichkeit aufzuhübschen und sich als Philanthrop oder Menschenfreund feiern zu lassen. Dabei verfolgt er mit seinen Spenden, Zuwendungen und Investitionen an Pharmakonzerne, die mit Impfungen verdienen, eine durchschaubare Agenda. Während John Rockefeller sich noch weitgehend auf die USA beschränkte, denkt Gates globaler und investiert weltweit. Wie Rockefeller beherrscht auch er den wundersamen Trick, durch ständiges Spenden immer reicher zu werden. Ist es bei so viel Ähnlichkeit ein Wunder, wenn beide Stiftungen an einem Strick ziehen und eng zusammenarbeiten? Wieder Zufall?

Wie die Einflussnahme funktioniert, zeigt ein deutsches Beispiel sehr deutlich: Das ehemals liberale Magazin *DER SPIEGEL* kritisierte Gates noch in den 1990er-Jahren hart für seine Vergehen gegen das Kartellrecht, Anfang der 2000er-Jahre erschien er wegen seiner Impfaktionen in Afrika im *SPIEGEL* als eine Art Monstrum. Eine Überweisung von 2,3 Millionen später war dann *DER SPIEGEL* rechtzeitig zur Corona-Impfkampagne voll auf (Gates') Linie und das Spiel ging so weiter. Bald gab es nochmals 2,9 Millionen Euro und keinerlei Gates-Kritik mehr im Magazin. Im Gegenteil, es entwickelte sich zu einem leidenschaftlichen Fürsprecher von Gates' Impfkampagne. Alles Zufall?

DER SPIEGEL war aber nicht der einzige Empfänger des warmen Regens. Große Geldsummen der Stiftung flossen zu führenden Mainstream-Medien, die sich selbst auch gern »Qualitätsmedien« nennen. War deren dann folgende Verbreitung von Todesangst und Virus-Panik die Vorbereitung für die Impfkampagne? Oder wieder alles einfach Zufall? Nach Thomas A. Hein, der seit 16 Jahren als freier und unabhängiger Autor und Journalist arbeitet, geht aus der *Columbia Journalism Review 11* deutlich hervor, wie gezielt die Gates-Stiftung weltweit Medien und Influencer beschenkt[10]. Sehr seltsam!

Die Stiftung des deutschen Kabarettisten von Hirschhausen *Ge-*

---

10 https://www.cjr.org/criticism/gates-foundation-journalism-funding.php

sunde Erde – Gesunde Menschen (GEGM) hat von Gates 1,4 Millionen USD direkt nach ihrer Gründung bekommen[11].

Aus Heins Artikel in der Zeitschrift *Raum und Zeit* stammen die folgenden Daten. Was Rang und Namen hat, ist unter den Empfängern, von der *New York Times* über die britische *BBC*, *The Guardian* und auch deutsche Blätter wie die ursprünglich ebenfalls liberale *ZEIT*, die nur eine halbe Million abbekam. Eine Übersicht über Zahlungen/ Spenden der BMGF sind unter dem Link in der Fußnote einzusehen[12]. Aber reichte das bereits, um sie auf (seine) Linie zu bringen[13]?

Vor der Zuwendung 2017 titelte die *ZEIT* noch: »Der heimliche WHO-Chef heißt Bill Gates« und sorgte sich publikumswirksam um die Unabhängigkeit der WHO. Danach war nichts Kritisches mehr zu lesen. Alles Zufall? Oder drehte auch dort die Spende alles und man hängte auch bei der *ZEIT* sein Mäntelchen in den warmen Wind, der aus der Gates-Stiftung wehte? Vorher hatte sie mit ihren Sorgen durchaus recht, wie inzwischen bekannt ist. Aber hatte sich das ähnlich gut ausgezahlt?

Die Gates-Stiftung ist mit der Bereitstellung von 10 Prozent aller Gelder der WHO ganz offiziell ihr größter privater Geldgeber. Weitere 8 Prozent kommen – als zweckgebundene Gelder – von der mit Geldern der Gates-Stiftung gegründeten Impfstoff-Allianz *GAVI*. Wieder Zufall?

Wird daran nicht eine Strategie deutlich? Von der Gates-Stiftung wird weltweit in die meisten Impfstoff-Firmen investiert und damit enorm verdient. Ist es Zufall, dass diese Firmen zuerst Zulassungen für ihre Impfstoffe erhielten? Zufall auch, dass der deutsche Prof. Stöcker statt einer Zulassung einen Prozess an den Hals bekam und

11 https://reitschuster.de/post/14-millionen-von-bill-gates-fuer-hirschhausen-stiftung/

12 https://www.gatesfoundation.org/about/committed-grants

13 https://www.zeit.de/wissen/gesundheit/2017-03/who-unabhaengigkeit-bill-gates-film?utm_referrer=https%3A%2F%2Fwww.bing.com%2F

seinen nach dem alten Impf-Muster kreierten Impfstoff nicht verabreichen darf?

Gates brüstet sich in einem Interview[14] mit den horrenden Gewinnen seiner Stiftung durch diese Impf-Investments, die »20-fachen Return« erbringen. Wer pro investierte Milliarde 20 Milliarden zurückbekommt, wird natürlich durch solche Art von »Spenden« nicht ärmer. Früher nannte man so etwas Investition und bei der Gemengelage hätte es wohl die Börsenaufsicht auf den Plan gerufen. Heute alles tolerierbare Zufälle?

Guter Riecher, Vorwissen oder einfach wieder nur Zufall? Aber selbst wenn Letzteres wahr wäre, fällt doch die Vielzahl der Zufälle auf, etwa der 100-Milliarden-US-Dollar-Deal, bei dem es um die Verfolgung von Kontaktpersonen im Seuchenfall ging, den die Stiftung mittels eines demokratischen Kongress-Abgeordneten auf den Weg brachte, der das Gesetz »H.R.6666 – COVID-19 Testing, Reaching, And Contacting Everyone (TRACE) Act« dann zu Corona-Zeiten auch ein- und durchbrachte[15].

Ist es auch Zufall, dass die Börsenaufsicht, bei all diesen zufälligen Transaktionen in Tiefschlaf verfiel und darin bis heute verharrt? An dieser Stelle sei dem Journalisten Thomas A. Hein gedankt, diese Zufälle und/oder Zusammenhänge über Stiftungen der US-Multimilliardäre recherchiert und veröffentlicht zu haben. Er steht als Beispiel für die zwar wenigen, aber so wichtigen Journalisten und Medien, die in Zeiten der Corona-Pandemie selbst angesichts von Drohungen weiter ihrem beruflichen Ethos treu bleiben. In Österreich steht der private Sender *ServusTV* fast allein als letztes verlässliches Medium des Landes. Hier kommen – wie früher üblich – beide

---

14 https://www.cnbc.com/2019/01/23/bill-gates-turns-10-billion-into-200-billion-worth-of-economic-benefit.html

15 Text – H.R.6666 – 116th Congress (2019-2020):COVID-19 Testing, Reaching, And Contacting Everyone (TRACE) Act | Congress.gov | Library of Congress

Seiten zu Wort und landet die Einseitigkeit der übrigen Berichterstattung satirisch am Pranger.

Geschah auch vor 10 Jahren der Versuch, mit der Schweinegrippe eine Pandemie über die WHO zu etablieren, rein zufällig? Der *arte*-Film *Profiteure der Angst* liefert die notwendige Hintergrundinformation. Bezeichnenderweise ist er 2022 – im zweiten Jahr der Corona-Pandemie aus der *arte*-Mediathek verschwunden, nachdem er dort jahrelang zu sehen war. Immerhin ist *arte* ein öffentlich-rechtlicher, von Steuergeldern finanzierter Sender, der letzte, der aus diesem Bereich überhaupt noch ein wenig ausgewogen berichtete. Ist es wiederum Zufall, dass die sogenannten öffentlich-rechtlichen Medien während der Pandemie in Deutschland und Österreich zu einer Art »Staatsfunk« verkamen, indem sie nur noch der Regierung genehme Meinungen verbreiteten? Oder ist es wieder Zufall, wenn alles, was nicht zur Impf-Agenda passt, schlicht weggelassen, um nicht zu sagen unterschlagen wird?

War das Schweinegrippe-Virus damals einfach zu harmlos? Im betreffenden Jahr gab es eine deutliche Untersterblichkeit. Der propagierte Impfstoff erwies sich dagegen als so gefährlich, dass bis heute viele an Folgen wie Narkolepsie leiden. In Deutschland verweigerten ganze Klinikbelegschaften die Impfung und in den USA brach die Kampagne wegen zahlreicher Lähmungen mit Symptomen des Gullain-Barré-Syndroms zusammen. Interessanterweise bekamen nachweislich Obrigkeiten wie Kanzlerin Merkel, die schon damals dieselbe Hauptrolle wie später bei der Corona-Pandemie spielte, einen harmloseren Impfstoff. Zufall?

War es auch Zufall, dass die schon damals von der Gates-Stiftung gesponserte WHO ihr Bestes tat, um das relativ kleine Problem nach Kräften aufzubauschen? Dass die WHO-Chefin extra die Definition einer Pandemie in geradezu lächerlicher Weise änderte, sodass die Erkrankung dafür gar nicht mehr gefährlich sein muss? Weltweites Auftreten reicht seitdem.

War es Zufall, dass die deutsche Kanzlerin sich auch damals bereits – wie später in der Corona-Pandemie – fast ausschließlich der Mitarbeit des deutschen Professors Drosten versicherte, der sich unter Kollegen bereits den Ruf eines Alarmisten erworben hatte? Aber da das Virus zu harmlos war und die Impfung so rasch ihre katastrophale Schädlichkeit zeigte, implodierte die mit viel Aufwand vorangetriebene Angst- und Panikkampagne. Immerhin blieben die geänderten Pandemiekriterien bis heute bestehen. Seit damals lässt sich praktisch jede Grippe als Pandemie inszenieren, verkaufen und lukrativ bekämpfen. Alles wieder Zufall?

Woran scheiterte dieser erste Versuch, eine großangelegte Angst- und Panikwelle weltweit zu inszenieren? Es war die Harmlosigkeit des gewählten Erregers und der mutige Widerstand der Ärzteschaft, die dieses Spiel verweigerte. Journalisten-Mehrheit und Mainstream-Medien waren schon damals voll auf Panik- und Impflinie (gebracht?). Kann die erwähnte finanzielle Vorarbeit der Gates-Stiftung damit zu tun haben? Ist Covid-19 samt seiner Mutanten einfach der nächste und wegen seiner tatsächlich größeren Gefährlichkeit erfolgreichere Versuch?

Stiftungen und Menschenfreunde

Wie wir am Beispiel großer Organisationen wie der Rockefeller Foundation und der Gates-Stiftung sehen, lässt sich über Stiftungen enormer Einfluss auf die Geschicke der Welt ausüben. Zu erwähnen ist auch die *Open Society Foundation* von Multimilliardär George Soros, die zum Gipfel der *Young Global Leaders* oder deutsch »Junge globale Führer« fast alle Politiker eingeladen hatte, die die Corona-Angst- und Impfkampagnen wenig später in Gang setzten. Nicht nur junge Politiker wie der Österreicher Sebastian Kurz oder der Deutsche Jens Spahn waren da vertreten, sondern auch alte Hasen wie Macron und Merkel.

Warum haben Staaten nahezu keinen Einfluss auf die Tätigkeiten dieser mächtigen Organisationen? Sind ihre Möglichkeiten der Einflussnahme so groß, dass die meisten Staaten eng mit ihnen zusammenarbeiten? Wie Staatschefs werden die Chefs dieser Stiftungen – wie u.a. Gates und Soros – zu Veranstaltungen wie dem Weltwirtschaftsforum geladen, um dort ihre Pläne mit den politischen Führern der Welt zu besprechen – oder zu koordinieren? Ist das World Economic Forum (WEF) des Multimilliardärs und selbsternannten Menschenfreundes und Weltverbesserers Klaus Schwab ebenfalls ganz zufällig eine Stiftung? Es ist an dieser Stelle festzuhalten: Es gibt durchaus seriöse, ihren Gründungszielen verpflichtete Stiftungen.

Wäre es dennoch nicht höchste Zeit, den Einfluss dieser von niemandem gewählten Entscheider zu thematisieren und ihre Pläne zu durchleuchten? Braucht diese Welt nicht Persönlichkeiten in führenden Positionen, denen Heilung und wirkliche Verbesserungen am Herzen liegen? Und sind es nicht diese Stiftungs-Chefs und Weltverbesserer, die sich der Finanzierung ihrer Staaten durch Steuern über ihre Stiftungen entziehen und diese lenken wie früher ihre Firmen oder Trusts? Brauchen wir wirklich – von der Bevölkerung unkontrollierbare – Stiftungen, die gottähnlich den Lauf der Welt bestimmen oder über die Welt verfügen, als gehörte sie ihnen?

Wo führt das alles hin? Eskaliert diese Entwicklung nicht in einer bedenkenswerten Spirale? Während Rockefeller sich noch weitgehend auf die USA beschränkte, geht Bill Gates' Anspruch viel weiter. Diagnostizierten nicht seine Biografen eine Art Größenwahn, die Welt in seinem Sinne zu verbessern? Ist er nicht schon auf dem Weg dazu? Längst ist er der größte Landbesitzer der USA, der öffentlich von gentechnologisch bestimmter Landwirtschaft träumt und offen die Variante biologischen Wirtschaftens diskreditiert? Kennen wir dieses Muster nicht schon von Rockefellers Feldzug für die Pharma-Medizin und gegen die Naturheilkunde?

Natürlich führt er wieder menschenfreundliche Gründe an, wie den, damit den Hunger auf der Welt zu besiegen. Gegen dieses edle Ziel spricht natürlich gar nichts, aber ist der von ihm favorisierte Weg wirklich, was wir brauchen und wollen?

In diesem Zusammenhang plant er auch, die Fleischproduktion durch Großinvestitionen auf künstlich und gentechnologisch gezüchtetes Rindfleisch umzustellen. Beides mag auf den ersten Blick lobenswert erscheinen, zumal er damit das Klima vor zu viel CO_2 retten will. Aber die Masche ist immer dieselbe. Seine Stiftung investiert bereits massiv in die Firma, die dann das Kunstfleisch für die Welt produzieren soll. Ist das Muster jetzt nicht irgendwie vertraut?

Gates engagiert sich auch im Bereich der Züchtung genmanipulierter Insekten durch Investitionen in eine entsprechende japanische Firma. Das hehre Ziel ist es, darüber Krankheitsverbreitung zu unterbinden. Das mag bei der Bekämpfung der Malaria sehr sinnvoll erscheinen, wobei das nicht sein Schwerpunkt sein dürfte. Sondern es soll dabei auch um Insekten gehen, die mit ihrem Stich Impfstoff verbreiten. Deshalb sponsert die BMGF auch Prof. Hiroyuki Matsuoka von der Jichi Medical Universität in Japan, der an sogenannten Flying Syringes forscht, gentechnisch veränderte Mücken, die Menschen mit ihrem Stich impfen[16]. So käme er seinem erklärten Ziel näher, alle Menschen dieser Welt zu impfen.

Außerdem will Gates die angebliche Überhitzung der Atmosphäre durch Einbringung von riesigen Tonnagen an Kalkpartikeln beeinflussen, um die Sonne zu verdunkeln[17].

Schaut man sich an, in welche Projekte die BMGF ihre Spenden sonst noch steckt, könnte einem da nicht schwindelig werden? Und Gates sagte öffentlich, er wolle die Ergebnisse seiner Planungen noch erleben. Was heißt das für die nächsten drei Jahrzehnte auf unserem gemeinsamen Heimatplaneten Erde? Sollten wir ihn gewähren lassen? Oder gehört die Atmosphäre doch allen? Und sollte nicht die Mehrheit der Menschen über solche Belange entscheiden?

---

16 https://greatgameindia.com/?s=mosquitoes-vaccines%2F https:// greatgameindia.com/bill-gates-abortion-contraception-population-control/

17 https://greatgameindia.com/bill-gates-geoengineering-block-sun/

Rettung der Menschheit?

Was steht letztlich hinter solch enormen, die ganze Welt betreffenden Plänen, wie auch hinter Klaus Schwabs »Great Reset«? Müssen wir nicht befürchten, dass die vordergründig propagierten guten Absichten ins Gegenteil umschlagen? Geht es hier wirklich um ein vorsätzliches Licht- oder doch um ein absichtliches Schattenspiel? John, der erste der Rockefeller-Dynastie, bekannte sich offen zu seinem Wunsch, mächtiger und reicher als Gott zu werden. Der letzte der Dynastie sprach sich genauso offen für eine Reduzierung der Bevölkerung auf »unserem« Planeten aus – wie Gates' Vater – offenbar auch ein Anhänger der Eugenik. Deren erwähntes Ziel ist es, die Menschheit auf 500 Millionen zu reduzieren und zu begrenzen. Dürfen wir fragen, wer dann dabei sein darf? Wie die Auswahl erfolgt? Wer sie vornimmt? Oder sind das alles wieder nur zusammenhangslose Zufälle? Höre ich da psychopathischen Größenwahnsinn heraus, oder bin ich ein krankhafter Angsthase?

Zu den Stiftungen und ihren Vernetzungen, soweit öffentlich zugänglich, verschafft folgender Link eine Fülle von Einblicken[18].

Zufall oder Inszenierung?

Ist all das Zufall und sinn- und bedeutungslos? Und wenn es kein Zufall ist, sondern zusammenhängt, hat es dann Bedeutung und könnte inszeniert sein? Die Frage bleibt, von wem? Gott oder Gates? Oder Schwab oder ...

Grundsätzlich gibt es nur zwei Annahmen: Entweder ist alles sinnvoll – oder es ist sinnlos. Entweder hat alles Bedeutung – oder es ist bedeutungslos.

Religiöse Weltbilder bieten keinen Raum für Zufall, da trägt alles Gottes Handschrift. Er hat alles geschaffen, lässt alles geschehen. Die

---

18 https://www.youtube.com/watch?v=iA–zyoA6Mc

Gläubigen gehen davon aus, es sei letztlich zum Besten der Menschen, damit wir lernen und Erfahrungen sammeln, wachsen und uns entwickeln können. Gerade auch, wenn wir es manchmal nicht verstehen (können und wollen).

Darauf zielt der Spruch: »Zufall ist das Pseudonym, das Gott sich gibt, wenn er nicht erkannt werden will.« Das Weltbild der großen Religionen läuft immer auf Sinn und die Einheit hinaus. Ein Gott, der alles geschaffen hat und alles verantwortet, ist ihnen gemeinsam, ob sie ihn Jahwe, Allah oder Brahma nennen. Lediglich der Buddhismus verzichtet auf diesen Anspruch und bezeichnet sich nicht als Religion, sondern als Lebensphilosophie. Aber auch hier gibt es die Vorstellung und Erfahrung der Einheit, wie sie sich im *erwachten* Gründer der Philosophie, dem historischen Gautama Buddha, offenbart.

Für das spirituelle Weltbild gilt dasselbe. Letztlich läuft da alles auf die Einheit hinaus. In der Welt der Gegensätze, die selbst der Kommunismus als dialektischen Materialismus anerkennt, hat alles immer einen Gegenpol. Sozialisten und Kommunisten – wie der chinesische KP-Chef und Diktator Xi Jinping und die Chefs von UNO und WHO – sehen diese Dialektik endlos und mit offenem Ende. Demnach bleibt das für sie immer so. Bei den ebenfalls in Dialektik geschulten Jesuiten dagegen, mündet sie – wie bei allen religiösen und spirituellen Anschauungen – in die Einheit, als Gegenpol der Polarität oder Dialektik.

Die Physik kennt diesbezüglich die Analogie des Lichtes. Physiker wissen: Alles hat einen Gegenpol bis in die Welt der Elementarteilchen. So gehört zu jedem Elektron als Gegenpol (s)ein Positron. Nur für die kleinste Lichteinheit, das Photon, gilt das nicht. Es ist ohne Gegenpol – sozusagen eins mit sich.

In unserer Welt wirft das Licht immer Schatten. Das Licht der Erleuchtung ist aber schattenfrei. Die Welt der Einheit oder Gottes ist frei von den Gegensätzen der Polarität – sie entspricht dem Licht. Insofern hat Gott auch keine Attribute und entsprechen ihm keine

Adjektive. Er ist selbstverständlich auch geschlechtsfrei. Insofern ist das männliche Pronomen ER schon falsch. Im Vaterunser heißt das aramäische Wort für Vater »Abwun« und ist ohne Geschlechtsbindung. Aramäisch war Jesus' Sprache.

Als dessen späteres Bodenpersonal den »lieben Gott« ins Spiel brachte, ging es in die Sackgasse. Dann brauchte es in der Welt der Polarität den bösen Teufel als Gegenspieler. Damit begann die Spaltung in Gut und Böse, die Gott und der Einheit in keiner Weise gerecht wird.

Diese Aufspaltung in Pole ermöglicht bis heute jedem Grundschüler, seinen Pfarrer oder Priester mit der Frage aufs Glatteis zu führen: Wo kommt der Teufel her, wenn Gott doch der Schöpfer von allem ist? Warum hat er den Teufel geschaffen? Die hilflose Antwort, die ich einmal von einem Priester bekam: Er habe ihn geschaffen, aber nicht gewusst, wie sich Satan entwickeln würde. Dann aber war Gott offenbar nicht allwissend. Die beste Antwort finde ich noch: Er hat ihn geschaffen, um den Menschen Entscheidungsraum und Lernerfahrungen zu ermöglichen, um sich aus der Welt der Gegensätze in die Einheit zu entwickeln.

Dem entsprechen auch Texte aus den Apokryphen der Bibel und Sagen der Völker. Danach war Satanael Gottes Lieblingsengel, doch als er sich gegen Gott auflehnte, wurde er aus dem Himmel verstoßen. Beim Sturz auf die Erde, in die Welt der Gegensätze, soll ihm ein Zacken oder Smaragd aus seiner Krone gefallen sein, aus dem der Heilige Gral entstand. Gott ist somit kein alter Herr, sondern geschlechtsfreies Symbol der Einheit. In unserer Welt der Polarität stellte ihm das christliche Bodenpersonal den Teufel gegenüber. Genauso gut können wir ihm aber auch die große Göttin als Gegenpol zur Seite stellen. Das Wort »große« zeigt aber, wie wir damit das der Einheit entsprechende Göttliche in die Polarität zerren. Gott oder Einheit ist alles, auch das »Kleine«.

Wer die Einheit nicht in sein Weltbild integriert, neigt dazu, überall Zufälle zu sehen. Wer die Einheit im Zentrum erkennt, sieht hinter allem den großen Plan des Entwicklungsweges aus der Welt der Gegensätze in die Einheit. Insofern hängen wohl religiöse und spirituelle Menschen weniger am Vordergrund und tun sich leichter, im Hintergrund Sinn zu vermuten. So werden sie einerseits anfälliger für Verschwörungstheorien. Aber andererseits auch offener für die letzte Wahrheit.

Menschen ohne Beziehung zu Religion und Spiritualität sehen sich in einer vom Zufall bestimmten Welt. Damit mutet ihnen unsere Zeit allerdings viel zu, zumal sie meist auch die Spielregeln des Lebens nicht (aner-)kennen oder ignorieren.

Die *Schicksalsgesetze* helfen spirituellen und für eine neue Sicht offenen Menschen, eine Brücke zwischen Gott – oder Einheit – und der Welt der unzähligen Erscheinungsformen zu schlagen. Insofern sind sie eine gute Chance, den Vordergrund zu durchschauen und hinter die Dinge zu blicken. Wer seine Fehler als das noch zur Ganzheit Fehlende und in Zukunft zu Integrierende durchschaut, wird wachsen. Wer seine Enttäuschungen als Ende von Täuschungen erkennt, beginnt zu lernen und wächst über sich hinaus in Richtung Einheit.

Wegschneiden, ausschließen und unterdrücken – ob Symptome und Krankheitsbilder oder Meinungen und Weltanschauungen – führt nie zur Vollkommenheit oder auch nur zu einer ganzheitlichen Sicht, im Gegenteil: Es lässt die Perspektive immer enger und vordergründiger werden. Das Streben nach Ganzheit erweitert sie, wie ich mit so vielen PatientInnen, Seminar-TeilnehmerInnen und LeserInnen miterleben durfte.

Auch insofern geht *Mind Food* noch einen großen Schritt weiter als *Peace Food*. Überall Zufälle zu akzeptieren, ohne zu erkennen, wie uns Ereignisse und Dinge gesetzmäßig zufallen, verengt das Weltbild und birgt die Gefahr gutgläubiger Naivität und Beschränkung.

Der *Schatten* des auf die Einheit zielenden religiös-spirituellen Weltbildes ist der Beziehungswahn. Wer glaubt, der Nachrichtensprecher im Fernsehen gebe ihm persönlich Zeichen, die er deuten müsse, hat die Grenze bereits überschritten. Wer erkennt, dass dieser einseitig und tendenziös berichtet, ist wahrscheinlich (s)einem Problem auf der Spur. Er würde aber noch nicht von Lügen- sondern von Lückenpresse sprechen.

Diese beiden Gefahren mit ihren Extremen – »Schlaf-Schafe« auf der einen und »Verschwörungstheoretiker« auf der anderen Seite – gilt es im Auge zu behalten.

Dieses Thema ist auch der Wissenschaft vertraut. Der französische Biologe Jacques Monod schrieb vor Jahrzehnten das Buch *Zufall und Notwendigkeit*, in dem er u.a. die These aufstellt, dass alles Leben durch einen einzigen unwahrscheinlichen Zufall entstanden ist. Einstein wollte angesichts des Heraufdämmerns der neuen Physik nicht glauben, dass Gott würfele und alles dem Zufall überlasse. Aber die Quantenphysik schien es zu beweisen. Die moderne Chaosforschung andererseits fand selbst im Chaos Gesetzmäßigkeiten und hält heute für möglich, der Flügelschlag eines Schmetterlings könne in einem anderen Teil der Welt einen Sturm auslösen.

Ein englischer Biologe bekannte, die Wahrscheinlichkeit, die Entwicklung zum Menschen sei allein Zufällen geschuldet, schätze er so hoch ein, wie folgende: ein durch einen Autofriedhof stürmender Orkan, wehe aus all dem Gerümpel einen funktionierenden Jumbojet zusammen.

Die Möglichkeit, dass all die Ereignisse, die zum Weltspektakel der Corona-Pandemie führten, allein dem Zufall gehorchten, schätze ich persönlich inzwischen sehr klein ein. In dem Maße, wie Quantenphysiker begonnen haben, durch Erforschung der Gesetze der subatomaren Ebene so vieles bisher Unerklärliche verständlich zu machen, fangen immer mehr Menschen an, die verborgenen Mechanismen ihrer Welt zu durchschauen.

Zum Beispiel dachte ich noch als junger Arzt in der Anfangszeit, es ginge in unserem Bereich nur um Gesundheit. Allmählich musste ich erkennen, dass es dabei im Hintergrund oft um Geld ging. Mit dieser Erkenntnis habe ich das Gesundheitswesen viel besser durchblickt und kann Reaktionen ungleich besser voraussehen.

Als zum Beispiel beschlossen wurde, Mediziner nach dem Schweregrad von Erkrankungen zu honorieren, erschien das vielen Kollegen ebenso sinnvoll wie logisch. Das ist es auch. Die Versorgung eines Patienten mit schwerer Lungenentzündung bringt mehr Arbeit mit sich und sollte folglich auch mehr Geld einbringen als die Behandlung einer leichten Form. Aber leider traf meine Voraussage ein, dass es ab diesem Zeitpunkt fast nur noch schwere Krankheitsbilder geben würde. Was in der Statistik als dramatische Verschlechterung des Gesundheitszustandes der Deutschen erschien, war mit dem Thema Geld im Hintergrund ein leicht durchschaubarer Irrtum.

So musste ich schon zu Beginn der ersten Corona-Welle erkennen, dass eine so günstige Medizin wie Vitamin-D keine Chancen hatte. Das galt auch für all die anderen Mittel der Naturheilkunde. Das hatte nichts mit mangelnder Wirksamkeit zu tun, sondern damit, dass sie der Pharmaindustrie nichts oder nicht genug einbringen. Die Voraussage, dass nur Pharmaka aus Konzernen eine Chance auf Akzeptanz hätten, erfüllt sich gerade, und auch Berichte aus anderen Ländern über große Erfolge mit günstigen Mitteln schaffen es kaum in die Mainstream-Medien.

Das gilt auch für die Covid-»Impfungen«. Die relativ harmlosen klassischen Impfstoffe nach dem alten Konzept aus China oder das simple, sehr wirksame Vakzin des deutschen Professors Stöcker wurden bis heute nicht zugelassen. Bisher erhalten nur diejenigen aus den Gen-Tech-Firmen, in die Gates große Summen investiert hat, eine Chance. Ich muss fürchten, die anderen nach dem ursprünglichen Muster hergestellten, werden wohl erst zugelassen, wenn die Pandemie im Wesentlichen vorbei ist.

Alles wieder nur Zufall oder System?

Für solche Voraussagen braucht es keine prophetische Gabe. Es reicht völlig zu wissen, welche Politiker und Organisationen entscheiden und vor allem, wer sie finanziert oder »unterstützt«. Ob UN, EU, USA, WHO, Weltbank oder WEF ist dabei egal, da sie in der Tiefe völlig miteinander verwoben sind – wie ein Myzel in der Welt der Biologie.

Selbst bei der Pandemie passierte es mir – nach guten 40 Arztjahren – nochmals, dass ich darauf hereinfiel. Dachte ich doch anfangs, es ginge um ein medizinisches Problem. Also redete ich mir auf Facebook den Mund fusselig, um den besonders Gefährdeten der Risikogruppen Auswege auf Video zu bieten. Erst als dann später solche im wahrsten Sinne des Wortes harmlosen, gesundheitsförderlichen Videos gelöscht wurden, verstand ich, dass es hier offenbar um etwas anderes ging. Und auch wie asozial die sozialen Medien inzwischen waren – wiederum ein Absturz in den *Schatten*. Wieder weist das Geld den Weg: Pharma-förderlich geht über Gesundheitsförderlich.

Geld regiert die (Corona-)Welt

Diese Überschrift können die meisten – wenn auch ohne die Klammer – unterschreiben. Viele glauben allerdings, dabei wirkten viele gemeine Zufälle entscheidend mit. Diesen Glauben infrage zu stellen, braucht Mut. Auch erschütternde Fakten verhelfen nicht zwingend zu Mut, aber vielleicht zu ersten Zweifeln. Also stellen wir weiter Fragen aus der Zufallsperspektive. Offen bleibt immer noch die bereits gestellte Frage, ob die Millioneninvestitionen der Gates-Stiftung (BMGF) Monate vor der Coronakrise in die Haupt-Impfstoff-Firma zufällig erfolgte[19]? Obendrein eine Firma, die in 12-jähriger Forschungsarbeit kein einziges Produkt herausbrachte? BioNTech beschäftigte sich nur mit gentechnischen Möglichkeiten der mRNA-Technik im Hinblick auf Krebsbekämpfung. Angeblich kam es nie zu einer Medikamentenzulassung, weil Versuchstiere die Tests nicht überlebten. Ist es Zufall, dass man beim Test der sogenannten »Impfstoffe« die Tierversuchsphase einsparte und gleich Versuche an Freiwilligen (Menschen) durchführte? Ist es Zufall, dass es schon länger zu verdeckten und Anfang 2022 zu ganz offenen Zwangsmaßnah-

19 https://m.faz.net/aktuell/rhein-main/billmelinda-gates-foundation-foerdert-biontech-ausmainz-16372372.html

men in Österreich und Deutschland mit der Impfpflicht kommt, um Menschen zu zwingen, sich als Versuchskaninchen zur Verfügung zu stellen oder massiv bestraft zu werden?

Ist es Zufall, dass die Gates-Stiftung – wie erwähnt – wenige Monate vor Ausbruch der Coronakrise mit riesigen Summen dotierte Verträge zur digitalen Kontaktnachverfolgung abschloss? Oder eher weise Voraussicht? Dann aber sind die Köpfe hinter dieser Stiftung in einem Sinne prophetisch begabt, der die Propheten des Alten Testaments weit in den Schatten stellt. Wieso ist es eigentlich kein politisches Problem, dass diese digitale Technik (Luca-App) nie wirklich funktionierte? Auch ein Zufall, dass einige Monate vor dem Corona-Ausbruch Ende 2019 mit dem Weltwirtschaftsforum (WEF) und der Johns-Hopkins-Universität der Event 201 veranstaltet wurde, bei dem man den weltweiten Ausbruch einer Corona-Virus-Pandemie simulierte und entsprechende Reaktionen Betroffener auf Zwangsmaßnahmen diskutiert wurden? Zufall oder Gedächtnislücke, dass Bill Gates die Existenz dieses Event 201 anfangs bestritt? Lässt sich so etwas vergessen – ganz zufällig?

Solche Dinge sind theoretisch möglich. Als der CSU-ler Zimmermann eines Meineides überführt wurde und die bayerische Bevölkerung ihn ganz offen – gleichsam mit gerichtlicher Billigung – Meineidbauer nannte, lag das bei ihm am Blutzucker. So konnte er trotzdem problemlos Minister in Deutschland werden. Oder muss man nur zur richtigen Partei oder Stiftung gehören, um folgenlos die Unwahrheit sagen zu dürfen? Oder gilt Richard Nixons Einschätzung, der Politiker als notorische Lügner identifizierte?

Ist es Zufall oder Voraussicht, dass Gates' Stiftung noch kurz vor der Coronakrise erheblich in Aktien der Internet-Giganten Google, Apple, Amazon investierte[20]?

---

20 https://www.sec.gov/Archives/edgar/data/1166559/000110465920062657/xslForm13F_X01/a20-19882_1informationtable.xml?mod=article_inline

Auch Zufall, dass Gates, gleich zu Beginn der Krise, weltweit mit dem Thema Virus-Panik auf Sendung ging? Zufall auch, dass er bereits zu diesem Zeitpunkt die inzwischen nachweislich medizinisch sinnlosen Lockdowns und die nie wirklich funktionierende Kontaktnachverfolgung forderte? Dann ist es natürlich auch Zufall, dass die von seiner Stiftung vorher mit großen Investitionen bedachten Konzerne unglaubliche Milliardengewinne einfuhren, oder?

Alles Zufall oder die Zuversicht, dass sich die Börsenaufsicht – bei ihm – für derlei Zusammenhänge nie interessieren würde?

Zufälle über Zufälle, die auffallen

Die Kette der Zufälle ist so lang und so weit verzweigt, sie dürfte sogar naive Gemüter staunen lassen. Ist es auch Zufall, dass die Gates-Stiftung, um den gewünschten Maßnahmenkatalog sicherzustellen, »menschenfreundliche Investitionen« in sogenannte NGOs, regierungsunabhängige Organisationen, tätigte? Zufall auch, dass Kritik an der einseitigen Corona-Politik in fast allen Mainstream-Medien und auf den großen Internetplattformen nie eine Chance bekam? Dass Länder, die für ihre Bevölkerung bessere Lösungen fanden, dafür (völlig unsinnige) Kritik abbekamen? *NTV* meldete am 4.2.2022, der Pfizer-Konzern wolle die dänische Regierung auf Entschädigung verklagen wegen entgangener Gewinne. Begründung: Die Wahrscheinlichkeit sei hoch, dass sich ohne die »Maßnahmen« zunehmend weniger Menschen impfen ließen.

Sogenannte Faktenchecker brandmarkten die Meinungen bis dahin renommierter Wissenschaftler systematisch als Fake-News. Was für ein Zufall, dass sie zuvor mit großzügigen Spenden bedacht wurden! Eine vom schon erwähnten Journalisten Thomas A. Hein entdeckte US-Studie entlarvt, wer *wirklich* hinter den Faktencheckern steckt und wie umfassend der Einfluss der Gates-Stiftung auf sie ist[21].

---

21 https://www.journalistenwatch.com/2020/08/23/correctiv-gates-faktenfinder/

Zufall auch, dass neben den Hauptmedien auch offizielle und im Zusammenhang mit Corona entscheidende Institute mit Spenden beglückt wurden? Laut Hein flossen Millionen ans deutsche Helmholtz-Institut, das die medizinisch von Anfang an absurde und inzwischen auch komplett gescheiterte Zero-Covid-Strategie zu verbreiten suchte. Und auch das Robert-Koch-Institut, die oberste deutsche Gesundheitsbehörde, bekam einiges vom großen Gates-Kuchen, natürlich auch die Berliner Charité, Arbeitgeber des schon bei der Schweinegrippe bestens erprobten Alarmisten Prof. Drosten[22].

Zufall auch, dass deutschen und österreichischen Leser- und HörerInnen Berichte über solche »Zufälle« von den reich beschenkten »Qualitäts-Medien« erspart blieben? Geschieht all das, um die Öffentlichkeit nicht zu beunruhigen? Oder wird an diesem Qualitätsbegriff wieder das *Schattenprinzip* mit seiner Verkehrung der Wahrheit ins Gegenteil deutlich?

In der Schweiz allerdings berichteten einige Zeitungen über durchaus fragwürdige Zahlungen der Gates-Stiftung an die Swissmedic, die Schweizerische Zulassungs- und Aufsichtsbehörde für Arzneimittel und Medizinprodukte[23].

War das auch Zufall, oder wurde hier vergessen, rechtzeitig mittels Spenden für Nachsicht zu sorgen? Sind einige Schweizer Medien da weniger empfänglich, geht ihnen noch journalistisches Ethos über Geld?

Wer all das für Zufälle hält, sieht wahrscheinlich auch die Einflussnahme der Gates-Stiftung auf die Weltgesundheitsorganisation WHO so. Sie hat das ganze Szenario angestoßen und stellt weltweit die Regeln auf, wie mit Corona umzugehen sei. Die *ZEIT* erkannte und beklagte noch – bis zur erwähnten Großspende – dass Bill Gates zu deren Chef avanciert sei.

---

22 https://www.gatesfoundation.org/How-We-Work/Quick-Links/Grants-Database/Grants/2020/03/INV-005971

23 https://connectiv.events/swissmedic-und-die-gatesfoundation

Das Netz der Einflüsse und Zufälle reicht aber noch viel weiter. Der französische Anwalt und Leiter des European Center for Law and Justice, Grégor Puppinck enttarnte starke finanzielle Beziehungen zwischen George Soros' *Open Society Foundation* und der Gates-Stiftung einerseits und dem Europäischen Gerichtshof für Menschenrechte (EGMR) andererseits. Beide sind auch gemeinsam Großspender des Gerichtshofs.

Da wundert das auf den ersten Blick erstaunliche Urteil des Europäischen Gerichtshofes für Menschenrechte nicht mehr, der im April 2021 eine Impfpflicht befürwortete[24]. Erneut reiner Zufall, oder sollte da die Spende der Gates-Stiftung nachgeholfen haben[25]?

Ähnlich der Europarat, der am 27.2.2021 die Resolution 22361 annahm, die betont, dass es keine Impfpflicht geben würde[26].

Im Januar 2022 sah dasselbe Gremium plötzlich kein Problem mehr darin[27].

Gab es da mal einen Anspruch an eine unabhängige Justiz und freie Presse als dritte und vierte Säule der Demokratie? Haben die nun alle zufällig gleichzeitig versucht, weltweit und auf allen möglichen Ebenen die Impf-Agenda der Gates Foundation voranzubringen? Ist es Zufall, dass schon die dritte »Impfung« im Gange und die vierte einkalkuliert ist? Planen Regierungen wie die deutsche und französische ganz zufällig Pflichtimpfungen? Ist die österreichische – gleichsam im vorauseilenden Gehorsam – vorgeprescht, sozusagen ein kleines Land als Versuchsballon oder besser -labor?

---

24 https://www.mdr.de/nachrichten/welt/politik/eu-urteil-impfpflicht-tschechien-egmr-100.html

25 https://www.epochtimes.de/politik/ausland/gekaufte-richter-am-egmr-Georgee-soros-und-billgates-sind-zwei-dergroessten-geldgeber-des-europarats-a3484703.html

26 (https://www.parlament.gv.at/PAKT/VHG/XXVII/A/A_01364/fnameorig_887268.html)

27 (https://tkp.at/2022/02/08/impfpflicht-ploetzlich-kein-problem-europarat-aenderte-resolution-zur-impfpflicht/)

Sind die für ihre Folgsamkeit bekannten Deutschen mal wieder – möglicherweise zufällig – vorangegangen? Dass die deutsche Ex-Kanzlerin dafür von ihrem »guten Freund Bill Gates«, ganz besonders gelobt wurde, ist Fakt. Sie hat ihn so genannt und er hat sie öffentlich für ihre Maßnahmen und Aussagen gelobt.

Dass die Österreicher, mit ihrem zweiten ungewählten Kanzler in Folge an der Spitze, sie noch im Übereifer überholen, ist kein Zufall, sondern Fakt. Warum sind die Tausende von Toten und Hunderttausende schwere Nebenwirkungen bei dieser »Impfung« nicht einmal diskutierbar? Warum werden die Bedenken von Hunderten Ärzten – allein im deutschsprachigen Bereich – einfach übergangen? Zukünftig wird die »Doppelimpfung« nach sechs Monaten ungültig, dann muss nachgeimpft werden. Medizinisch ist das völlig unverhältnismäßig, aber ist es auch Zufall? Wie oft ist eigentlich nachzuimpfen? Warum fällt unter den Obrigkeiten niemandem auf, dass so etwas noch nicht einmal mit klassischen Impfungen, geschweige denn mit diesen genbasierten erprobt wurde? Wieso diskutieren die Medien nicht, dass alle Voraussagen bezüglich der »Impfung« falsch und alle Versprechungen gebrochen wurden? Wieso lässt sich eine Mehrheit in Österreich und Deutschland eindeutige Vergehen gegen Verfassung und Grundgesetz geradezu willfährig gefallen?

Wenn sich die Menschen weiterhin nicht wehren, wird es aller Wahrscheinlichkeit nach so weitergehen. Können wir so viele Zufälle in eine Richtung wirklich wollen? Und können wir sie verkraften?

Könnte es sein, dass die spendable Gates-Stiftung hier eine neue Ära des »Impfens« – ohne Rücksicht auf Verluste – etabliert? Oder alles Zufall? Ist es möglich, dass die Mainstream-Medien so viele Zufälle rein zufällig komplett übersehen oder zumindest übergehen? Ist es wiederum Zufall, dass nur die *Springer-Zeitungen* des Öfteren ausscheren?

Nun ist das alles im Wesentlichen auf die Gates-Stiftung bezogen. Tatsächlich aber weisen ähnlich viele Zufälle auf das Welt-Wirtschafts-Forum (WWF oder WEF) hin, auf UN, WHO, Weltbank und EU.

All diese Organisationen bilden ein dichtes Geflecht von Verbindungen, denen sich der Journalist Paul Schreyer in YouTube-Beiträgen und seiner Veröffentlichung *Chronik einer angekündigten Krise* schon 2020 widmete. Auch da bleibt die Frage: Kann das alles wirklich Zufall sein, dass all diese heute die Welt bestimmenden, so eng vernetzten Organisationen so gezielt und zufällig die Umgestaltung unserer Welt so gemeinsam vorantreiben?

P(l)andemie oder Gesetz unbeabsichtigter Folgen?

Auch wenn all das nicht leicht als Zufall abzuhaken ist, muss es deshalb vielleicht – trotz all der Indizien – noch keine »Plandemie« sein. Ist es möglich, dass diese Auffälligkeiten seit 2020 dem Gesetz unbeabsichtigter Folgen oder *Law of unintended consequences* folgen? Damit versuchen sich einige Wissenschaftler zu beruhigen, die all das zwar kritisch beobachten, aber davor zurückschrecken, dahinter einen umfassenden Plan oder gar eine Verschwörung zu vermuten. Können sich Maßnahmen in dieser Systematik einfach verselbständigen?

Tatsächlich ist inzwischen gar nicht mehr klar, worum es eigentlich ging. War da nicht anfangs die Rede vom Schutz alter Menschen, dann von der Vermeidung der Überlastung der Krankenhäuser, dann von der der Intensivstationen, schließlich von der Triage – oder ging es um die Kontrolle des Infektionsgeschehens, um das Brechen der jeweiligen Infektionswelle? Oder ging es von Anfang an – jedenfalls in Deutschland und Österreich als Versuchsfeld – um die allgemeine Impfpflicht? Immerhin hatte es die in Nazi-Deutschland und lange darüber hinaus schon einmal bezüglich der Pocken gegeben. War sie das unerklärte Ziel von Beginn an – oder Ultima Ratio? Aber hat das mit Vernunft zu tun, die Gesellschaft so tief zu spalten? War die Impfpflicht nicht von Beginn an immer wieder ausgeschlossen worden? Ihr ging es wie der Maskenpflicht, die – auch erst lange ausgeschlossen – dann plötzlich kam? Dass hinter solchen Unerklärlichkeiten Strategien stecken, lässt sich aus psychologischer Sicht belegen und wir können es uns nicht ersparen.

Handelt es sich da nicht um eine beachtliche Verschiebung von Zielsetzungen, die immer mit erhobenem Zeigefinger und großem Mangel an Sensibilität gegenüber Betroffenen, ob Kindern, Jugendlichen oder Alten und eigentlich allen, durchgezogen wurden? Dafür immer das Virus in die Verantwortung zu nehmen, ist so falsch wie primitiv. Dafür ist nicht das Virus verantwortlich, sondern die jeweilige Regierung. Sind Kinder wirklich durch die Pandemie geschädigt worden? Ist das nicht bereits einer von vielen rhetorischen Tricks? Entstand der Schaden doch durch die oft maßlosen Maßnahmen, die die Regierungen im deutschsprachigen Raum am Parlament vorbei mithilfe der Medien und in Deutschland mit Rückendeckung des obersten Gerichts durchsetzten?

Tatsächlich wirkt das Ganze eher wie planlose, kopflose politische Ratlosigkeit, Unwissenheit und Unfähigkeit. Chaotische Inkompetenz auf der ganzen Linie, ist x-fach belegt – aber eine Plandemie? Unsere Regierungen ließen jedenfalls nichts von einem Plan vermuten. Ist die Unterstellung einer Plandemie also Verschwörungstheorie oder lag der Plan tiefer im Hintergrund, und waren möglicherweise nicht alle gleichermaßen eingeweiht? Vielleicht wurden nicht alle Entscheider zum *Young Leaders*-Treffen eingeladen?

Ist es vorstellbar, dass sich so viele Menschen gleichzeitig so hinters Licht führen ließen? Wie sagte schon Abraham Lincoln: »Man kann alle für einige Zeit und einige für alle Zeit, aber niemals alle für alle Zeit hinters Licht führen.«

Schauen wir uns die Möglichkeiten geschickter Manipulation an, jene geistige Nahrung – oder *Mind Food* –, die so etwas ermöglicht. Der österreichische Psychotherapeut Paul Watzlawick hat in seinem Bestseller *Wie wirklich ist die Wirklichkeit?* dargelegt, wie wenig objektiv sie ist, sondern abhängig von der subjektiven Situation der Wahrnehmenden, ihren Ängsten und Konditionierungen. Die Erkenntnis, »Du bist, was du isst«, hatte mich zu *Peace Food* inspiriert, aber *Mind*

Food erscheint mir diesbezüglich noch viel entscheidender. Geistige Nahrung bestimmt uns, was wir denken und wer wir sind, noch ungleich mehr als physische. Insofern gilt es, sich ihr zu widmen und gegebenenfalls für bessere zu sorgen. Anschließend ist der Boden zu betrachten, auf den die geistig-seelische Nahrung fällt. Er bestimmt ebenfalls entscheidend, ob und wie die Saat aufgeht.

3. MIND FOOD

Wie konnte es sein, dass fast alle Staaten der Welt es schaffften, mit praktisch gleichen Texten ihre Bevölkerungen auf dieselben, medizinisch teilweise abenteuerlichen Interpretationen einzuschwören? Und das, obwohl die wissenschaftlichen Koryphäen der einzelnen Gebiete heftig widersprachen wie etwa Prof. John Ioannidis von Stanford, bis zu Corona der anerkannteste Epidemiologe der Welt, oder Prof. Sucharit Bhakdi, der bis dato hochgeehrte Infektiologe in Deutschland. Wie ist es möglich, die Menschen so zu lenken, obwohl der Erfinder des PCR-Tests diesen öffentlich als ungeeignet für diese Testungen erklärte? Und die WHO ihn inzwischen selbst für nicht geeignet hält? Obwohl der Entdecker der mRNA-Technik diese als »Impfung« für extrem gefährlich hält? Wie kann das alles sein? Wie ist das möglich in Ländern mit guter Bildung, die in ihren unterschiedlichen individuellen Interessen sonst niemals unter einen Hut zu bringen waren?

Was für ein Zufall auch, dass die Texte zur Ankündigung der Pandemie-Maßnahmen in Deutschland, Österreich, Italien und Zypern praktisch identisch waren, und das wohl weltweit. Wie ist so etwas zeitgleich zufällig möglich?

Die Methoden, solch ein weltweites Feld von Angst und Panik aufzubauen, sind jedoch durchschaubar. Wir wollen uns ihnen widmen, und ganz klein und einfach anfangen. Dabei beginnen wir am besten mit historischen Beispielen, weil sie für die meisten von uns emotionsfreier zu betrachten und insofern besser geeignet sind, die Mechanismen im Hintergrund zu durchschauen.

Seele, Bilder und Worte

Wir erleben täglich, ja stündlich eine solche Fülle von Reizen, dass nur ein kleiner Teil zu uns durchdringen kann. Es gibt also einige Filter, die uns vor Reizüberflutung schützen, aber auch Türöffner. Alles, was vor Gefahren warnt, bekommt Vorrang, wie leicht aus der Evolution erklärbar. Wird es oft genug wiederholt, gelangt es ebenfalls durch. Die Werbebranche spricht von sieben notwendigen Wiederholungen bis zu einer Kaufentscheidung. Schließlich hilft auch, wenn viele daran glauben. Der Mensch als Zoon politikon steht nicht gern allein, weder mit seiner Meinung noch seinen Anliegen.

Bilder und alles Bildhafte dringt viel leichter durch als Theorie, insbesondere deren Abstraktionen. Eltern merken relativ rasch, dass es keine Rolle spielt, ob sie ihrem Kind sagen: »Du wirst deinen Kakao nicht wieder umschütten.« Oder: »Du wirst deinen Kakao wieder umschütten.« Kinder können Abstraktionen wie Verneinungen noch nicht verstehen, weil sie noch ganz überwiegend Seelenwesen und von Seelen-Bildern geleitet sind. Die Seele kann nicht abstrakt denken oder fühlen, aber sie reagiert auf Bilder und Symbole. Selbst als Erwachsene scheitern wir an der Aufforderung, nicht an einen blauen Elefanten zu denken. Zwar weiß unser Intellekt, dass es gar keine blauen Elefanten gibt und er versteht, nicht daran denken zu sollen. Aber es geschieht trotzdem. Denn auch wir Erwachsenen sind im Wesentlichen Seelenwesen.

Unsere Seele reagiert viel mehr auf Bilder und Gefühle als auf intellektuelle Logik oder gar Abstraktionen wie Verneinungen. Deswegen nutzen gewiefte Politiker einfache eingängige Bilder, bildhafte Vergleiche und Analogien und vermeiden anspruchsvolle, schwer nachvollziehbare theoretische Gedankengänge. Oft ignorieren sie kritische Fragen und wiederholen lieber ihre eingängige bildhafte

Botschaft. Keinesfalls benutzen sie Worte, die Kritiker einbringen. Selbst wenn sie auf Fragen eingehen, benutzen sie ihr eigenes Vokabular.

Ein Bild sagt mehr als 1000 Worte

Am Ende des Vietnamkriegs ging die westliche Presse dezent über die US-Niederlage hinweg und meldete den Friedensschluss. Bilder der letzten Kriegsphase, wie panisch fliehende, sich an die Kufen der Hubschrauber klammernde G.I., »ersparte« sie uns. Auch jene von Flugzeugträgern, wo superteure Kampfjets ins Meer gekippt wurden, um Platz für flüchtende Soldaten zu schaffen. All ihre vietnamesischen Kollaborateure wurden von den USA, entgegen aller Zusagen, zurück- und dem Vietcong überlassen. Aber davon hörten wir kaum und vor allem sahen wir nichts. Über meinen Stiefvater im Generalstab der deutschen Bundeswehr bekam ich jedoch solche Bilder zu sehen und staunte über die Diskrepanz zwischen Berichterstattung und Wirklichkeit. Die Wahrheit und ihre Bilder wurden dem Opportunitätsprinzip geopfert. Man konnte deutlich erkennen, wie viel wahrer Bilder waren als Berichte. Aber auch Bilder sind inzwischen fast beliebig fälschbar.

Die Macht der Bilder lässt sich auch umgekehrt ge- oder missbrauchen, um eine nicht-reale »Wirklichkeit«, die aber wirklich wirken soll, vorzutäuschen. Warum sonst lieferten uns die Mainstream-Medien zu Beginn der Pandemie Bilder mit Bergen von Särgen? Dr. Daniele Ganser recherchierte, dass ein Bild einer Halle voller Särge Jahre früher aufgenommen wurde. Die Leichen darin stammten von Migranten, die ertrunken waren beim Versuch, in Italien zu landen. Das aber erfuhren wir erst viel später, als die Bilder längst in unseren Seelen und Herzen waren und von dort den Geist beeinflusst hatten. Die Botschaft lautete: massenhaftes Sterben, das uns auf allen Kanälen mit Bergen von Särgen auf Lkw-Kolonnen geradezu aufs Auge gedrückt wurde. Mit einem Wort: Norditalien lag im Sterben!

Was war wirklich los? Kremation galt im katholischen Italien über Jahrhunderte als Todsünde und blieb anschließend weiterhin unpopulär. Als Corona-bedingt plötzlich nur noch diese Bestattungsform erlaubt war, fehlten natürlich Krematorien und die Armee transportierte Särge über weite Strecken zu den wenigen, die verfügbar waren. Warum wurde uns das nicht gesagt? Warum wurden wir mit den Bildern des Todes und den dazu gereichten Horrormeldungen der Angstmache allein gelassen? Ein Freund und Facharzt aus Norditalien berichtete mir, nach seinen Erfahrungen seien die Krankenhäuser in dieser Zeit immer überfüllt und die Intensivstationen überfordert. Durch die Einsparungen im Gesundheitsbereich werde es ständig schlimmer. Außerdem hätte man kurz vorher 35 000 alte Menschen in der Gegend gegen Meningitis geimpft. Seinem Eindruck nach kamen die meisten Toten aus dieser Gruppe. Warum wurde dem nie wissenschaftlich nachgegangen? Warum erfuhren wir davon nichts, sondern bekamen nur täglich und fast dauernd Bilder des Todes vorgesetzt? Weil die das bewirkten, was sie sollten? Todesangst und -panik?

Die Wirkungsüberlegenheit von Bildern gegenüber Worten wird ausgezeichnet in dem sehenswerten Film mit Juliette Binoche: *Words & Pictures* von 2014 thematisiert.

Sprache als Manipulationsmöglichkeit

Auch Worte lassen sich natürlich zur Manipulation missbrauchen. Sprache ist heute unser wichtigstes Kommunikationsmittel. Früher war sie wohl ganz auf Bildern aufgebaut. In China und Japan gibt es noch die alte Bilderschrift, Bildersprache haben wir noch überall. Sie ist heute das entscheidende Werkzeug der Verständigung. Umso wichtiger ist es, ihre Wirkung und damit auch ihre Missbrauchsmöglichkeiten bis in die Tiefen kennenzulernen.

Wie wichtig Werkzeuge sind, ist uns manchmal gar nicht mehr klar. Hätten wir keine Löffel, wäre Suppe als Nahrung ungeeignet.

Moderne Tools bestimmen unseren Alltag und wirken auf uns zurück. Das GPS im Auto etwa hat mich innerhalb weniger Jahre geografisch weitgehend verblöden lassen. Damit mir das nicht generell passiert, habe ich gleich von Anfang an auf Googeln verzichtet. Wer mir da folgen möchte, erhält das günstigste Gehirntraining gratis. Seit wir digitalisiert wurden, schreiben wir nicht mehr, sondern tippen nur noch. Das hat nachweislich Auswirkungen auf unser Gehirn. Bei ständig mit den Daumen daddelnden jungen Leuten erweitern sich im Hirn die für die Daumen zuständigen Bereiche, während andere verkümmern. Seit wir Armbanduhren tragen, können wir die Tageszeit nicht mehr am Sonnenstand abschätzen, seit Apps das besser können, sehen wir das Wetter nicht mehr voraus. Weil satellitengestützte digitale Dienste mithilfe von Algorithmen so vieles so viel besser leisten, werden wir mit der Zeit wohl oder übel immer weniger können und tun.

Sprache bestimmt nicht nur, sondern wertet auch, ohne dass die meisten das merken. Was finden wir nicht alles *herr*lich und wollen es be*herr*schen, anderes erscheint uns *däm*lich und niemand will etwas be*frau*schen. Wir dominieren (dominus = lat. Herr) gern und feminieren nichts. Mit dem Sonntag haben wir den – laut Bibel – ersten Arbeitstag nach dem Ruhetag Satur(n)day oder Shabat zum Ruhe- und schönsten Feiertag der Woche bestimmt. Den folgenden zum blauen *Mon(d)*tag. Das ist nun kein Zufall, sondern hat damit zu tun, dass die Energie abstrahlende Sonne dem archetypisch männlichen, der Energie widerspiegelnde Mond dem weiblichen Archetyp entspricht. Unsere Sprache ist also auf der ganzen Linie parteiisch für den männlichen und gegen den weiblichen Pol. Sie richtet sich auch gegen ganze Völker. Wir unterstellen manchen, herumzu*zigeunern*, anderen, etwas zu *türken* oder Partei-*Chinesisch* zu reden.

Auch das Wort »impfen« ist im klassischen Sinne eigentlich nicht korrekt verwendet für die genbasierten Vakzinen im Zusammenhang mit Covid-19. Ist das Zufall? Jedenfalls ist es eine erhebliche Manipulation. Eine Firma wie Mode*RNA* heißt wie sie tickt. Dort hat man nie anders als gentechnisch gearbeitet, wie der Selbstdarstellung der Firma zu entnehmen ist. Gleiches gilt für BioNtech. Wären wir nicht gut beraten, die Dinge beim Namen zu nennen und dabei ehrlich zu bleiben? So spreche und schreibe ich schon lange nicht mehr von Regierungen, sondern von »Obrigkeiten« und tue das auch ab jetzt. Erlebten wir nicht klassisch in Deutschland, wie sich zwei Drittel der Ampelparteien gegen Impfpflicht aussprachen – bis direkt nach der Wahl? Und dann war sie plötzlich da. Etwas mit vehementer Ablehnung erst einmal verbal *zu thematisieren*, um es später wirklich *einzuführen*, ist ein beliebter Trick namens »Prenaming«, der noch zu untersuchen ist.

Der österreichische Arzt Prof. Dr. Dr. Martin Haditsch, der selbst ein Impfzentrum leitet, aber dringend vor den nun verwendeten »Gentherapien« warnt, hat diese Sprachkorrektur ebenfalls angemahnt und spricht von »spiken« statt von impfen.

Auch ein Wort wie »boostern« ist kritisch zu durchleuchten. Was wird denn da geboostert? Offiziell die Impfwirkung. Hier wird es kompliziert. Die »Impfung«, die keine ist, ist ja nicht unwirksam. Persönlich halte ich sie sogar für sehr wirksam, allerdings – wie viele Fachleute – in gefährlichem Sinne. Wir brauchen nur an die aus den offiziellen Zahlen hervorgehenden 50-mal mehr Nebenwirkungen als bei allen anderen Impfungen zusammen in den letzten 20 Jahren zu denken. Werden hier also die medizinisch durchschaubaren und auch vorhergesagten Gefahren geboostert?

Das Wort »Impfpflicht« sollten wir nicht nachbeten, geht es dabei doch erstens um eine genetisch manipulierte »Impfung« und zweitens um deren Durchsetzung mit Erpressung und Zwang. Wer Ungeimpfte mit dem Verlust ihrer Freiheit oder des Arbeitsplatzes bedroht, nötigt sie. Erpressung heißt auf Englisch »blackmail«, schwarze Post. Solch (schwarzen) Brief haben die österreichischen Obrigkeiten den Ungeimpften schon für bald nach Durchsetzung des Impfpflichtgesetzes angekündigt. Dabei handelt es sich – nach Aussage vieler renommierter Juristen – um einen grundgesetzwidrigen Eingriff gegen den Willen Betroffener. Nach solcher Logik könnten Menschen auch zur Organspende, zu gesundem Essen oder zu Sport gezwungen oder gefährliche Sportarten verboten werden.

Der Sprachmissbrauch geht aber noch viel weiter. Wenn der deutsche Kanzler von einer vernünftigen Mehrheit spricht, reklamiert er den Begriff der Vernunft für die Gruppe, die seine Pandemiepolitik akzeptiert. Das andere Drittel wird damit folgerichtig zur unvernünftigen Minderheit. Die Politik- und Demokratieforscherin Prof. Ulrike Guérot von der Universität Bonn hält das aus mehreren Gründen für falsch: Erstens sei es immer problematisch, anderen die Vernunft abzusprechen. Weiters seien die Kritiker keine Minderheit, dazu sei die Gruppe inzwischen zu groß. Aber selbst wenn sie es wäre, hätte sie Anspruch auf den in Deutschland vom Grundgesetz garantierten Minderheitenschutz. Was wäre, würde man den viel kleineren Minderheiten der Muslime, Schwarzen, Juden, Homosexuellen oder Lesben die Vernunft absprechen oder sie ähnlich verunglimpfen wie heute die Ungeimpften? Die mittlerweile die Deutungshoheit beanspruchende Linke würde toben und man würde in der Luft zerrissen. Für Impfkritiker ist offenbar das Grundrecht des Minderheitenschutzes ausgesetzt.

Was bedeutet es, wenn derselbe Kanzler die offensichtliche und von seiner Politik noch beförderte Spaltung der Gesellschaft schlicht leugnet? Darf man von einem Kanzler nicht verlangen, den eigenen »Staatsfunk« und die Schlagzeilen der Mainstream-Medien zur Kenntnis zu nehmen? Ist nicht auch »Staatsfunk« eine ehrliche Bezeichnung, wenn nur noch die Meinung der Obrigkeiten verbreitet wird?

Die Seele kann so viel mehr

Unsere Seele ist nicht nur auf (Sprach)Bilder eingestellt, sie ist zu erstaunlichen, über die Realität weit hinausreichenden Leistungen fähig. Kann sie doch nicht nur Elefanten blau färben, sondern sich auch schulmedizinisch undenkbare Heilungen ausmalen, vorstellen und so vieles mehr, wie etwa fliegende Untertassen imaginieren und wirklich sehen. Sie kann auch Therapie-Geräte einsetzen, die es noch gar nicht in Realität gibt und damit Heilung ermöglichen. Eingebildete Krankheitsbilder können enorm leiden lassen, Phantomschmerzen entsetzlich weh tun. Der Schmerz in einem amputierten Unterschenkel bringt die meisten Schulmediziner mit materialistischer Einstellung zur Verzweiflung. Wie kann etwas nicht mehr Vorhandenes schmerzen? Lässt man dagegen die Seele die wegen eines Unfalls notwendige Amputation miterleben, kann sie oft mit dem Unterschenkel auch den Schmerz verabschieden.

Die Unterschätzung der Seele ist eines der größten Probleme der aktuellen Pandemie-Krise. Wir fallen auf die Ebene von Descartes zurück, der als Erster Subjekt und Objekt streng voneinander trennte. Aus seinem Weltbild ergab sich die materialistische Weltanschauung, die bis heute die Schulmedizin prägt. In den letzten Jahrzehnten hatten zwar Psychosomatik und Psychoneuroimmunologie an Einfluss gewonnen, aber wie ehrlich das war, zeigt die Pandemie. Hier wird die Seele wieder komplett ignoriert. Der deutsche Gesundheitsminister hat sich als Alarmist und Panikverbreiter mit völlig überzogenen Warnungen seinen Platz in Talkshows und auf der Regierungsbank ersessen. Öffentlich bestreitet er die seelischen Schäden der Pandemiemaßnahmen bei Kindern und Jugendlichen, obwohl die inzwischen von so vielen Fachleuten diagnostiziert wurden. Was ist da los? Sein Kanzler bestreitet die offen*sicht*liche, unüberhörbare, in allen Medien berichtete, von ihm geförderte Spaltung der deutschen Gesellschaft. Der österreichische Gesundheitsminister behauptet, Impfserum gelange nicht ins Blut – aus dem Medizinstudium kann er das nicht haben. Was ist da los? Unterliegen sie einem kollektiven Wahn? Wissen sie nicht, was sie tun? Da ist von uns viel Mitgefühl gefordert. Erst recht, wenn sie es wissen und ihre Seelen derart verbiegen und misshandeln.

Glauben sie, wir seien schon so mit *Mind Food* abgefüttert, dass sie sich das leisten können und wir solche Ausfälle und Realitätsverkennungen nicht mehr wahr- und wichtig nehmen? Oder sind wir ihnen einfach nicht mehr wichtig? Ist ihnen anderes oder jemand anderes wichtiger?

Seelenangst

Die Seele bestimmt viel weitgehender über unsere Befindlichkeit und unsere Lebensstimmung als sich die meisten vorstellen können. Das Feld der Corona-Angst ist durchaus nicht rational, aber enorm wirksam, jedenfalls für diejenigen, die daran glauben und sich Angst einjagen lassen. Wer es anders sehen kann, mag sich und seiner Seele diese Angst ersparen. Er hat vielleicht mehr Angst vor den mRNA-»Impfungen«, vor politischen Entwicklungen oder wirtschaftlichen Kollateralschäden wie Konkurs oder auch einfach Angst vor der Angst. Angst wirkt ganz offenbar auf die Seele. Dabei wissen wir – aus dem Sprichwort-Schatz des Volksmundes – was für ein schlechter Ratgeber sie ist.

Die Situation in der Pandemie kann uns lehren, dass die Mehrheit der Menschen den Angstmachern und Panikverbreitern mehr Glauben schenkt, als den Aufklärern und Beschwichtigern. Das hat denselben Grund wie die Erfahrung, dass die meisten viel mehr auf schlechte Nachrichten abfahren als auf gute. Eine Ursache dafür dürfte in unserer Entwicklungsgeschichte liegen. Die Warnung »Säbelzahntiger von hinten« war einfach wichtiger als der Hinweis auf den zauberhaften Sonnenuntergang vor der Höhle.

Zum anderen sind wir seit Jahrtausenden von Obrigkeiten auf Angst gepolt worden. In Nachrichtensendungen wie *Tagesschau* und *Heute* rechnen wir schon gar nicht mehr mit guten Nachrichten, sind wir doch längst bei *ARD* und *ZDF*, *ORF*, dem mit Zwangsbeiträgen finanzierten »Staatsfunk«, auf Angstverbreitung gefasst und eingestellt. Dort hat man solide Felder für einseitig-schlechte Mitteilungen aufgebaut und die Mehrheit, die sich das noch antut, ist längst daran gewöhnt. Wie sagte eine Freundin: »Wenn du dir den Abend versauen willst, schau *Tagesschau*, bis es dir reicht – dauert nur Minuten.« Das ist ein Unrecht gegenüber den Säuen, aber hat sie ansonsten nicht recht?

Dazu kann uns diese schwierige Zeit zeigen, wie wenig raffiniert, ja geradezu gutgläubig naiv unsere Seelen sind. Sie sind leicht auszutricksen und hinters Licht zu führen. Neben Bildern reagieren sie auf Stimmungen und einfache eingängige Botschaften, die Emotionen und Gefühle wecken und transportieren.

Wer nur diese fast banalen, durch eigene Erfahrung abgesicherten bisherigen Punkte nutzt, kann damit schon erstaunlich manipulieren – zum Schaden oder Nutzen der Manipulierten. Und wir werden noch viel mehr und raffiniertere Manipulationstechniken kennenlernen.

Angstmache als Manipulationsgrundlage

»Alle Diktaturen nähren sich aus der Angst der Untertanen.«
Richard von Weizsäcker (1920–2015)

Angst ist, wie die Geschichte zeigt, die von Politikern am häufigsten angewandte Methode, um ihre Macht zu vergrößern und zu festigen und wird schon seit dem Feudalismus in ganz ähnlicher Weise gebraucht. Niccolo Machiavelli beschrieb bereits im Buch *Der Fürst*, wie die feudale Obrigkeit nur mit Angsterzeugung ihren Stand und ihre Überlegenheit bewahren könne. Die Geschichte zeigt, wie totalitäre Regimes dieses Gefügigmachen der Bevölkerung auf die Spitze trieben und bis zur Perfektion entwickelten. Wie Angstmache heutzutage funktioniert, haben wir in den Pandemie-Jahren miterleben müssen.

Angst sitzt heute der Mehrheit der Menschen in den Knochen, also ganz tief im Innern, wie in Zeiten des Faschismus, der Diktatur und des Feudalismus. Sie schafft zitternde, eingeschüchterte und leicht kontrollierbare Bürger. Es scheint sogar so, als verankere sie sich in unserem Erbgut. Die relativ neue Wissenschaft der Epigenetik zeigt, wie unser Verhalten und unser Lebensstil nicht nur unsere Gene ein- und abschalten, sondern diese Schaltungen auch weitergeben können. Dieser von Lamarck schon vor Darwin entdeckte Zusammenhang wurde von der Wissenschaft lange bestritten. Er erweist sich nun aber als wahrer, als vielen lieb ist, denn dadurch erhöht sich unsere Verantwortung enorm. Wenn wir unsere Angst und die daraus erwachsende Tendenz zu Konformität an unsere Nachkommen weitergeben, sollten wir ihr gegenüber doppelt wachsam sein und uns nicht so rasch ins Bockshorn jagen lassen – uns, unseren Kindern und der Zukunft zuliebe.

Angst als Mittel der Beeinflussung

Laut Prof. Gerald Hüther ist unser größtes, krankmachendes Problem die Angst, von anderen abgelehnt, nicht gesehen, nicht gemocht zu werden. Da sie von Anfang an, seit frühester Kindheit so schwer zu verkraften ist, versuchen wir alles Mögliche, um sie zu vermeiden oder damit fertigzuwerden. Und im Anfang liegt alles. Schon Kinder lernen, sich so lange anzupassen und sogar zu verbiegen, bis diese Angst halbwegs erträglich ist. D. h. wir richten uns gleich von Beginn an nach den Erwartungen anderer aus. Wir geben unserem Leben eine von anderen, zuerst Eltern, dann Kindergärtnerinnen, Lehrer–, AusbilderInnen und ProfessorInnen bestimmte Richtung. Dabei bleiben unsere eigenen Ansprüche und Bedürfnisse nur zu leicht auf der Strecke. Hier liegt die Ursache, warum bis heute die meisten Menschen gar nicht auf die Suche nach ihren Begabungen gehen, um darin die Gaben zu finden, die sie mit Freude und Hingabe geben können. Die Mehrheit achtet aus Angst, dem Umfeld nicht zu gefallen, nicht auf den Ruf ihrer Seele, der zur Berufung führt und schließlich in einen wirklichen Beruf mündet. Sie nimmt Rücksichten auf ihren Ruf (in der Gesellschaft), deren Anerkennung und die der Eltern usw. Geschürte Angst macht uns von Anfang an gefügig, lässt uns eigene Wünsche ans Leben unterdrücken in der Hoffnung, diese Angst, nicht zu gefallen, nicht gut anzukommen, einigermaßen zu beschwichtigen. Insofern werden wir willige Opfer von Angstverbreitern. Schlaue Füchse alias egomane Obrigkeiten nutzen die Mechanismen des Angsteinjagens, um ihren Willen gegen den der Mehrheit der Angsthasen leichter durchzusetzen. Wer genug Angst hat, lässt sich alles gefallen, um anderen zu gefallen.

Insofern entwickeln viele gar nicht erst eigene Vorstellungen, was sie wollen oder worauf es im Leben für sie ankommt. Ich erinnere mich noch klar und deutlich, meine drei jüngeren Geschwister oft nach ihren Wünschen gefragt zu haben. Die Frage »Was wollen wir tun?« wurde häufig beantwortet mit »Mir doch egal«. Mich erstaunte das schon als Kind, denn mir war es nie egal. Also entschied und bestimmte ich oft, was »wir tun wollten«. Anders ausgedrückt: Ich war unglaublich weit weg von der buddhistischen Haltung von »Upekkhā«, Gleichmut und Gleichgültigkeit. Ich wusste immer, was ich wollte, und auch was nicht. Nun hatten wir bei ähnlichen Genen eine ziemlich ähnliche Erziehung genossen. Dieses Wort »genießen« stimmt für mich, und dafür bin ich dankbar. Ich wurde weitestgehend ohne Angst und Drohungen erzogen. Aber auch meine Geschwister bekamen eine vergleichbare Erziehung und wurden in viel leichtere Zeiten und an schöneren Orten geboren, als ich im weitgehend zerstörten Nachkriegs-Berlin. Es ist also – aus eigener Erfahrung – wohl so, dass wir unsere Empfänglichkeit für und die Resonanz zu Angst bereits mitbringen.

Machen wir uns die Vorstellungen anderer zu eigen, ihre Wünsche zu unseren, werden wir eher zu guten Angestellten als zu Selbstständigen. Insofern war ich typischerweise, bis auf die kurze Klinikzeit, nie angestellt. Selbst in der Zusammenarbeit mit Thorwald Dethlefsen in dessen Institut, habe ich mich nicht angestellt, sondern selbstständig verhalten. Da er das schätzte, konnte ich 12 gute Jahre bleiben.

Wer sich für andere verbiegt, kommt sicher gut bei Chefs an. Wer keine Chefs hat und den »großen Chef« nicht als eng und beängstigend (lat. angustus = eng) erlebt, kommt oft nicht gut an mit seinen eigenen Gedanken und Vorstellungen, aber lebt sein eigenes Leben.

Bei Menschen, die mit sich im Reinen, in ihrem Fluss sind, funktionieren die Selbstheilungskräfte besser, was sie seltener erkranken lässt, Regeneration geschieht bei ihnen rascher, ihre Resilienz ist ausgeprägter und sie fühlen sich mehr in ihrem Element. Das ist verständlich, denn nach Gehirnforscher Prof. Hüther geraten bei denjenigen, die sich verbiegen lassen, die für Körperregulation verantwortlichen Bereiche des Gehirns häufig durcheinander und lassen ihre Besitzer über kurz oder lang erkranken.

Wir können sogar – nach Hüther – Angst danach definieren als das Gefühl, das entsteht, wenn sich im Hirn ein inkohärenter Zustand ausbreitet. Sobald dieses Durcheinander auch ältere, tiefer im Hirn angeordnete Regionen betrifft, erkranken wir. Das Ziel ist dann jeweils, wieder in Fluss zu kommen, beziehungsweise die Inkohärenz zu überwinden. Wo das durch Finden einer besseren Lösung geschieht, erleben wir es als befreiend und angstlösend. In der Angst fühlen wir uns eng, beschränkt und hilflos, im Fluss weit, offen und haben *den Kopf* wieder *frei*.

Lösen wir eine bedrängende Angstsituation aus eigener Kraft, animiert das unser Belohnungszentrum, und dieses setzt Neurotransmitter frei, die Nervenbildung und deren Verknüpfung stimulieren. Wir lernen und wachsen also an der Überwindung von Angst. Das ist die große Chance, die uns Angstsituationen bieten – auch die der Corona-Angst.

Das erklärt den bereits von Gustave Le Bons 1895 angesprochenen Hang zum Altbewährten und der Angst vor Neuem. Jede Veränderung bringt zuerst Inkohärenzen hervor, stört also den Fluss oder Flow. Sobald die Inkohärenzen stark genug werden, erzeugen sie Angst. Diese bleibt bis zur Lösung, die uns wieder in Fluss bringt.

Solche sich im Gehirn aufgrund von Veränderung ausbreitende Inkohärenzen geschehen ganz gleich, ob die überfordernden Neuerungen real sind oder nur in unserer Vorstellung existieren. Das dürfte der Grund sein, warum die meisten Menschen nicht gern neue Gedanken denken und fassen. D*ie* fühl*en* sich erstmal unrund an, bis s*ie* integriert sind und wir wieder in den *(Lebens-)*Fluss eintauchen können. Insofern steigen viel mehr Menschen auf Altbewährtes als auf neue Lösungen ein. Dummerweise bringt immer mehr vom selben – nach Paul Watzlawick – uns aber nicht weiter. Umgekehrt verlieren in Angst versetzte Menschen ihren Rhythmus und Fluss und werden leicht(er) lenkbar. Abhängig vom Ausmaß der Angst oder gar Panik dringt die Inkohärenz mehr oder weniger tief. Fällt das Großhirn aus, übernehmen an seiner Stelle die älteren Hirnstrukturen des Mittelhirns. Betroffene fallen zurück in alte Kindheitsmuster, reagieren emotionaler mit Wutanfällen, Trotzen, Schmollen oder flüchten sich in Ersatzhandlungen wie Essen, Putzen oder Beleidig*t sein*. Rückzug. Dringt das Chaos noch tiefer, weil die Angst weiterwächst, übernimmt das älteste, das sogenannte Reptiliengehirn im Hirnstamm die Führung. Hier greifen nun Muster wie »fight or flight«. Sind weder Angriff noch Flucht möglich, kann es zu einer Art Totstellreflex kommen, der als ohnmächtige Erstarrung erscheint.

Beides erleb(t)en wir in Corona-Zeiten auf allen Seiten. Ein Kanzler, der die durch seine und die Politik seiner Vorgängerin entstandene offensichtliche Spaltung der Gesellschaft ignoriert, erinnert an jemanden, der bei Schwierigkeiten den Kopf in den Sand steckt oder an ein Kind, das sich beim Versteckspielen die Augen zuhält. Die Bevölkerung in ihrer Todesangst lässt sich spalten und mit Appellen zu Bespitzelung und Denunziation gegeneinander aufhetzen. In dieser Situation bringen alle Seiten ihre tiefsten *Schatten* an die Oberfläche.

Bisher sanftmütige Menschen verwandeln sich in kriegsbereite Eiferer, ansonsten zum Pazifismus Tendierende rechnen mit dem Schlimmsten und sind sogar für Gewalt. Ständige Lockdowns und Ausgangssperren ließen ursprünglich vernünftige Leute in den USA die Waffenläden leer kaufen, Franzosen kauften die Kondombestände auf, Italiener räumten die Wein- und Pastageschäfte leer, Deutsche bunkerten Toilettenpapier und Nudeln – der jeweiligen Hauptangst entsprechend.

Mediziner erniedrigten sich im Auftrag willkürlich agierender Politiker zu Cassandra-Rufern, die die Bevölkerung in ständige Alarmbereitschaft versetzten.

Angst lässt Menschen also auf ältere, weniger entwickelte Gehirnebenen regredieren oder härter ausgedrückt, dumm werden und wirken. Die verschiedenen Angstformen eignen sich, Menschen in Fraktionen zu spalten, sie durch Aufhetzen in Feinde zu verwandeln. So wird die Spaltung immer tiefer, und durch gegenseitigen Hass abgelenkt, bemerken die meisten nicht, wie sie auf der ganzen Linie verlieren: ihre geistig-seelische Gesundheit, ihre Freiheit, ihre (Grund-) Rechte. Sie bemerken nicht einmal mehr, wie sie Schritt für Schritt unter Kontrolle geraten, wie sich langsam aus ihrem Rechts- ein Polizeistaat entwickelt – und das auch noch auf dem Rücken instrumentalisierter, missbrauchter PolizistInnen.

Ausreichend in Angst und Schrecken versetzt, versklaven sich ursprünglich freie Menschen selbst und ermöglichen es den Obrigkeiten, die Oberhand zu gewinnen. Unsere Angst wird zum Zaubermittel in ihrer Hand. Wir werden regelrecht mit Angst und beengendem *Mind Food* überfüttert. Arnold Toynbee sagte: »Zivilisationen werden nicht zerstört, sie begehen Selbstmord.«

Wie mächtig nur schon die Erwähnung von Angstmachendem ist, mag folgender Versuch von Prof. Hartmut Schroeder zeigen: Erwähnt der Arzt beim Verschreiben von Betablockern an 100 Männer die seltene Nebenwirkung erektiler Dysfunktion, also Impotenz, reagieren 30 mit Impotenz. Erwähnt er es nicht, betrifft das Problem nur zwei. Die Angst wirkt also 15-mal stärker als das Pharmakon. Das mag eine Ahnung geben, was unsere Obrigkeiten mit ihren laufenden Angstkampagnen erreicht und angerichtet haben.

Angst vor dem Virus, Angst vor Ansteckung und Ansteckenden, Angst vor Terroristen, Angst vor illegalen Einwanderern, Angst vor Religiösen, Angst vor Ungläubigen, Angst vor Extremisten, Angst vor der Diktatur, Angst vor Unmaskierten, wie bis vor Kurzem noch vor Maskierten usw. usf. – Angst lässt sich schüren und wirkt auf unser Gehirn, wobei sie natürlich auch das Herz zusammenschnürt. *Angst essen Seele auf,* titelte der Filmregisseur Rainer Werner Fassbinder, »Angst machen Menschen dumm«, könnten wir mit heutigem Wissen ergänzen.

Welche Macht von Angst und ihrer Verbreitung ausgeht, ist durch die Pandemie sichtbar geworden. Angstfelder sind auslösbar und schürbar. Und sie lassen sich instrumentalisieren. Ein schreckliches Beispiel aus der Vergangenheit ist die Instrumentalisierung der Pest durch die katholische Kirche für die Mordorgien der Inquisition, wie im zuvor erwähnten Film *Gefährliche Schönheit* so anschaulich bebildert.

Welche Wirkung in Corona-Zeiten einerseits die Angstverbreitung und andererseits die Angst vor Strafe bei Nichtbefolgen der vielen maßlos erscheinenden Maßnahmen hat, zeigt eine Allensbach-Umfrage vom Juni 2021. Nur noch 45 Prozent der Deutschen waren der Meinung, ihre politischen Ansichten noch frei äußern zu können. Das ist – nach Prof. Harmut Schröder – der niedrigste Wert in einer solchen Umfrage seit 1953. Wie mag das erst jetzt ein knappes Jahr später aussehen, wo die Angst, aus der Gemeinschaft ausgeschlossen und für eine abweichende Meinung bestraft bzw. und gebrandmarkt zu werden, noch viel mehr Nahrung bekommen hat, *entwickelte sich* doch das Geistes-Futter beziehungsweise *Mind Food* von Monat zu Monat extremer.

Befreiung aus dem Angstfeld

Was kann uns aus solcher Not retten, was uns helfen? Statt uns an der Oberfläche wegen verschiedenster Ängste in Zweitracht und Projektionen verwickeln zu lassen, könnten wir tiefer blicken und erkennen, dass wir letztlich alle dieselbe Angst haben und in einem Boot sitzen. Buckminster Fuller sprach schon vor Jahrzehnten vom

»Raumschiff Erde«. Kann es sein, dass wir uns im Augenblick dafür hergeben, dieses einzige Schiff, das wir haben, auf Befehl von oben selbst zu zerstören?

Steckt nicht hinter der Angst vor dem Virus die vor dem Tod? Ist sie, gespeist durch so viele Seuchen der Vergangenheit, von der Pest über die Pocken, von der Cholera bis zur Spanischen Grippe, nicht völlig legitim? Ist aber Angst vor Entrechtung und Diktatur nicht letztlich ebenfalls Todesangst? Und ist sie, gespeist aus entsetzlichen Erfahrungen der Vergangenheit in Ländern wie Deutschland und Österreich, Italien, Spanien, Portugal, Griechenland und fast allen lateinamerikanischen Ländern nicht genauso berechtigt? Oder die nachvollziehbare Angst vor wirtschaftlichem Desaster? Denken wir nur an den schwarzen Freitag 1929 und die vielen darauf zurückzuführenden Selbstmorde und Depressionen. Ist nicht nun also auch bei der »Impfung« ganz legitime Todesangst im Spiel? Sind doch so viele Menschen an Impfungen gestorben und werden es nicht gerade in erschreckendem Ausmaß immer mehr? Kann nicht selbst die Angst vor der Angst töten? In *Corona als Weckruf* ist das mit uralten Erfahrungen und neuen Studien belegt.

Wir haben (fast) alle Todesangst, und das völlig berechtigt. Das Leben ist nun einmal endlich und der Tod die (Er)Lösung. Und unbezweifelbar ist das Leben – wissenschaftlich betrachtet – eine durch Geschlechtsverkehr übertragene, in 100 Prozent der Fälle tödlich verlaufende Geschlechtskrankheit.

Verängstigung in Chancen wandeln

Angst lässt uns dumm werden, weshalb es nie gut ist, in Angst wesentliche Entscheidungen zu treffen. Was aber, wenn fast alle von der Angstseuche befallen sind? Die hat sich noch rascher und erfolgreicher zur Pandemie entwickelt als die vom Virus ausgehende.

Ob Menschen Angst vor der Seuche haben oder vor der Impfung, vor einer (Gesundheits-)Diktatur, dem wirtschaftlichen Konkurs oder

»nur« Angst vor der Angst – letztlich ist es immer Todesangst. Wenn wir aber in der Tiefe alle die gleiche (Todes-)Angst haben, ergibt es doch keinen Sinn, deswegen mit primitiven Projektionen aufeinander loszugehen – also auf die jeweils andersartig Verängstigten. Das Thema in der Tiefe geht uns alle gleichermaßen an. Daran sollten wir arbeiten und wachsen, um mit diesem Elend ein für alle Mal fertigzuwerden. Dann hätte *Corona als Weckruf* (s)einen tiefen Sinn erfüllt.

Ein wesentlicher Schritt, um mit der Coronakrise fertig zu werden, besteht darin, unsere Angst zu durchschauen und uns mit dem Tod als Endpunkt jeden Lebens auf dieser Erde auszusöhnen. Sowohl die Angst als auch der Tod, gehören zum *10. Lebensprinzip*. Nehmen wir uns die Todesangst als großes Thema vor, bleibt als zweites noch die Aggression, zum *1. Lebensprinzip* gehörig. Jede Infektion ist ein Kampf zwischen Immunsystem und Erregern, und bildet einen von der Bewusstseinsebene auf die Körperbühne gesunkenen Konflikt ab. Meine Infektion bildet (m)einen persönlichen Konflikt ab, eine Epidemie den des Landes, eine Pandemie den der Welt.

Es geht also darum, auch unsere kollektiven Konflikte auf dieser Erde gemeinsam zu lösen. Es gibt genug, gehen wir sie an!

Ansonsten sinken die Themen dieser *Lebensprinzipien* nur auf andere Ebenen, wie wir es zum Ausklang der Pandemie nun im Ukraine-Krieg erleben. Wieder herrscht Todesangst und gibt es einen heißen Konflikt. Oder anders ausgedrückt, wir haben die brennenden Themen des 1. und 10. Lebensprinzips nicht gelöst und jetzt finden sie andere – urprinzipiell identische – Ausdrucksebenen. Was hilft uns aber aus der Angst-Krise?

Ganz entscheidend ist der Glaube, dass es vorübergeht und wieder gut wird. Gesegnet ist, wer sich beschützt weiß, wer Zuflucht nehmen kann, wie der Christ in seiner Gemeinde der Gläubigen, der Buddhist in der »Sangha«, der Gemeinschaft der Buddhisten. Wer das aus ganzem Herzen kann, auch wer an die Erlösung jenseits der Welt der Gegensätze in der Einheit glaubt, ist in der Lage, sich selbst aus der Angst zu befreien.

Die Bedrohung mag aber so stark und überwältigend werden, dass sie aus eigener Kraft nicht mehr zu bewältigen scheint. Dann hilft die – während der Pandemie verbotene – Geborgenheit in der Gemeinschaft mit anderen, wie sie beispielsweise auch die Demonstranten und Spaziergänger für die Freiheit suchen und finden, demonstrieren sie doch miteinander und gehen ebenso spazieren.

Als soziales Wesen, das Zoon politikon der Antike, das Gruppenwesen vom Uranfang, braucht der Mensch letztlich die Sicherheit und Geborgenheit einer verlässlichen Gemeinschaft mit anderen Menschen. Alleingelassen und ausgeschlossen zu werden, wie es jetzt die Obrigkeiten den Ungeimpften antun und vorher im Lockdown allen, ist eine der schlimmsten, wenn nicht die schlimmste Strafe überhaupt. Die Baader-Meinhof-Terroristen strafte man mit Isolationshaft, eine sublime Form der Folter. Einige von ihnen entzogen sich dem durch Selbstmord.

Gegen Vereinsamung hilft nur der immer engere Zusammenschluss der Ausgestoßenen, wie wir ihn Anfang 2022 zunehmend erleben. Hier wächst mit jeder Schikane und jeder weiteren Ungerechtigkeit eine immer weiter und rascher erstarkende Gruppe zusammen, die schon viel mehr Mitglieder hat, als die stärkste Partei an Stimmen aufweist.

Sie ist schon so groß und stark, dass die Obrigkeiten in Deutschland zögern, ihr Impfpflichtgesetz auf den Weg zu bringen. Denn auch die arrogantesten Parteichefs wissen, dass diese Gruppe, die da zusammenrückt und -wächst, ständig an Macht gewinnt. Wären wir einig, ginge ohne uns schon gar nichts mehr. Würden alle Ungeimpften und die mit ihnen Solidarischen streiken, wären die Obrigkeiten sofort machtlos.

Anscheinend trauen sich der deutsche Kanzler oder sein Gesundheitsminister nicht recht, das Gesetz zur Impfpflicht einzubringen. Als Gesetz der Schande würde es sich auch mit ihren Namen verbinden. Könnte das nicht ein gutes Zeichen im Sinne des homöopathischen Ansatzes sein, wenn die mit angsteinjagenden Maßnahmen

Schikanierten ihrerseits auch den Tätern gehörig Angst einflößten? In den USA ist das schon so weit: Kliniken mussten die Impfpflicht zurücknehmen und ihre bereits entlassenen Mitarbeiter bitten, wieder zurückzukehren – auch ohne Gen-Impfung. Und in Kanada legten Trucker die Hauptstadt lahm und lehrten ihre Obrigkeiten gehörig das Fürchten.

Ein Gleichgewicht des Schreckens und der Angst ist vielleicht besser als gar keines. Aber das sind Notwehrreaktionen, die wirkliche Lösung kann nur im Frieden liegen, darin, die Gräben zuzuschütten und sich zu versöhnen.

Was wäre erst, wenn wir uns aus der Angst befreiten, indem wir uns mit unserer schlimmsten, der Todesangst, aussöhnten und die Rache dem Herrn überließen, anstatt sie uns selbst anzumaßen? Dann könnten wir die Täter mit Mitgefühl ebenfalls befreien und müssten nur darauf achten, dass sie ihren Irrweg nicht fortsetzen, und sicherstellen, dass sie keine Macht mehr über andere Menschen bekämen. Wir könnten sie damit vor sich selbst schützen – wie sie momentan vorgeben, es mit uns zu tun.

Die Seele fällt auf so vieles herein

NLP

Sagt eine Psychotherapeutin zur Patientin »Sie brauchen sich gar nicht zu entspannen«, ist deren Intellekt beruhigt, nichts zu müssen, nicht mal entspannen. Die Seele aber vernimmt »entspannen« und nimmt das an, insbesondere, wenn das Wort noch ungewöhnlich betont wird.

Und schon sind wir mitten im NLP, einer Psychotherapie-Einführungs-Methode, die die US-Amerikaner Richard Bandler und John Grinder dem Meister der Hypnotherapie Milton Erickson und dem Begründer der Gestalttherapie Fritz Perls abschauten. Mit ihrem sogenannten Neuro-Linguistischen Programmieren lassen sich – nomen est omen – Menschen fabelhaft programmieren – vor allem jene, die NLP nicht kennen. Bandler sagte, es ist nicht die Frage, ob sich jemand hypnotisieren lässt, sondern wie. Nach seiner Einschätzung ist also jeder hypnotisier- und damit manipulierbar. Aber nur wenige glauben es und noch weniger merken es. Das ist die Chance der Manipulierer.

Mit Neuro-Linguistischem Programmieren können sich PsychotherapeutInnen – und andere wie beispielsweise Manager und Politiker – Zugang zu den Seelen ihrer PatientInnen, aber auch MitarbeiterInnen oder WählerInnen verschaffen. Was sie dann dort bewirken, steht auf einem anderen Blatt. Sie können anderen zu Selbsterkenntnis verhelfen oder im egoistischen Sinn in ihre Richtung beeinflussen. Wenn Politiker und Manager solche Trainings absolvieren, dürfte Letzteres eher ihr Interessensschwerpunkt sein.

Mit entsprechenden NLP-Verwirrtechniken lässt sich zum Beispiel der Intellekt relativ leicht austricksen, das gelingt ganz einfach. Lassen Sie uns ein kleines Experiment machen: Vertrauen entwickeln und sich völlig diesem Augenblick an **Vertrauen** kommt nun von innen und wie von selbst auch **Entspannung** breitet sich aus der Tiefe steigen Ideen auf den Spuren innerer Bilder lässt sich wundervoll reisen ist schön ... usw. usf. Wer hier das jeweils unterstrichene Wort – entsprechend betont – gleich als Start für den nächsten Satz verwendet und die fett gesetzten Worte noch außergewöhnlich betont, spielt dem Intellekt einen ziemlichen Streich und kann ihn sogar Schachmatt setzen. Denn er ist auf die Ordnung von Subjekt, Prädikat und Objekt geprägt und gerät sogleich in Verständnis-Notstand, wenn das Objekt plötzlich und zugleich zum nächsten Subjekt mutiert. Wird dazwischen auch noch ungewöhnlich betont, gelangen diese betonten Wortbilder am verwirrt nach gewohnter Ordnung suchenden Intellekt vorbei ins Unterbewusste. Botschaften dort zu verankern, ist aber nicht selten Ziel von TherapeutInnen und ManipuliererInnen. Der Volksmund kennt den alten Ausdruck, jemandem etwas »einreden«. NLP ist eine moderne Methode, das zu vervollkommnen. Und wie gesagt: NLP ist so gut oder schlecht wie ein Computer. Es kommt ganz darauf an, was man damit tut oder anrichtet. Selbstverständlich lässt sich darauf ein Liebesgedicht schreiben, aber auch eine Drohne programmieren, die – irrtümlich – eine Hochzeitsgesellschaft in Afghanistan auslöscht. Ein Liebesgedicht kann ebenfalls einschlagen und entgleisen.

Solche Techniken gibt es heute einige und sie bilden einen ziemlichen Teil unseres *Mind Food*, das wirkt, meist, ohne durchschaut zu werden. Genau das aber wollen wir von nun an ändern. Denn nur wer diese *Mind-Food*-Taktiken und -Techniken durchschaut, kann sich ihnen entziehen beziehungsweise sich davor schützen.

Subliminals

Sogenannte Subliminals sind zwar inzwischen in Geschäften vielerorts verboten. Aber das ist Theorie, da sie eben subliminal, also unter dem Limes, der Hörgrenze oder -schwelle, d. h. unterschwellig etwa in Musik eingespielt werden. Nicht bewusst hörbar, wirken sie trotzdem und sogar noch stärker aufs Unterbewusstsein. Mit dieser Technik lassen sich auch Bilder in Filme einblitzen, die von der bewussten Wahrnehmung übersehen werden und doch das Unterbewusstsein erreichen und beeinflussen. Natürlich nur in gewissen Grenzen: In einem Supermarkt lässt sich damit ein Kunde auf der Suche nach seinem Lieblings-Biosaft nicht auf Cola umpolen. Aber wer unsicher in seiner Getränkewahl ist, ist damit leicht in eine (von ihm nicht) beabsichtigte Richtung zu beeinflussen.

Der französische Sozialist und Ex-Präsident Francois Mitterand soll in Wahlkampfzeiten selbst Nachrichtensendungen des »Staatsfunks« für solch illegale »Werbespots« durch Einblitzen seines Bildes missbraucht haben. Sicher hat er damit keine eingefleischten Gaullisten animieren können, ihn zu wählen, aber gewiss viele Wechselwähler. Und wird Wahlkampf nicht gerade um diese geführt? Er wurde nicht einmal bestraft für diesen Machtmissbrauch mittels Manipulation. Der Schwindel flog zwar auf, wurde aber in seiner Bedeutung damals gar nicht angemessen durchschaut.

Reframing – den Rahmen wechseln

Francois Mitterrand ist vielleicht noch einigen in Erinnerung, weil er ein Greenpeace-Schiff in einem ausländischen Hafen versenken und dabei jemanden – selbstverständlich und wahrscheinlich wirklich unabsichtlich – umbringen ließ. Damit wollte er sicherstellen, von ihm anberaumte französische Atombombenversuche ohne Störung über die Bühne zu bringen.

Das Attentat auf das Schiff und der »Mord« flogen auf, aber Mitterrand überstand beides dank seiner Macht, Skrupellosigkeit und durch einen geschickten Rahmenwechsel. Das zuvor erwähnte Attentat auf die sogenannte freie Meinungsbildung steckte er noch lockerer weg, weil die meisten sich der betrügerischen Macht dieser damals neuen Subliminal-Methode nicht bewusst waren. Der Versenkung des Schiffes und dem Todesfall verpasste er einen neuen Rahmen: Das waren nur bedauerliche Kollateralschäden im Rahmen einer für Frankreich entscheidend wichtigen Aktion.

So kam er politisch mit beidem durch – bei seiner Krebserkrankung aber wurde es dann auch für ihn eng und offenbar halfen da Tricks nicht weiter.

Der französischen Bevölkerung zu vermitteln, dies alles nur für Frankreich getan zu haben, weil dessen atomare »force de frappe«, seine Schlagkraft, so wichtig für das Land sei, war im neuen Rahmen vergleichsweise leicht. Er nutzte eine frühe Form von Reframing. In diesem Rahmen war er kein Attentäter oder gar Mörder, sondern Patriot. Soldaten töten auch im Krieg und werden dafür noch mit Orden belohnt. Warum also sollte nicht ein Präsident und tapferer Soldat im Dienste seines Landes ein störendes Schiff und nebenbei ein Besatzungsmitglied ausschalten? Der Zweck heiligt auf höchster Ebene offenbar selbst Mittel wie Mord. Und wenn einer ganz oben hobelt, sind die Späne eben oft Menschenleben.

Reframing ist heute eine verbreitete Methode im (Be-)Reich der Obrigkeiten. Ein Beispiel, an das sich die Älteren noch erinnern mögen: Der erste katholische US-Präsidentschaftskandidat, obendrein noch irischer Abstammung, schien gegen seinen gut im alteingesessenen Amerika etablierten Gegner keine Chance zu haben. Tatsächlich lag John F. Kennedy noch kurz vor dem Wahltag in Umfragen abgeschlagen hinter Richard Nixon zurück. Dann kombinierte Kennedys Wahlkampfmanager sein Wissen um die Macht der Bilder und seine Ahnung von der Bedeutung des Rahmenwechsels. Er ließ nicht mehr Bilder des sympathischen, jungenhaften Charme versprühenden Kennedy plakatieren, sondern typische Bilder seines Gegners, allerdings mit der Aufschrift »Würden Sie von diesem Mann einen Gebrauchtwagen kaufen?«.

Es war ein Risiko, das Bild des Gegners zu plakatieren, aber andererseits hatte die Kennedy-Seite nichts zu verlieren, war doch schon alles so gut wie verloren. Der geschickte Rahmenwechsel überlagerte den Bildeffekt, und der half offenbar sogar noch. Denn Richard Nixons grobschlächtiges Konterfei ließ nichts Gutes vermuten. Nixon zog im letzten Moment die Reißleine und kam einer Anklageerhebung durch seinen Rücktritt zuvor[28].

Die Wahl gewann bekanntermaßen Kennedy ganz knapp. Tatsächlich ging es dabei überhaupt nicht um den Kauf von Gebrauchtwagen, sondern um die Präsidentschaft. Aber plötzlich wurde dieser neue Rahmen zum Gamechanger. Von jemandem mit so einer vierschrötigen Visage wollten viele nicht mal einen Gebrauchtwagen kaufen und entschieden sich daraufhin wohl gegen ihn als Präsident.

Für Reframing gibt es viele Beispiele auf vielen Ebenen. So ersparte die Merkel-Regierung der Bevölkerung die Botschaft, den Rüstungsetat – auf Wunsch der besten Freunde aus den USA – von gut 40 Milliarden auf deutlich über 80 Milliarden Euro erhöhen zu wollen. Angesichts dieser gewaltigen Summe hätten sich vielleicht doch viele Deutsche an schlechte Straßen, katastrophale Internetverbindungen, verfallene Schwimmbäder, bedrohte Brücken oder ihren herun-

---

28 https://www.dw.com/de/drei-impeachment-verfahren-in-243-jahren/a-51223470

tergekommenen Stadtsaal erinnert und vielleicht sogar protestiert. Das managte die in Reframing trainierte Merkel-Mannschaft viel eleganter. Man sprach nie von einem Rüstungsetat oder gar davon, eigentlich keine Feinde mehr zu haben, sondern verkündete lapidar, der Wehretat werde auf 2 Prozent des BIP erhöht. Dies schluckte der deutsche Michel problemlos und auch Lieschen Müller muckste nicht. Darauf konnte sich die Kanzlerin verlassen. »Wehretat« war das richtige Wort. Der erschien wichtig, auch wenn unklar war, gegen wen man sich eigentlich noch wehren sollte. Auch war wohl klar, dass der Michel und das Müller-Lieschen keine genaue Vorstellung vom BIP oder Bruttoinlandsprodukt hatten und vor allem nicht von dessen Höhe. Sie vertrauten wohl eher dem Gefühl, das zahle die Kanzlerin sicher aus der Portokasse.

Was geschah, als das Image der *ARD* sich immer mehr verschlechterte, je einseitiger das Angebot wurde, und immer deutlicher wurde, wie wenig unabhängig und eigenständig der Sender noch war, wie er stattdessen zunehmend zum »Staatsfunk« verkam? Als die Zuschauerzahlen wie auch beim *ZDF* zurückgingen und der Slogan »bei *ARD* und *ZDF* sitzen Sie in der ersten Reihe« sich ins Gegenteil verkehrte? Es gab nicht etwa ein Besinnen auf den eigentlichen Auftrag, sondern man engagierte eine Spezialistin für Reframing. Die versuchte, dem (alten) Laden einen neuen Rahmen zu verpassen, um die inhaltliche Einseitigkeit und damit einhergehende Langeweile beibehalten zu können. Allerdings kam der Versuch gegen die immer krasser werdende Einseitigkeit nicht durch. Mit diesen Methoden lässt sich also nicht alles erzwingen, aber vieles bewirken.

Natürlich haben all diese Manipulationstechniken neben ihren Schatten- auch ihre Lichtseiten. Karin Duwe stellte den Ausdruck »Anständig essen« in einen neuen Rahmen. Wo das früher »so richtig reinhauen« bedeutete, versteht man es seit ihrem Erfolgsbuch als »mit Anstand essen«. Wie schön wäre es, schafften wir das auch für »Anständig leben«!

Claims und Slogans

Einfach, eingängig und mitreißend – das ist die Obama-Story. Sie passt so wundervoll zu Amerika, vom schwarzen Underdog zum Überflieger und zur Lichtgestalt – der US-Lieblings-Archetyp vom Tellerwäscher zum Millionär. Sein Slogan auf den wie Popkonzerten organisierten Wahlveranstaltungen überforderte nicht einmal US-Amerikaner. »Yes, we can!« – »Was« brauchte er ihnen gar nicht zu sagen, ließ aber durchblicken, es könne alles sein. Die meisten Amerikaner lieben Sprüche wie »All you can eat« – das fette Ende wird gar nicht bedacht. Beim Wahlkampf wird überhaupt nicht so sehr weit gedacht, geht es doch vor allem um fast grenzenlosen Optimismus, um Stimmung und Schwung bei diesen Veranstaltungen. So inhaltlich nichtssagend der Slogan war, so eingängig und mitreißend war er. Ohne es zu sagen, suggerierte er: Wir sind eins und wenn wir eins sind, ist uns alles möglich. Ging die faszinierende Wirkung von Obama, seinem Grassroots-Team oder dem System dahinter aus? Jedenfalls wurde eine bis dato nie dagewesene politische Graswurzel-Bewegung aus dem Boden auf die politische Bühne gezaubert. Obama führte und gewann den ersten Wahlkampf, der das Internet so richtig einbezog und viele und vor allem Junge mobilisierte.

Selbst das Nobelpreisgremium ließ sich mitreißen und verlieh Obama den Friedensnobelpreis, obwohl er bis dato noch gar nichts für den Frieden getan hatte und auch später nichts tun würde, im Gegenteil. Aber das ist eine andere Geschichte und Ausdruck des *Polaritätsgesetzes*, ein Beispiel, wie etwas gut Gemeintes, gut Begonnenes in den Gegenpol des *Schattens* abstürzt. Unter dem Strich führte er den ersten Internet-Wahlkampf und den ersten Drohnenkrieg.

Hier zeigt sich bereits: Die Kenntnis der Spielregeln des Lebens oder der *Schicksalsgesetze* ist ebenso wichtig, wie die Tricks der Manipulation zu durchschauen, um modernem *Mind Food* auf die Schliche zu kommen und widerstehen zu können.

Weitere Tricks der Beeinflussung

Die Salami-Taktik

Schon seit alten Zeiten dem Volksmund vertraut ist die Salami-Taktik. Dabei wird die Wahrheit nicht auf einmal, weil zu erschreckend oder gar schockierend, sondern scheibchenweise serviert. Stückchen für Stückchen rückt man damit heraus und kann so naive Gemüter lange unbemerkt über den Tisch ziehen. Da viele nicht ahnen, dass das Ganze mehr ist als die Summe seiner Teile, lässt sich das auch leicht verschleiern und problemlos durchziehen.

So begannen manche Kriege schleichend. Solange die Alliierten mit dem englischen Außenminister Neville Chamberlain an der Spitze auf ihre Appeasement-Politik gegenüber Hitler setzten, konnte der zum Beispiel noch straflos seine Heimat Österreich »heim ins Reich« holen sowie das Sudetenland überfallen und seinem Deutschen Reich eingemeinden. Erst der Überfall auf Polen brachte das Fass zum Überlaufen.

Der Vietnamkrieg begann für US-Amerikaner kaum merklich. Ein paar Kanonenboote wurden in den Golf von Tonkin verlegt – kein Problem. Die US-Bevölkerung war es gewohnt, dass ihre Politiker von über 40 ausländischen Militärbasen im US-Sinn ins Weltgeschehen eingriffen. Dann noch eine Inszenierung wie ein angeblicher, in Wahrheit nie stattgefundener Angriff auf eines dieser Boote. Schon muss man sich verteidigen und kann einen jahrelangen Krieg mit immer mehr darin verwickelten Soldaten und Ländern beginnen. Dahinter stand die sogenannte Dominotheorie. Die ging – wie sich später herausstellte – völlig fälschlich davon aus, ein Land nach dem anderen würde kommunistisch, falls man nicht – mittels Krieg – den Anfängen wehrte. Zum Schluss waren über 40 000 US-Soldaten gefallen und ungezählte, aber wohl Hunderttausende Vietnamesen. Ihr Land war mit Agent Orange und anderen Giften verpestet, was bis heute zur Geburt missgebildeter Kinder führt. Solche Inszenierungen mittels Salami-Taktik gehören zum bewährten *Mind Food*, deren sich die Mächtigen dieser Welt gerne skrupellos bedienen.

Preteaching und Ablenkung

Eine weitere Technik der Manipulation nennt sich treffend Preteaching: Etwas wird eingeführt, indem es erst einmal verneint oder gar vehement abgelehnt wird. Die Regisseure können dementieren und sich sogar scheinbar »entrüstet« davon distanzieren. Doch so haben sie das Thema bereits ins Gespräch gebracht, und die Leute können sich daran gewöhnen. Ist der Widerstand zu groß, kann man das Ganze aufschieben und bei günstigerer Gelegenheit nochmals servieren.

Die deutsche Dauer-Kanzlerin ließ Heikles gern von ihren Leuten während Fußball-Europa- oder Weltmeisterschaften durchziehen. Währenddessen besuchte sie publikumswirksam die deutschen Fußballhelden in der Kabine, flirtete mit Herrn Schweinsteiger oder feuerte unsere Fußball-Recken von der Tribüne aus an. Konnten da Lieschen und Michel Böses vermuten?

Solch banale Ablenkungen vom Wesentlichen sind eine weitere häufig angewandte Manipulationsmethode. Die gefügigen Mainstream-Medien sind bei der (Ab-)Lenkung des Publikums gern be hilflich und wechseln die Sau, die sie durchs Dorf treiben nach Belieben der Obrigkeiten. Ist das Problem des Rinderwahnsinns und der Creutzfeldt-Jakob-Krankheit etwa gelöst, weil wir davon nichts mehr hören? Sind die schon fast routinemäßig wiederkehrenden Fleischskandale Zufall? Oder Notwendigkeit? Immerhin hat Bill Gates – wie zuvor erwähnt – in großem Stil in die Herstellung künstlichen Fleisches investiert und propagiert es als Lösung für das CO_2-Klima-Problem. Da muss natürlich keinerlei Zusammenhang bestehen. Das kann wirklich auch rein zufällig sein! Wer jedenfalls glaubt, es würden immer die wichtigsten Dinge berichtet oder »groß aufgemacht«, darf sich als naiv einstufen. Dann müsste zum Beispiel ständig von den unzähligen Malaria-Toten die Rede sein. Aber wann haben wir denn von denen zuletzt gehört?

Wenn Preteaching einige Zeit läuft, das Thema schon gut eingeführt ist und der Widerstand überschaubar bleibt, lässt es sich nicht trotz, sondern gerade wegen aller vorherigen gegenteiligen Beteuerungen gut durchziehen.

Der österreichische Kurz-Kanzler Kurz sagte zu Beginn, wir werden natürlich keine Masken wie in Asien tragen. Da waren naive Gemüter beruhigt, soweit würde er es also nicht kommen lassen. Kurz darauf war es bei Kurz so weit. Dann kamen die Masken und wer sich ihnen verweigerte, wurde – ziemlich un-österreichisch und gnadenlos abgestraft – genau von jener türkis-grünen Regierung Kurz, die versprochen hatte, uns niemals Masken zuzumuten.

Preteaching bedeutet kurz zusammengefasst: Man sagt immer vorher, was gewiss nicht kommt, um es dann – gut vorgetestet – umso leichter durchzudrücken.

Bill Gates ist da schon direkter. Er kann es sich leisten, seine Pläne der ganzen Welt offen anzukündigen: »Wir werden alle 7 Milliarden Menschen impfen.« Darüber hinaus kündigte er bereits in dem bekannten, lange einsehbaren, nun gelöschten TEDx-Talk die Bevölkerungsreduktion mittels Impfung an. War das auch Preteaching? Jedenfalls erschreckte er damit doch einige wachere Gemüter mit gutem Gedächtnis. Hatten nicht zuvor Gates' über die WHO durchgezogene Impfkampagnen gegen Polio in Afrika viele, vor allem junge Mädchen sterilisiert und nicht wenige umgebracht? Das berichtete Robert Kennedy jun., der Sohn des ebenfalls ermordeten Justizministers unter seinem Bruder John F. Kennedy[29]. Gestand nicht sogar die WHO das Scheitern dieser Impfkampagne ein? Und war nicht auch Vater Gates Eugeniker und Anhänger der Reduktion der Weltbevölkerung auf ein Sechzehntel der heutigen Anzahl? Und hatte nicht auch George W. den Bush-Krieg seines Vaters gegen Hussein im Irak, unter dem nachweislich erlogenen Vorwand, gefährliche Massenvernichtungsmittel im Irak zu entschärfen, zu Ende geführt? Gestand nicht

29 https://archive.ph/jq3RR

sein Außenminister Colin Powell diese Lüge vor der UNO-Vollversammlung sogar öffentlich als Tiefpunkt seiner Karriere? Das war ein Akt der Ehrlichkeit – sicher hat er damit seine Seele entlastet, aber Tausende US-Soldaten und Hundertausende Iraker nicht wieder zum Leben erweckt.

Bill Gates ruderte nach seiner kruden Ansage aber nicht etwa zurück, sondern nahm wohl wegen der vielen entsetzten Reaktionen und Fragen Zuflucht zum Reframing.

Sein eigenartiger und eher hilfloser Versuch anschließend an den TEDx-Talk lautete: Er habe damit gemeint, in Afrika bekämen die Frauen dann nicht mehr so viele Kinder, weil wegen der Impfungen nicht mehr so viele sterben würden. Eine Erklärung, warum das insgesamt zu weniger Kindern führen sollte, blieb er schuldig[30].

Die einzige wirklich bewährte Methode gegen ungebremstes Bevölkerungswachstum ist Bildung. Tatsächlich hat die Bill-und-Melinda-Gates-Stiftung anfangs auch publikumswirksam Computer an Frauen in armen Ländern verschenkt. Dieser Taktik mit etwas Gutem, ja Wundervollem zu beginnen, um dann in diesem hellen Licht später ganz andere, dunkle Seiten aufzuziehen, werden wir noch ausführlich begegnen.

Geschahen solch positive Maßnahmen möglicherweise unter dem Einfluss von Melinda Gates? Seit diese sich von Bill lossagte, hat man jedenfalls von solchen Projekten nichts mehr gehört. Auch seine unbotmäßigen Übergriffe gegenüber Frauen in seinem (Be-)Reich waren rasch kein Thema mehr. Lassen sich doch Münder schnell mal mit *Mind Food* und am wirksamsten mit Geld stopfen. Wer es sich leisten kann, darf seine eigene Wahrheit kaufen.

Ein anderes Beispiel für Preteaching ist der deutsche Chef der Liberalen, der die Stimmen junger WählerInnen, die genug von Einschränkungen des staatlich verordneten Corona-Komas hatten, auch durch liberale Ansagen bezüglich Lockerung gewann. Engagiert profi-

---

30 https://www.youtube.com/watch?v=K7GmNePcLck

lierte er sich und positionierte seine Partei – noch in der Opposition – gegen maßlose Maßnahmen der vorigen Regierung, ja ließ sogar auf höchster Ebene beim Bundesverfassungsgericht dagegen klagen. Kaum war er selbst in der Regierung, »vergaß« er seine liberalen Äußerungen und trat nun für die zuvor abgelehnte Impfpflicht ein. Da folgte er einfach seinem neuen roten Boss. Hier könnte allerdings auch Opportunismus das Preteaching überwiegen. Schon gleich nach der Wahl, im Januar 2022, war jedenfalls Umfragen zufolge seine Popularität im steilen Sinkflug, aber das focht ihn offenbar nicht an.

Am 5.5.2020 setzte Michael Kretschmer, Ministerpräsident von Sachsen, folgenden Tweet ab: »Niemand wird in Deutschland gegen seinen Willen geimpft. Auch die Behauptung, dass diejenigen, die sich nicht impfen lassen, ihre Grundrechte verlieren, ist absurd und bösartig. Lassen Sie uns Falschnachrichten und Verschwörungstheorien gemeinsam entgegentreten.« Keine zwei Jahre später ist dieser Mann immer noch im Amt. Ist er nicht in Wahrheit der Verbreiter von Falschnachrichten?

Handelt es sich da nun um Lügner, Opportunisten, Scheinheilige oder gut trainierte Manipulatoren? Sie sind jedenfalls an der Macht beziehungsweise in der Regierung. Ist das eigentlich inzwischen in Deutschland schon wieder dasselbe? Und können sie unbeschadet und vor allem *unbehindert* weiter manipulieren? Oder ist das erneut alles Zufall?

Preteaching kann auch über lange Zeit laufen und wirken. Die grünen Parteien in Deutschland und Österreich, die sich bei ihren naturverbundenen Wählern jahrzehntelang gegen jede Genmanipulation im Pflanzenreich profilierten, stimmten – bei der ersten Gelegenheit Regierungsmacht zu ergattern – für Genversuche in Form der Covid-»Impfung« am Menschen, sogar gleich an der Gesamtbevölkerung. Nach Aussagen des Erfinders der mRNA-Technik, Robert Malone, sind die neuen »Impfungen« nichts anderes. Er sollte es wissen und bezeichnet sie als brandgefährlich. Dieses »grüne Elend«, seine Anfänge und sein eigenes Programm komplett zu verleugnen, entstand zuerst in Österreich, um dann postwendend auf Deutschland überzugreifen. Die Deutschen sind heute die strammsten Anhänger der Gen-Impf-Pflicht und ihrer Durchsetzung mit Staatsgewalt. Eine der »GrünInnen« forderte gegen Kritiker sogar öffentlich den Einsatz von Schlagstock und Pfefferspray. Vor der Wahl wollte man letzteren noch verbieten. Wenn es nach einigen GrünInnen geht, sollten wir der Umwelt zuliebe besser keine Kinder mehr bekommen. Das habe einen zu großen, d. h. unverantwortlichen ökologischen Fußabdruck. Ging es den Grünen nicht anfangs mal um Mutter Natur und um die Rückkehr zu mehr natürlichem Leben?

Nun ist die moderne Welt sowieso schon so kinderfeindlich. Jetzt auch noch zu behaupten, Kinder seien unverantwortlich und nur Kinderlosigkeit könne den Planeten noch retten, wirft die Frage auf: Ist das einfach grün-krauser Schwachsinn oder der volle Durchbruch der Grünen in ihren *Schatten*? Möglicherweise ist es aber auch Preteaching und ein neuer Versuchsballon, was der Bevölkerung noch alles zumutbar ist. Die Abschaffung oder jedenfalls das Ignorieren des Weihnachtsfestes war auf EU-Ebene auch so eine Preteaching-Nummer, die aber erst mal wieder eingemottet werden musste, weil da auch Lieschen und Michel aufhorchten und rabiat schauten.

Auf Kindern und der Freundlichkeit unserer kindlich-zutraulichen Ahnen beruhte unser steiler Aufstieg und das Überleben als einzige Menschenart. Jetzt sollen Kinder schädlich sein für die Natur? Ist das nicht wider die Natur und irgendwie widerlich? Willkommen im gedanklichen *Schatten*-Tief. In der Pandemie haben Kinder schon gelernt, sich als Gefahr für die Groß(en)Eltern zu sehen und auf Abstand zu gehen, sollen sie sich jetzt auch noch als Bedrohung für die Menschheit fühlen? Wo sind wir nur gelandet und erst die GrünInnen?

Zu meinem Glück gehöre ich zu den Menschen, die sich noch schämen und Fehler eingestehen können. Dafür, Bündnis90/Die Grünen vor der Pandemie – Mutter Natur zuliebe – gewählt zu haben, schäme ich mich im Augenblick zutiefst und werde diesen Fehler nicht mehr wiederholen. Es sei denn, die Partei findet zurück zu ihren Anfängen, die ich miterlebte und wirklich gut fand. Meine Freundin Barbara Rütting und Petra Kelly hatten durchaus anderes im Sinn, etwa genau das Gegenteil. Diesem Muster, gut und stark zu starten und dann extrem abzustürzen und im Gegenpol zu landen, müssen wir uns widmen, um diese häufigste Falle rechtzeitig zu erkennen und zu vermeiden.

Letztlich verzeichnen wir heute einen Trend zum Schattengespenst »Egomanie« – selbst im Bereich der Begegnung, die früher mit Beziehung zu tun hatte.

Dieser überzogene Trend zur Flucht aus Verantwortung und hin zu jederzeitiger »Selbstbestimmung« und Entscheidungsfreiheit ist der krasse *Schatten* der Individuation. Zunächst wird das bloße Erwähnen solcher Möglichkeiten erstmal Ablehnung bis blankes Entsetzen hervorrufen. Um dann irgendwann doch plötzlich zu kommen? Ein geradezu klassisches Beispiel: Wer Anfang 2020 seine Angst formulierte, es werde zu Nötigung und Impfpflicht und -zwang kommen wurde als Verschwörungstheoretiker und böswilliger Hetzer hingestellt.

Renaming

Das Wort Renaming ist mir in diesem Zusammenhang gerade eingefallen. Dabei hat es sogar eine noch längere Geschichte als Preteaching, was auch eine Form von Prenaming ist.

Benennen ist so wichtig, weil tatsächlich gilt: *nomen est omen*. Wir erinnern uns: Die Namensgebung war Gottes Aufgabe in der Schöpfungsgeschichte. Corona hat das Wort »Narrativ«, das ich gern vermeide, so richtig populär gemacht. Es bedeutet »sinnstiftende Erzählung« wird aber oft gegenteilig benutzt. Denn haben alle Erzählungen, Geschichten, die uns heute zugemutet werden, wirklich Sinn? Märchen und Mythen sind Erzählungen und vermitteln über ihre Muster Sinn. Aber wir können auch Geschichten erfinden, um etwas zu bewirken, zu manipulieren. Je öfter wir sie dann wiederholen, desto mächtiger werden sie.

Das Kriegsministerium und die Kriegsminister der Weltkriegszeit wurden flugs umgetauft in Verteidigungsministerium und entsprechende MinisterInnen. Haben dadurch die Kriege abgenommen oder klingt »Verteidigung« nur angenehmer? Und was haben deutsche Soldaten eigentlich in Afghanistan verteidigt? Und in Jugoslawien oder Mali? Es ging wohl um Freiheit. Nur welche war das noch mal?

Sie haben ja nur aus der Luft die Truppen des US-Verteidigungsministeriums unterstützt, sagen unkritische Abwiegler. Aber ist Luftkrieg harmloser als Landkrieg? Aus der Sicht derer, die den Bombenregen abkriegen, wohl eher nicht. Und was verteidigen US-Amerikaner überall auf der Welt – und Russen?

Schon in der Schule nahm ich Anstoß, weil ich Sprache als prägendes Muster ernst nahm. Die Frage im Religionsunterricht, wie die besten Ritter des Abendlandes, von Bernhard von Clairvaux dazu aufgerufen, das Heilige Land zurückerobern konnten, war so ein Fall. Nach meiner Auffassung kann man nur zurückerobern, was einem vorher einmal gehört hat. Das war aber bei den christlichen Rittern im Falle des Heiligen Lands nie der Fall. Wiederholtes Nachfragen brachte mir schon in der Schule einen Verweis. Die Schülerfragen von damals sind inzwischen vielen großen gewichen. Im Anfang liegt alles: das drittwichtigste der *Schicksalsgesetze* …

Zurück zu den »GrünInnen«, auch so ein Ausdruck, den ich im Sinne des Renamings verwende. Er mag abwertend klingen, soll aber nur klarstellen, dass ich deren extremes Gendern für überzogen halte. Da fühle ich mich persönlich betroffen, weil ich die deutsche Sprache liebe und uns – altmodisch christlich – obendrein gerne Weihnachten bewahren möchte. Andererseits ist es ein Beispiel, wie ein berechtigtes Anliegen durch maßlose Übertreibung in seinen Gegenpol umschlagen kann.

Als ich mit Gynäkologie-Professor Volker Zahn und meiner ersten Frau Margit das Buch *Frauen-Heil-Kunde* schrieb, wählte ich generell die weibliche Form, richtete sich das Thema doch abgesehen von meinen Gynäkologenkollegen praktisch ausschließlich an Frauen. Aber das verhinderten gerade die Frauen im Verlag vehement. Das fand ich wirklich ebenso ätzend wie unpassend und obendrein ungerecht.

Bei den GrünInnen kommt hinzu, dass ich deren noch wirklich grün-idealistische VorgängerInnen geschätzt und gewählt habe. Wir erkennen daran, wie die Nr. 1 der *Schicksalsgesetze*, das der Polarität, das des Anfangs, die Nr. 3, überschreibt.

Diesbezüglich gibt es noch gravierendere Beispiele. Der Koran, den ich in der illegalen englischen Fassung gelesen habe, beginnt als ein wunderschönes Buch der Liebe, endet aber – als sein Prophet Mohammed sich im Krieg befindet – geradezu in Kriegshetze. Auch hier liegt also die gute Absicht schon im Anfang. Aber laut Mohammed überschreibt die zweite Hälfte ausdrücklich die erste. Wie furchtbar wahr das ist, erleben wir heute an den Islamisten.

Sind unsere GrünInnen nun doch eher zu militärischem Olivgrün gewechselt? Erst haben sie – zögerlich – dem US-Krieg gegen die Serben zugestimmt und jetzt, begeistert, dem gegen das Corona-Virus. Hat der nicht schon die Dimension des Krieges gegen eine große Minderheit der eigenen Bevölkerung angenommen? Wer sich die Berichte von den unzähligen, zum Teil riesengroßen Demonstrationen in Deutschland und Österreich ansieht, kann sich dieses Eindrucks kaum erwehren.

Laut Prof. Ulrike Guérot von der Uni Bonn handelt es sich bei Kritikern der Impfpolitik um rund ein Drittel der Bevölkerung. Das hindert die Mainstream-Medien aber keineswegs, die Zahlen gnadenlos herunterzurechnen. Da liest man von 17 000 Demonstranten in meiner Heimatstadt Berlin, obwohl im abgehörten Polizeifunk wiederholt von ca. 800 000 Demonstranten berichtet wurde. Was bedeutet es, wenn zugleich Bilder des Prachtboulevards Unter den Linden mit einer unüberschaubar riesigen Menschenmenge gezeigt werden? Wollen die »Qualitäts-Medien« uns für so dumm verkaufen? Oder halten sie uns schon für so dumm? Als Ergebnis ihres Dauer-Feuers mit irreführendem *Mind Food?*

Falls unsere GrünInnen auch noch bei der Atomkraft umfallen, um an der Macht zu bleiben, wie es in anderen europäischen Ländern bereits geschieht, würden sie ihre Geschichte komplett verleugnen. Aber das könnte zu krass für ihre eigenen AnhängerInnen sein, weil sich Atomkraftwerke nicht so leicht unter anderem Namen verkaufen lassen. Die Gen-Manipulation als Impfung auszugeben, hat im Sinne von Renaming noch immerhin bei zwei Dritteln der Bürger geklappt – eine immer beliebter werdende Technik gezielter Manipulation.

Als Hitler, wegen seiner immer unübersehbareren Niederlagen wie der Kapitulation in Stalingrad und den alliierten Bombenteppichen, diese kaum mehr in Stationen auf dem Weg zum Endsieg umtaufen und als solche verkaufen konnte, verfiel auch er auf den Trick des Renamings. Er gab als neue Parole aus, sein Name sei – unter dramatischer Strafandrohung – nur noch mit dem selbstverordneten Titel »**Grö**ßter **F**eldherr **a**ller **Z**eiten« zu verwenden. Große Teile der Bevölkerung, die mittlerweile die hohe Wahrscheinlichkeit einer Niederlage realisierten, bewiesen Humor und kürzten das hämisch in »GröFaz« ab, galt *Fazke* in Norddeutschland doch als nicht ernst zu nehmende Witzfigur.

Gaslighting

Das Wort »Gaslicht«, das dieses Phänomen des Missbrauchs bezeichnet, hat seinen Ursprung im Theaterstück *Gas Light* (1938) des englischen Dramatikers Patrick Hamilton. Aber erst die Verfilmung 1944 mit dem Titel *Das Haus der Lady Alquist* mit Ingrid Bergman machte das Thema so richtig bekannt als den Versuch, Wahrnehmung und sogar Realität von Menschen extrem zu manipulieren. Sogenannte Gaslighter versuchen, ihre Opfer gezielt zu manipulieren, um sie bis zur Desorientierung zu verunsichern. Das kann bis zur Verwirrung ihres Realitätssinnes gehen und zur restlosen Zerstörung ihres – schon als notwendige Voraussetzung – geringen Selbstbewusstseins.

Viele ärztliche Kollegen erlebten Ansätze davon in der Corona-Zeit. Alles, was wir gelernt hatten, sollte plötzlich nicht mehr gelten. Beharrte man darauf, wurde man diffamiert wie es dem weltbekannten Prof. Sucharit Bhakdi im *ZDF* widerfuhr. Niemals in eine Epidemie hineinimpfen, um keine Mutationen heraufzubeschwören, galt über Jahrzehnte als gesetz(t) – und war plötzlich Makulatur. Die Pathologen entscheiden zu lassen, ob jemand an oder mit einer Krankheit gestorben ist, war immer Standard. Plötzlich wurde Pathologen ihre Arbeit gleichsam untersagt. Wollte man einfach nicht wissen, was da ablief? Sollte die Sterberate um jeden Preis hochgetrieben werden? Weshalb und für wen? Aber vor allem galt es plötzlich als zwingend notwendig, PatientInnen in Angst und Schrecken zu versetzen und alles, was bisher ärztliches Gebot war, zu vergessen. Wer nicht vergessen konnte, wie gefährlich Angst wirkt und was er gelernt und erfahren hatte, ob als Hausarzt oder Universitätsprofessor, galt plötzlich als gefährlicher Verschwörungstheoretiker. So trauten sich anfangs auch nur emeritierte Professoren und pensionierte Arztkollegen offen zur bisher gültigen ärztlichen Wahrheit zu stehen. Für die im Gesundheitssystem Angestellten war es wohl noch schlimmer. Viele waren und sind nicht einverstanden, wollten nicht unter dem Vorwand alte Menschen zu retten, diesen schaden.

Wie schon erwähnt: Nicht Schweden war auf einen Sonderweg geraten, sondern die restliche Welt. Man brauchte ein sehr gutes Selbstbewusstsein, gute Fachkenntnisse und viel Erfahrung, um diesem Gaslighting-Feuerwerk standzuhalten. Mich erinnerte es an den bekannten Witz: »Geisterfahrer auf der Südautobahn« tönt es aus dem Autoradio. »Was heißt da einer«, denkt der Autofahrer auf der Südautobahn »Hunderte ...«.

Das ging in Corona-Zeiten aber nicht nur MedizinerInnen so, sondern auch Pädagogen. Was bisher als gut für nie von Covid gefährdete Kinder galt, sollte plötzlich ganz falsch sein. Aber auch Wirtschaftsfachleute und viele andere verstanden die Welt nicht mehr.

Doublebind

Viele gerieten in sogenannte Doppelbindungen: Wie sie sich auch verhielten, es war falsch. Gregory Bateson belegte, dass sogenannte Doublebinds Menschen in den Wahnsinn treiben und sogar bei Kindern Schizophrenie auslösen können. Die Methode ist einfach zu erklären. Man schenkt einem Kind einen roten und einen blauen Pullover. Egal welchen es anzieht, es lässt sich immer fragen: Hat dir der andere nicht gefallen? Der bekannte Ausdruck: »Wenn Recht zu Unrecht wird, wird Widerstand zur Pflicht« beinhaltet auch, sich gegen eine Seite zu entscheiden. Dadurch wird es unmöglich, das für alle Richtige zu tun. All die Polizisten, die die Meinung der Demonstranten teilen, sind in dieser Situation. Auf die Bühne steigen und ihrem Herzen Luft machen, trauen sich nur ganz wenige von ihnen. Das wäre für die Seele gesund, aber das Ende der Polizistenlaufbahn. So geht es all den Beamten, die Maßnahmen durchsetzen sollen und müssen, die sie persönlich für falsch halten. In Österreich hat die Polizei sich geweigert, die Impfpflicht zu kontrollieren. Hunderte von Polizisten haben das Ende der Diskriminierung Ungeimpfter (Polizisten) gefordert und vor einer Spaltung der Gesellschaft und der Polizei gewarnt[31].

In Deutschland haben Vertreter der Gesetzlichen Krankenkassen sich dem Ansinnen, eine mögliche Impfpflicht zu kontrollieren, ebenfalls verweigert. Respekt, sie haben sich für ihre Seelen entschieden. Der Oberregierungsrat Kohn im deutschen Innenministerium, der eine Studie zu den Kollateralschäden der Corona-Maßnahmen bei anerkannten Experten in Auftrag gab, wurde sofort suspendiert. Die Experten protestierten laut, wohl auch nicht zum Vorteil ihrer Karriere – in solchen Zeiten.

Nudging

Nudging bedeutet, gewünschtes Verhalten zu erleichtern, besonders zu loben oder zu honorieren. »Mit der Nase darauf stoßen« übersetzt den neudeutschen Ausdruck vielleicht am besten. Der englische Begriff bedeutet wörtlich »(an)stoßen« oder »schubsen«. Das mag ganz harmlos beginnen. Man möchte, dass die Bevölkerung gesünder isst

31 https://www.youtube.com/watch?v=eVIrtG-c33E

und reduziert die Steuern auf Gesundes. Wer dagegen – offensichtlichem Lobbyismus geschuldet – die Steuern auf Ungesundes wie Milchprodukte reduziert, gibt damit den Anstoß zu ungesundem Essen.

Wer also ein bestimmtes Verhalten mit Vergünstigungen belohnt, betreibt Nudging. Ein krasses Beispiel der jüngsten Zeit war es, Grundrechte nur noch für Geimpfte zu gewähren. Ganz abgesehen davon, dass es sich dabei um Rechte mit Verfassungsrang handelt, die einem unabhängig von Wohlverhalten und Unterordnung zustehen: Was ist das für eine Art, Rechte zu entziehen, um sie dann gegen Wohlverhalten teilweise zurückzugeben? Und dann auch wieder nicht, weil die Impfversprechen sich als »Versprecher« erwiesen.

Wer Impfbereitschaft mit Freiheit, Bequemlichkeiten und Vergünstigungen belegt, ob einer Gratis-Currywurst, einer Flasche Eierlikör oder einem großen Geldgeschenk, nutzt bereits Nudging, um Menschen zu einem Verhalten zu bewegen, das ihnen gar nicht entspricht. Viele, vor allem junge Menschen, die von Corona praktisch nichts zu befürchten hatten, ließen sich nur impfen, um diese Vorteile zu bekommen und um die Schikanen zu vermeiden, die Ungeimpfte trafen. Letztlich sehen wir hier altbewährte Zuckerbrot-und-Peitsche-Politik in neuem Gewand.

Schwer nachvollziehbar ist die Erlaubnis für geimpfte Volkvertreter, weiterhin im Plenarsaal sitzen zu dürfen, während ungeimpfte Volksvertreter auf die Zuschauertribüne müssen. Kann darin irgendjemand etwas anderes als Schikane erkennen? Das als Schutz vor Ansteckung der Ungeimpften von den Geimpften auszugeben, ist wirklich die Höhe. Aber so lautet die offizielle Version. Hier kommen – nach meiner Einschätzung – zum Nudging noch Projektion und einfach abgrundschlechter Stil hinzu.

Mitläufertum

Der Franzose Gustave Le Bon beschrieb 1895 in seinem Buch *Die Psychologie der Massen* die Phänomene des Mitläufertums. Viele seiner Feststellungen haben sich in schrecklicher Weise im Faschismus bestätigt, zum Beispiel dass Individuen in der Masse leicht(er) ihre Kritikfähigkeit einbüßen und damit empfänglich für eine Art psychischer Ansteckung werden. Sie denken nicht mehr logisch, sondern in häufig durch einfache Sprachsymbolik hervorgerufenen Bildern und Projektionen.

Le Bon wies schon auf den geringen Einfluss der Vernunft hin. Menschenmassen seien offen für Parolen und anfällig für geschickt vorgebrachte Täuschungen. Wobei er die zuvor beschriebenen Tricks noch gar nicht kennen konnte. Er war aber schon zu seiner Zeit überzeugt: Je dramatischer und suggestiver Lügen präsentiert würden, desto bereitwilliger würden sie geglaubt und eben massenhaft für wahr genommen.

Die damals gerade entstehenden Demokratien sah er pessimistisch. Der Großteil der Wähler sei impulsiv, irritierbar, leichtgläubig bis hochgradig suggestibel, besessen von simplen Ideen, beherrscht von primitiven, ja barbarischen Affekten, intolerant gegenüber Fremden und Fremdem, diktatorisch bezüglich Andersdenkenden und zu überlegten Urteilen weder fähig noch willens. Die Geschichte werde nicht von rationalen, sondern von zutiefst verinnerlichten, emotionalen »Seelenkräften« angetrieben. Deshalb sei eine von unbewussten Impulsen beherrschte Masse von Führern leicht zu beeinflussen und zu lenken. Sein Urteil über die Masse ist letztlich ziemlich vernichtend: sie gehorche vor allem ihrem Unbewussten, sei deshalb impulsiv, irritierbar, leichtgläubig bis hochgradig suggestibel. Den Geist der Masse charakterisierte Le Bon als konservativ und offen gegenüber alten und grundsätzlich skeptisch neuen Ideen und Idealen gegenüber.

Dieses Primat, das Le Bon dem Unbewussten einräumte, wurde später sowohl von Sigmund Freud als auch Max Weber aufgriffen. Aber er anerkannte doch auch in der Massenpsychologie das Wirken der Polarität, wenn er davon ausging, Individuen könnten in Massen in moralische Höhen aufsteigen, aber (häufiger) in Tiefen abstürzen.

Sowohl das Phänomen der Masse als auch das der Angst birgt die

Gefahr des Verdummens. Wenn nun Massen in Angst versetzt werden, ist das eine doppelt dumme Angelegenheit für die Masse und besonders leichtes Spiel für die Manipulierer.

Insofern haben Führer-Figuren leichtes Spiel mit Massen, vor allem, wenn sie deren gemeinsame Sehnsüchte und Vorurteile ansprechen und vorgeben, ihre »Gemeinschaftsseele« zu verkörpern. Führerlos sei nach Le Bon die unorganisierte Masse wie eine Herde ohne Hirten. Typische Führer seien keine Denker, sondern Tatmenschen, oft reizbar, nervös und halbverrückt. Sie überzeugten vor allem durch Behauptungen und deren Wiederholungen, immer aber seien sie eingenommen von ihrer Idee, ihrer Ideologie oder ihrem Ideal.

Die Massenseele könne gut und idealistisch, aber öfter grausam werden und dabei weit über das dem Individuum mögliche Maß hinausgehen. Bei entsprechender Führung seien Massen zu allem bereit und zu vielem fähig.

Noch ohne die modernen Methoden wissenschaftlicher Beweisführung stützt sich Le Bon auf historische Beispiele von der Zeit der Antike über die der Französischen Revolution und der Napoleons bis in die französische Geschichte des 19. Jahrhunderts.

Das Wort »Mitläufer« bringt in Österreich und Deutschland natürlich schreckliche Assoziationen zu jenen Mitläufern ins Spiel, die Nazi-Deutschland oder die DDR erst ermöglichten. Le Bons Buch konnte den Faschismus, dessen Methoden es erstaunlich gut voraussagte, keineswegs verhindern. Der Reflex, mit dem Strom zu schwimmen, der Masse zu folgen ist – damals wie heute – einfach zu mächtig.

Lassen Sie mich ein harmloses Beispiel nennen: Plätze in Hitparaden werden hinter den Kulissen oftmals ver- und gekauft. Bücher, für die ein vorderer Platz gekauft wurde, werden auf diesem Weg oft tatsächlich zu Bestsellern. Da viele gern lesen, was alle lesen, allein schon um mitreden zu können, verkaufen sich diese Bücher besonders gut und verwirklichen die Hoffnung der Manipulierer.

Die Übergänge zu sanfteren Methoden sind fließend. Ich kenne Autoren, die ihre Follower über Social-Media-Plattformen animieren, alle auf einmal am Erscheinungstag ihr neues Buch zu kaufen. Das führt zu einem ähnlichen Effekt, jedenfalls bei Amazon, dem größten (Buch-)Händler der Welt und aller Zeiten.

»Wenn einer träumt, ist es ein Traum. Träumen viele, ist es die Entstehung einer neuen Wirklichkeit.« Das afrikanische Sprichwort verrät: Selbsterfüllende Prophezeiungen sind ein bekanntes Thema. Es ist natürlich völlig legitim, viele von seinen Ideen zu überzeugen und so (Bewusstseins-)Felder zu bauen. Mein Traum ist immer noch, ein großes »Feld ansteckender Gesundheit« zu schaffen, um solche Möglichkeiten des Durchblicks durch den Schleier oder die Verschleierung im großen Stil zu fördern und zu verbreiten.

Die Vorstellung allerdings, Mehrheit und Masse könnten nicht irren, sollten wir rechtzeitig als Irrtum durchschauen. Am deutlichsten wird das durch Nazi-Deutschland widerlegt. Hitler kam demokratisch gewählt an die Macht. Es war das Zentrum, die Vorgängerpartei heutiger Konservativer wie CDU und ÖVP, die ihm die Steigbügel hielt und zur Macht verhalf.

George Orwell und Aldous Huxley haben sich in ihren Klassikern *1984* und *Brave New World* wundervoll bemüht, uns vor solch einem Absturz schreibend und warnend zu bewahren. Ist es wirklich möglich, dass wir Anfang 2022 vor oder tatsächlich schon mitten in einer Neuauflage mit Namen »Great Reset« stecken?

Projektion und Sündenbock-Politik

Ist es denkbar, dass eine primitive, schon zu biblischen Zeiten eingeführte Methode, Verantwortung für eigenes Versagen auf sogenannte Sündenböcke abzuschieben, Anfang des Jahres 2022 neue Triumphe feiert?

Eine der perfidesten Möglichkeiten, unliebsame Kritiker mundtot zu machen, ist die seit uralten Zeiten übliche Abstempelung zum Sündenbock. Das verriet anfangs noch einen gewissen Charme in der geradezu rührenden Unfähigkeit im Umgang mit dem *Schatten* oder dem Bösen. Die jüdischen Stämme waren auf engen Zusammenhalt angewiesen und wussten wie so viele nicht, wie mit dem anfallenden Bösen umzugehen war. So wählten sie einen Schaf- oder Ziegenbock zum Sündenbock, auf den sie alles Böse projizierten. Was auch passierte – der Bock war schuld. Manch Sündenbock mag an so viel Projektion zugrunde gegangen sein. Andere wurden nach einem Jahr in die Wüste gejagt oder dem Gott Jahwe geopfert.

Heute sind es Menschen, die zu Sündenböcken gekürt werden, meistens genauso schuldlos wie die Böcke der frühen Jahre. Kaum eine Abteilung, wo nicht irgendjemandem das Schuld-Abo zugeschoben wird. Vielfach mit der Illusion verbunden, alles würde besser, sobald dieser Sündenbock vertrieben wäre. Aber hat er dann aufgegeben, wurde weggeekelt oder hinausgemobbt, verteilt sich die Schuld wieder auf alle und man konzentriert sich darauf, dem nächst Wehrlosen das Schuld-Abo aufzubürden. Argumente braucht es dazu nicht. Es reicht, wenn die Mehrheit entsprechend instrumentalisiert wird. Hier ließe sich aus der Vergangenheit manche Lehre für die Gegenwart ziehen.

Was gab es denn für Argumente für die Verbrennung Hunderttausender von Frauen in der Inquisition über Jahrhunderte hinweg? Die Kirche bezichtigte sie, schuld an der Pest zu sein und, mit dem Teufel im Bunde, unschuldige Männer mit ihrer Sinnlichkeit und Schönheit zu verhexen. Die Dominikaner, diese »domini canes« (Hunde des Herrn), waren zu dieser schändlichen Aufgabe gegründet worden und verfassten Bücher wie den Hexenhammer zur Untermauerung ihrer Projektionen und zur Rechtfertigung ihrer Morde.

Was gab es Jahrhunderte später für Argumente für die Vergasung von Regimekritikern oder Menschen jüdischer Abstammung? Es reichte, sie zu Volksfeinden zu erklären und ihnen die Schuld für eigene Probleme und Unfähigkeit in die Schuhe zu schieben.

Was waren die Gründe für die Verbrennung von Büchern? Dafür reichte es, die mächtigen, das Mehrheits-Meinungsbild bestimmenden Medien entsprechend auf Hetze und Beschuldigung einzuschwören.

Und das passiert in Corona-Zeiten nun schon wieder? Sind wir noch zu retten? Ja! Aber sollte es nicht rasch geschehen und wäre es nicht höchste Zeit, endlich das zugrundeliegende Muster zu durchschauen?

Zum Projizieren braucht es weder Logik noch Argumente, es reichen Vorurteile. Oder tun es auch schon als Spende oder Sponsoring getarnte Gelder?

Was bleibt uns? Denjenigen, die sich dieser primitiven Spaltungslogik, den Projektionen nicht anschließen? Und den Ungeimpften, standhaften Opfern dieser primitiven Projektion? Aber auch den Mitläufern? Den längst Geimpften und Geboosterten, die, weiter krankheitsanfällig, ebenso anstecken können? Was, wenn deren überforderte Immunsysteme wirklich noch stärker Amok laufen als bereits jetzt, wie Koryphäen der Infektionslehre von Anfang an befürchteten? Und selbst den Drahtziehern, wie wird es denen gehen, wenn sie für das angerichtete Elend zur Verantwortung gezogen werden, und wie steht es um ihr Gewissen schon jetzt, um ihre Angst? Die Angst vor Enttarnung, davor, dass alles auffliegt, ist ja bekanntlich größer, als wenn es dann tatsächlich geschieht. Simon Wiesenthal, der österreichische Jäger geflohener und untergetauchter Nazi-Verbrecher, beobachtete das, wenn er die Täter schließlich stellte. Sie schienen oft sogar erleichtert, wenn das Verstecken ein Ende fand. Oft waren sie einfach wieder eingetaucht ins unauffällige Spießbürgertum, aus dem sie zu Nazigrößen aufgestiegen waren.

Aus dem wichtigsten der *Schicksalsgesetze*, dem der Polarität, folgt das *Schattenprinzip* und der unerlöste Umgang damit in Form von Projektion. Diese Zusammenhänge sind ein zentral wichtiger Schutz vor der Falle der Projektion.

Identifikation mit dem Aggressor

Diesen Begriff aus der Psychoanalyse kennt der Volksmund aus der Erfahrung, dass geschlagene Hunde ihren Peinigern besonders treu sind. Auch von missbrauchten Kindern ist bekannt, dass sie manchmal schon am Gefängnistor auf die Entlassung ihrer dafür verurteilten Eltern warten. Vom allmächtigen KP-Chef Chinas, Xi Jinping, ist bekannt, wie sehr sein Vater, seine Familie und damit er selbst unter dieser Partei gelitten hatten. Auf den ersten Blick mag es insofern unerklärlich wirken, dass gerade er sich und dieser Partei zu solch kontrollsüchtiger Überwachungs-Allmacht verhalf. Auf den zweiten Blick handelt es sich um eine Identifikation mit dem Aggressor, ein Mechanismus, der bei extremer Angst gar nicht selten ist. So fanden Nazi-Aufseher in KZs unter den Gefangenen Kollaborateure. Hier kommt das Bestreben, das eigene Leben zu retten, zum Effekt der Angstminderung hinzu.

Nach meinen Erfahrungen in den Corona-Jahren gab es verblüffend viele intelligente Verteidiger selbst maßloser Corona-Maßnahmen, was sich bei intensiveren Gesprächen als eine Form der Angstabwehr herausstellte. Je stärker die Identifikation mit den Obrigkeiten war, desto eher neigten sie auch zu Projektionen und Denunziationen, die in ihrer Durchschaubarkeit Provokationen ihres eigenen Intellekts waren. Das erklärt Hannah Arendt in *Elemente und Ursprünge totaler Herrschaft*: »Während der großen Säuberungswellen gibt es überhaupt nur ein Mittel, die eigene Zuverlässigkeit zu beweisen, und das ist die Denunziation seiner Freunde.« Deshalb sind Freundschaften und überhaupt menschliche Beziehungen solchen Systemen immer verdächtig. Bei der Corona-Angst-Inszenierung – und die Angst ist jedenfalls inszeniert – ist das Gemeinste, dass die angewandte, wenn auch abgestrittene Methode bewusster Spaltung, Freundschaften und soziale Nähe bis in die Familien hinein beschädigt und zerstört. Es wurde sogar empfohlen in der Familie nicht mehr gemeinsam zu essen und angedroht, Kinder in Verwahrung zu nehmen, wenn sie nicht zu Quarantäne-Zwecken isoliert würden. Das christliche »Liebe deinen Nächsten wie dich selbst«, wurde flugs in »Fürchte deinen Nächsten wie dich selbst« *verkehrt*.

Hinzu kam in Corona-Zeiten natürlich der Effekt, dass es der Minderung der eigenen Angst diente, zur Mehrheit zu gehören und sich in der Masse verstecken zu können. Allerdings vor dem eigenen (schlechten) Gewissen gelingt das in letzter Konsequenz nie. Für alle Mitläufer, Projizierer, Denunzianten gibt es am Ende ein böses Erwachen. Und solange das nicht geschieht, ist die Geschichte für diese Täter nicht zu Ende. Wir können uns einfach auf den christlichen Satz verlassen: »Die Rache ist des Herrn« und mit Mitgefühl reagieren. Denn was ließe sich der eigenen Seele Schlimmeres antun? Wie riesig muss die Angst sein, sich in solche Charakterlosigkeit zu flüchten?

Spaltung als Mittel der Manipulation

Wo Herrschaften es schaffen, ihre Untergebenen gegeneinander aufzuhetzen, sind sie selbst sehr sicher vor deren Unmut oder gar Aufständen. Gegeneinander Aufgehetzte beschäftigen sich mit sich selbst und untereinander. Während sie Krieg gegen ihre Mitmenschen, die alle im selben Boot sitzen, führen, planen sie jedenfalls keinen gegen die Verursacher ganz oben. Insofern ist Spaltung für Herrschende, Obrigkeiten und erst recht für Diktatoren immer hilfreich.

Hier kommt ihnen der besprochene Mechanismus der Projektion sehr entgegen. Die Untertanen mögen vielleicht sogar merken, dass irgendetwas nicht stimmt, aber wissen nicht, wohin mit ihrer Frustration, ihrem Unmut, ihrer Wut. Bietet man ihnen nun an, diese Emotionen an eigens ausgewiesenen Sündenböcken abzuarbeiten, ist so der Volkszorn schon einmal zuverlässig von den Obrigkeiten abgelenkt. Wo Mainstream-Medien sich an diesem schändlichen Geschäft beteiligen und unter Druck gesetzte Juristen sich nicht einzuschreiten trauen, haben die Manipulierer leichtes Spiel. Was Argumente betrifft, können sie es getrost mit *Obernazi* Goebbels halten: egal wie falsch und unlogisch – Hauptsache sie werden oft genug auf allen Kanälen wiederholt. Dann ist die Logik fast völlig ausgeschaltet.

Wie sollen Ungeimpfte denn Geimpfte gefährden, sind diese doch angeblich bestens geschützt? Ungeimpfte könnten höchstens sich selbst gefährden und hätten ihre Wahl selbst zu verantworten. Seit wann müssen denn Extrem-Bergsteiger, Drachenflieger, Wildwasser-

Paddler oder Motocrossfahrer mit Zwangsmaßnahmen vor sich selbst geschützt werden? Die Projektionen auf Ungeimpfte als Sündenböcke sind jedenfalls das Peinlichste, was ich in guten 70 Lebensjahren vonseiten der Obrigkeiten erlebt habe. Wer sich für etwas so Primitives hergibt, zeigt damit deutlich, wes (Un-)Geistes Kind er ist. Er oder sie verdient folglich unser Mitgefühl.

Pre-Framing

Neben Preteaching, Reframing und Renaming reiht sich gleichsam organisch die Technik des Pre-Framing ein. »Was der Bauer nicht kennt, frisst er nicht«, weiß der Volksmund. So wie unser Körper sich mittels Immunsystem gegen Fremdes, Neues wehrt, haben wir auch ein geistig-seelisches Abwehrsystem gegenüber neuen Gedanken, Ideen und Gefühlen. Die sind nicht leicht durchzusetzen. Jeder kennt das, wir verteidigen unsere Meinung gleichsam (immun-)systematisch. Deshalb haben geschickte Anhänger der Manipulation die Technik des Pre-Framing entwickelt, die im Zusammenspiel mit den anderen Tricks den Gegner schon im Vorfeld entmachtet und herabsetzt. Pre-Framing ist einfach und geht so: Bevor irgendetwas passiert oder irgendjemand etwas behauptet, wird schon festgelegt, wie das zu bewerten ist. Jede andere Einschätzung wird schon vorab als Verrat und Schlimmeres eingeordnet und gebrandmarkt. Wer dem vorgegebenen Rahmen folgt, braucht selbst kaum noch zu denken. Es wurde schon für ihn (voraus-)gedacht, was vielen angenehm sein mag. Da wir uns fast alle erst einmal gegen Neues wehren, haben die Anwender dieser Technik leichtes Spiel.

Auch hier gibt es viele alte und neue Beispiele, aber wir fangen – wie abgemacht – mit den alten an. Und schon haben wir das erste Beispiel! Sie und ich haben das gar nicht abgemacht, sondern ich habe das beschlossen und Ihnen schreibend mitgeteilt. Wenn ich jetzt so tue, als sei das zwischen uns ausgehandelt, ist das bereits ein Übergriff, der uns ins gemeinsame Boot holen soll. Immerhin hatte ich es angekündigt. Im Sinne des Preteachings braucht es also niemanden mehr zu überraschen oder zu wundern. De facto ist das kein Wunder, sondern ein – letztlich einfach durchschaubarer – Trick.

Der Schock von 9/11 war noch nicht annähernd verarbeitet oder die Hintergründe abgeklärt, da gab Ex-Präsident George W. Bush schon die (für ihn und seinesgleichen) einzig akzeptable Erklärung und Einschätzung aus. Die Parole lautete: Das war ein Angriff auf die USA! Wer etwas anderes behaupte, sei ein »Verschwörungstheoretiker«. Ähnlich war es mit seiner »Achse des Bösen«: Wer nicht für seine Sicht und damit für die USA war, war automatisch ein Böser. Und wer will das schon? Der deutsche Ex-Kanzler Schröder wagte es und bewahrte Deutschland vor einem weiteren verlorenen Krieg. Seine Nachfolgerin folgte den USA wieder blind in das absehbare Debakel in Afghanistan.

Wer den Endsieg von Nazi-Deutschland infrage stellte, war automatisch ein Verräter und wurde mit KZ bedroht.

Wer in Bayern nicht die Meinung von Markus Söder teilt, dem spricht er einfach die Vernunft ab, wörtlich: »Unser Appell ist, dass wir uns alle einreihen in die Gruppe und Gemeinschaft der Vernünftigen.[32]« Der deutsche Kanzler Scholz sprach allen, die bei seiner Politik der Spaltung nicht mitzogen, die Vernunft ab. Früher führte Pre-Framing, die Erpressung, mitzumachen oder ausgeschlossen und diffamiert zu werden, zu schauderhaften Exzessen. In der Inquisition zur Verbrennung, in der Nazizeit zur Vergasung. Ist Diffamierung bis zum Rufmord heute die moderne Variante dieser Mechanismen, oder einfach eine schreckliche Sackgasse, aus der wir uns schnellstens befreien sollten?

Wer heute die Regierungen in Österreich oder Deutschland kritisiert, gilt sehr rasch als »Verschwörungstheoretiker«. Diesem Ausdruck müssen wir noch gründlich nachgehen, denn er erklärt Pre-Framing sehr gut. Aber vorher kommt eine:

---

32 Videobotschaft vom 11.7.2020

Beichte

Einige mögen es gemerkt haben, ich muss mich an die eigene Nase fassen, wenn ich mit Worten im Sinne eines Renaming spiele. Wo »Staatsfunk« und »Obrigkeiten« Kritiker ihrer Maßnahmen mit dem Ausdruck »Coronaleugner« in die Nähe rechtsradikaler Holcaust-Leugner rücken, sprach ich von »Zeugen Coronas«. Das geschah tatsächlich in Hinblick auf die Zeugen Jehovas, die mit einer für mich abenteuerlich naiven Auslegung der Bibel beeindrucken. Dabei habe ich aber nichts gegen diese Zeugen, sondern habe sogar eine bewährte Mitarbeiterin, die zu ihrer Zeugenschaft steht. Aber ich wollte – zugegebenermaßen – die Anhänger der Regierungslinie als naiv und leichtgläubig darstellen. Meine kleine Revanche für den Ausdruck »Covidioten« der deutschen SPD-Vorsitzenden, die ich für ein geistiges Unglück für die Partei Willy Brandts halte.

Mit »Corona-Koma«, einem anderen meiner einschlägigen Ausdrücke, lasse ich natürlich und absichtlich das künstliche Koma in der Medizin anklingen, um zu zeigen, wie sehr ich das Ganze inzwischen für eine künstliche, aufgeblähte und letztlich inszenierte Geschichte halte. Und natürlich hoffe ich, mit Büchern wie diesem möglichst viele aus diesem Koma aufzuwecken. Am liebsten würde ich das Koma in einen Heilschlaf verwandeln, aus dem wir wie Phönix aus der Asche auftauchen und einen wirklichen Neuanfang wagen – als Gegenpol zum »Great Reset«. Dieses Buch verfolgt diese Absicht: Wer die laufenden Manipulationen durchschaut, ist offener für eine ehrlichere Welt(-sicht) und einen Neuanfang oder Relaunch.

Wo ich dem Lockdown den »Knockdown« an die Seite stelle, ist das mehr als ein Sprachspiel und möchte darauf verweisen, dass es sich hier um etwas medizinisch weitgehend Unwirksames, für viele Gewaltsames, Schä(n)dliches für die Seelen und die Wirtschaft handelt.

Meinen Ausdruck »GrünInnen« habe ich schon begrün(de)t. Damit möchte ich mich von deren – in meinen Augen völlig überzogener – Vergewaltigung der mir so lieben deutschen Sprache distanzieren. Stattdessen möchte ich die wirklichen Gender-Probleme angegangen sehen. Dass nämlich in der Medizin jede Frau wie ein 80 kg schwerer, 180 cm großer, also etwas verfetteter Mann, behandelt wird, halte ich seit 40 Arztjahren und weiterhin für einen medizinischen Skandal, den die Aufschrift auf allen möglichen Pharmaka belegt: »Erwachsene 3 x täglich eine ...«. Auch die häufige Weiterführung »Kinder die Hälfte« ist heute eine fahrlässige Vereinfachung und führt zu Über- und Unterdosierungen. Ist nicht ein Unterschied zwischen unseren ursprünglichen Kindern und den auf US-amerikanische Art verfetteten modernen? Ob ein Kind 26 oder 66 kg wiegt, scheint mir bezüglich der Dosierung unbedingt beachtenswert.

Die Erlaubnis der Pharmahersteller, Kinder und Frauen – und damit auf Urprinzipienebene das weibliche Mondprinzip – so stiefmütterlich zu ignorieren und systematisch überzudosieren und damit fehlbehandeln zu lassen, dürfen wir nicht länger akzeptieren. Wo bleiben da unsere ansonsten eher hyperaktiven grünen Gender-AktivistInnen? Das ist wie bei Gen-Manipulationen. Geht es um Pflanzen, sind sie strikt dagegen, geht es »nur« um uns Menschen, sind sie in vorderster Front dafür.

Wo ich beim Corona-Drama von »Inszenierung« rede und schreibe, lasse ich anklingen, dass es auch hier möglicherweise einen Regisseur im Hintergrund geben könnte, wie das bei Dramen auf allen Bühnen der Welt üblich ist. Das Spiel mit Worten und Assoziationen ist weit verbreitet und kann harmlos oder harmvoll sein. Persönlich möchte ich damit rechtzeitig zum Aufpassen und -horchen anregen, um sich nicht zu etwas (ver-)führen zu lassen, was am Ende niemand will.

Propaganda – die alte Art der Beeinflussung

Früher sprach man offen von Propaganda und meinte ein leicht durchschaubares Einpeitschen, wie es am krassesten die Reden von Ober-Nazi-Einflüsterer Josef Goebbels offenbarten. Zu seiner Zeit gab es nur den Volksempfänger, das erste primitive Radio. Wie viel wirksamer müssen heute die vielen Kanäle und Ebenen der Beeinflussung sein, modernes *Mind Food* also?

Demagogen waren zu Goebbels Zeiten noch leicht erkennbar. Sie redeten dem Volk nach dem Mund, befriedigten Vorurteile und peitschten die Massen entsprechend ein. Außerdem vermittelten sie der Bevölkerung gerne das Gefühl eigener Volksnähe sowie das Gefühl, auf Augenhöhe gemeinsam stark und geradezu unbesiegbar zu sein. Natürlich war das nicht im spirituellen Sinne gemeint, sondern ganz konkret. Auch Hitler setzte auf diese Karte mit seinem Slogan: »Ein Volk, ein Reich, ein Führer«.

Die Nazis waren Meister darin, Menschen in ein Resonanzfeld einzuweben: alle im Gleichschritt, in braunen Hemden und ständig am Exerzieren, am liebsten im Stechschritt und mit Waffen. Waren keine Gewehre vorhanden, marschierte man zur Not mit Spaten. Dazu mitreißende, menschenverachtende und nationalistisch-größenwahnsinnige Lieder wie das Horst-Wessel-Lied, Massenaufmärsche, Fackelzüge und demagogische Brandreden nach dem Motto »Deutschland über alles«, voller Projektionen auf die Sündenböcke der Geschichte.

Propaganda ist der Versuch, jemand anderen zu eigenem Vorteil in seinen Ansichten und Überzeugungen um- und auf die eigenen einzustimmen. Tatsächlich ist dabei der Masseneffekt nicht zu unterschätzen: die Begeisterung und Einengung des Bewusstseins auf ein Thema, die Emotionalisierung, die Projektionsleidenschaft, die desto größer ist, je primitiver die Anhänger sind. Jagt man ihnen obendrein noch gehörig Angst ein, wie es die Nazis taten, die die angebliche Gefährlichkeit der Juden dafür instrumentalisierten, verdummen sie noch mehr und folgen noch williger. Schließlich stimmen und jubeln sie sogar völlig irrwitzigen Vorschlägen zu. Als Goebbels die Menge im Berliner Sportpalast brüllend fragte: »Wollt ihr den totalen Krieg?«, stimmte sie ebenfalls brüllend zu. Dabei brannten allnächtlich deutsche Städte unter alliierten Bombenteppichen, versanken in Schutt und Asche und die Wehrmacht war längst an allen

Fronten auf dem Rückzug. Allmählich wurde sie ihrem Namen gerecht und wechselte von »Angreifen« zu »Wehren«.

Heute würde diese Frage heißen: »Wollt ihr die totale Impfung?«, freudig bejaht von angeblich zwei Dritteln der deutschsprachigen Bevölkerung. Und das, obwohl die »Impfungen« nicht annähernd das gehalten haben, was von ihnen versprochen wurde und ihr entsetzlicher *Schatten* immer deutlicher und bedrohlicher wird. Das zeigt, wie wirksam undurchschautes *Mind Food* ist.

4. VERSCHWÖRUNGSTHEORIEN

Hinter dem Ausdruck »Verschwörungstheorie« steckt der Wunsch, eine neue, unheimliche und unangenehme Sicht, eine alles-in-Frage-stellende abweichende Meinung abzuwehren, abzutun, zu entwerten und als unmöglich und schädlich, ja gefährlich darzustellen. Die, die sie vertreten und verbreiten, sollen von vornherein als Feinde des Volkes identifiziert, gebrandmarkt und aus der Gemeinschaft ausgeschlossen werden. Diese lassen sich auch ideal als Schuldige fürs Scheitern eigener Maßnahmen und als klassische Sündenböcke missbrauchen. Es ist also eine Spielart von Pre-Framing.

Die erste Verschwörungstheorie

Wo kommt das Wort »Verschwörungstheorie« her? Das anzuschauen ist wichtig, liegt doch – nach dem ersten der *Schicksalsgesetze* – im Anfang schon alles. Wo hat also das Wort seinen Ursprung?

Es ist eine (Wort-)Schöpfung des US-amerikanischen Geheimdienstes CIA. Als John F. Kennedy 1963 erschossen wurde, wollte der CIA damit seine Version vor aufkommenden Alternativen schützen. Nach dem offiziellen Warren-Report wurde John F. Kennedy vom Einzeltäter Lee Harvey Oswald erschossen. Nach dem ersten offiziellen Obduktionsbericht trafen ihn aber Kugeln aus drei Richtungen. Auf der Tonbandaufnahme der Polizei waren vier Schüsse zu hören. Insofern muss der vom Einzeltäter Oswald ausgehende Warren-Report entweder falsch sein, oder Oswald verfügte über magische Kugeln, die aus drei Seiten einschlugen oder zu entsprechenden Richtungsänderungen im Flug fähig waren und bei zwei Menschen sieben Wunden verursachten. Tatsächlich wurde ja auch der Gouverneur von Texas von ihnen schwer verletzt.

Wieder steht hier Zufalls- gegen Verschwörungstheorie. Diese besagt erstmal nur: Es muss anders gewesen sein.

Im Anfang liegt alles: Mit dem Wort »Verschwörungstheorie« wird ein Aufklärungsversuch belegt, der auf Verfahrensfehler hinweist und Vertuschtes ans Licht bringen will. Dass die offizielle Version nicht stimmen kann, ist inzwischen Fakt. Was wirklich geschah, bleibt offen oder Spekulation.

Ob dahinter eine Verschwörung steht, wie es der Film *JFK* mit Kevin Costner nahelegt, weiß ich nicht. Vieles ist jedoch wahrscheinlicher als magische Kugeln. Das Ganze ist bis heute schwer zu beurteilen. Aber wer weiter an den Warren-Report glaubt, gehört inzwischen zur Minderheit. Er muss auch alles Weitere für Zufall halten: einen bewaffneten Fremden, den hochverschuldeten und schwer, d. h. im Endstadium krebskranken Nachtclubbesitzer und Mafiosi Jack Ruby, der zwei Tage *nach seiner Festnahme* und noch vor einem Verhör von Oswald bis auf Körperkontaktnähe an den im Polizeigewahrsam befindlichen »Einzeltäter« herankommen durfte, um diesen völlig ungehindert mit mehreren Schüssen zu töten. Der Mörder, Jack Ruby, des angeblichen Mörders Oswald, starb gleich anschließend an seinem Krebs und soll da – ein weiterer Zufall – schuldenfrei gewesen sein. Aber wen interessiert heute noch, dass der Warren-Report inzwischen als widerlegt gilt?

Das ist die Krux bei allen späten Aufklärungen und etwaigem Auftauchen der Wahrheit. Für Konsequenzen ist es dann zu spät. Aber es ließe sich immerhin rückwirkend daraus lernen, nicht mehr alles zu glauben, was uns von Obrigkeiten aufgetischt wird.

Das Fazit lautet: Der CIA will mit dem von seinen Leuten entwickelten Ausdruck »Verschwörungstheorie« den nachgewiesen falschen

Bericht des Richters Earl Warren vom Mord an JFK vor jedweder Kritik schützen. Im Anfang liegt alles!

Am Anfang, also beim Kennedy-Attentat, hat sich die offizielle Version als gefälscht entpuppt und die sogenannte Verschwörungstheorie, dass es anders gewesen sein muss, als wahr. Das bedeutet aber nicht, dass auch alle daraus weiterentwickelten Theorien über den wirklichen Hergang des Attentats wahr sind. Es sind derer so viele, dass das gar nicht möglich wäre.

Eine ähnliche zu späte Aufklärung erlebten wir auch mit Corona. Am Anfang hatten Alarmisten das Wort – und das Wording – und schürten und verbreiteten Angst, die bekanntlich nicht nur ein schlechter Ratgeber ist, sondern auch nicht mehr klar zu denken erlaubt. Als sich von Studie zu Studie immer deutlicher herauskristallisierte, dass Prof. John Ioannidis' ursprüngliche Einschätzung sich bestätigte, war es für die meisten schon zu spät. Die Sterblichkeit bei Covid-19 lag zwischen 0,14 und 0,37 Prozent wie bei einer mittelschweren Influenza. Aber wenn Panik und Angst einmal verbreitet sind, lassen sie sich nicht leicht wieder einfangen. Wobei das von den Obrigkeiten wohl auch nicht beabsichtigt war ...

Wie entstehen Verschwörungstheorien?

Mit Daniele Ganser und Hunderttausenden teile ich, das (Un-)Glück, 9/11 auf *BBC* miterlebt zu haben. Für ihn als Historiker muss das noch schlimmer als für mich als Arzt gewesen sein. Mir hat es mein politisches Weltbild und die quasi geerbte US-Freundlichkeit ruiniert, Daniele aber die ganze Karriere durcheinandergebracht.

Nach einem entsetzlichen Tag mit Freunden vor dem Fernseher angesichts Tausender Toter und zwei beziehungsweise drei eingestürzten Hochhaustürmen, hatte man tatsächlich bei Weitem genug.

Aber dann gab es noch einen eigenartigen weiteren Höhepunkt der ganz anderen Art: Die englische *BBC*-Reporterin Jane Stanley berichtete vom Einsturz eines dritten Hochhauses durch herabstürzende Trümmer, woraufhin ich mir Gedanken machte, was für eine eigenartige Schwerkraft in New York herrschen müsste, dass Trümmer so lange fliegen und was das für gewaltige Teile sein müssten, um ein weiteres Hochhaus zum Einsturz zu bringen.

Dann zum Glück Entwarnung – das Hochhaus war gar nicht eingestürzt. Während Jane Stanley von seinem Einsturz berichtete, stand das Gebäude noch deutlich sichtbar hinter ihr. Also Entspannung!

Die Redakteurin gestand ihren Fehler ein, eine Falschmeldung von Reuters – immerhin die größte englische Nachrichtenagentur. Aber auch ein extremer Tag. Also o.k., irren ist menschlich.

Doch um 17:20 Uhr stürzte der dritte Hochhaus-Turm tatsächlich ein – sollten die Trümmer noch länger herumgeflogen sein? Das machte nun einige von uns irgendwie misstrauisch. Als Historiker war Daniele das anders gewohnt: zuerst das Ereignis und dann die Nachricht. Mir ging es ähnlich, wenn ich den OP-Bericht bekomme, bevor die Operation überhaupt begonnen hat, kann etwas nicht stimmen.

Die ganze Angelegenheit wurde nie aufgeklärt. Dieses dritte Hochhaus, das nach 18 Jahren Bestand so einfach einstürzte, ist völlig aus dem Bewusstsein der Mehrheit gestrichen worden. Statiker sagen, wenn solche Gebäude innerhalb von zwei Sekunden in sich zusammenfallen, gehe das nur mittels gezielter Sprengung. Das sagten sie auch über die beiden WTC-Türme, sogar in einer über einstündigen *ORF*-Sendung wurde das erwähnt, zu einer Zeit, als das nicht nur ein öffentlicher, sondern auch noch rechtlicher Sender war. Eine ganze Reihe von Experten – nicht nur Statiker, auch Architekten, Piloten und Sprengmeister – zeigten sich einig: Die beiden Flugzeuge können das nicht verursacht haben. Die Sprengmeister waren sicher, solch ein Ergebnis war nur mit einer gezielten, sehr gut durchgeführten Sprengung zu erreichen. Diese Meinungen von Fachleuten wurden später nicht mehr veröffentlicht. Die vielen Amerikaner, die ich bei meinen Seminaren in den US-Zentren Omega, Esalen und in Connecticut kennenlernte, wussten weit überwiegend nichts vom dritten eingestürzten Turm. Sein Einsturz ist offenbar irgendwie schiefgegangen und wurde daher einfach gestrichen. Was los war, weiß ich nicht, aber Reuters hat dieses Ereignis deutlich zu früh gemeldet. Das ist ein Faktum, das sich nicht erklären ließ und deshalb einfach nachträglich geleugnet wird.

Ein klassischer Moment zum Aufwachen – für mich, aber auch zur Entstehung von »Verschwörungstheorien«. Werden Menschen auf solche Art hinters Licht geführt und wie in diesem Fall einfach belogen, wird das zum idealen Nährboden für solche Erzählungen.

Was passiert, wenn man merkt, konsequent belogen zu werden und nicht weiß, welchen Reim man sich darauf machen soll? Man fängt an, sich die Dinge zusammenzu*reimen*, bis sie Sinn ergeben. Ist es nicht geradezu selbstverständlich, zu vermuten, etwas solle vertuscht und verheimlicht werden?

Viele Geschichten werden manipuliert. Nicht immer so krass wie bei den Hitler-Tagebüchern, auf die der *Stern* hereinfiel oder die Artikel vom *SPIEGEL*-Journalisten Claas Relotius, der diese frei erfand. Mit *Mind Food* lassen sich auch manipulierte Geschichten so verkaufen, dass sie nicht auffliegen. Wenn das gar nicht möglich scheint, wie bei der Geschichte mit dem dritten Turm, kann man sie immer noch ganz verschwinden lassen. Darauf ist die »Lücken-Presse« geradezu spezialisiert. Was nicht zur Agenda passt, wird unter den Teppich gekehrt – und schon ist es nicht passiert.

Viele Dinge und Geschichten werden so gar nicht berichtet. Der dritte Turm verschwand mit 18 Jahren völlig ungeklärt, und das Ganze wurde einfach aus dem Bewusstsein einer leicht zu manipulierenden Mehrheit gestrichen.

Hunderttausende – *BBC* ist immerhin einer der ganz großen Sender – ignorieren solche Unstimmigkeiten und nur ein paar wenige wachen auf. Kann man es denen übelnehmen, die weiterschlafen? Oder denen, die aufwachen und sich anschließend auf die Suche begeben?

Die Geschichte des dritten Turmes, die ich gleichsam live am Fernsehschirm miterlebte, wurde in keinem der Mainstream-Medien aufgegriffen. Einmal bekam ich ein Video von einem Bericht darüber. Das war von *Russia Today*, ein Sender, der als russisches Propaganda-Medium extrem schlecht beleumundet ist. Was für eine eigenartige Situation? In keinem der gut beleumundeten Sender auch nur eine Erwähnung. Einzig im angeblichen Propagandasender die Wahrheit, so wie viele, darunter auch ich, sie miterlebt hatten. Was ist davon zu halten?

Auf Nachfrage bei Qualitäts-Medien erhielt ich die Antwort, dabei handele es sich um »Verschwörungstheorie«. Insofern war ich geradezu erleichtert, vom Schweizer Historiker Dr. Daniele Ganser zu lesen, der das – wie ich – erlebt hatte. Er bot keine Theorie dazu an, sondern schilderte nüchtern die Fakten und zog lediglich den Schluss, da könne etwas nicht stimmen. Als ich mich mehr für seine historisch-politischen Inhalte zu interessieren begann, merkte ich, dass er in diesen völlig anderen Bereichen ganz ähnliche Erfahrungen machte, wie ich in Gesundheitswesen und Medizin. Wo im Hinter- und Untergrund immer wieder das Geld und dahinter die (in-)direkte Einflussnahme der Pharma-Konzerne aufgetaucht war.

Wer erlebt, dass er oft hinters Licht geführt wird, entwickelt eine – wie ich finde – nachvollziehbare Neugier herauszufinden, was wirklich los ist. Mir geht es jedenfalls so. Ich glaube keineswegs, dass die japanische Flotte und Luftwaffe beim Angriff auf Pearl Harbor 1941 darauf hinauswollten, den USA einen Kriegseintrittsgrund zu liefern. Aber ich kann mir noch vorstellen, dass die Japaner sowieso damit rechneten und die USA schon gleich im Vorfeld militärisch entscheidend schwächen wollten. Vorstellbar ist mir auch, dass die US-Geheimdienste, als sie davon Wind bekamen und dem Präsidenten Meldung erstatteten, den Auftrag bekamen, alles geheim zu halten und nach Kräften zu nutzen. So bekam der Präsident (s)einen Kriegsgrund, die Admirale konnten die alten Schlachtschiffe entsorgen und guten Gewissens durch neue ersetzen lassen. Und all das in einem Zug, einem sehr geschickten Schachzug. Das kann ich nicht belegen, ist einfach ausgedacht und folglich »Verschwörungstheorie«.

Ähnlich kann ich mir vorstellen, dass der US-Geheimdienst Wind vom geplanten Angriff durch Islamisten aufs World-Trade-Center bekam. Möglicherweise hat man das laufen lassen und nach Kräften ausgenutzt, um damit all die später getroffenen und sowieso beabsichtigten Maßnahmen rechtfertigen zu können. Haben sie vielleicht sogar erkannt, dass die Terroristen sich verkalkuliert hatten und der Einschlag der Flugzeuge nicht reichen würde und daher mit Sprengungen nachgeholfen? Wahrscheinlich haben sich die Betreiber des WTC versicherungstechnisch noch schadlos gehalten und die vom dritten Turm einfach übertrieben und alles zeitlich durcheinandergebracht. Das musste dann gestrichen werden. Man hat noch viele gewarnt, denn so wenige Menschen wie an 9/11 waren ja selten in den Türmen, und man ließ den quasi unbeschädigten Pass eines Terroristen im ansonsten zu Staub gewordenen Schutt finden. So war gleich bewiesen, wer dahintersteckte.

Das ist alles Theorie, unbewiesen und ausgedacht und insofern »Verschwörungstheorie«. Aber die eindeutigen Fakten um den dritten Turm sind es genauso wenig wie die Zahlen der Corona-Pandemie.

Schlaf-Schafe versus Verschwörungstheoretiker

»Zufalls- und Verschwörungstheoretiker« sind die beiden Gegenpole, die sich jeweils feindlich gegenüberstehen. Letztere sehen Erstere gern als »Schlaf-Schafe«, die sich willig belügen und zur Schlachtbank führen lassen. Erstere haben mehrheitlich wohl vor allem Angst, das Schlimmste befürchtende »Verschwörungstheoretiker« könnten am Ende recht behalten und wollen von dieser sie zu Tode erschreckenden Möglichkeit nichts wissen. Als dritte Möglichkeit bleiben noch Verschwörer, die wissen, was sie geplant und inszeniert haben, und dass von Zufall keine Rede sein kann. Wer das Wesen von Mustern und die vielfältigen Methoden der Manipulation durchschaut, ist wenigstens gewappnet. Er wird anfangen, Verbindungen und Zusammenhänge wahr und wichtig zu nehmen und weniger anfällig, an sehr viele sehr unwahrscheinliche Zufälle in Folge zu glauben.

In den letzten Jahren des auf breiter Front fast weltweit zwangsverordneten »Corona-Komas« wurden die Argumente der Maßnahmenkritiker pauschal als »Verschwörungstheorien« bezeichnet. Diese Kritiker sahen sich zusätzlich oft als Rechtsradikale, Nazis, »Covidioten« usw. herabgesetzt und beschimpft.

Der neue rote deutsche Kanzler erkennt wie zuvor erwähnt die Spaltung der Gesellschaft, die er übernommen hat und federführend weiter betreibt, nicht einmal oder will sie jedenfalls nicht wahrhaben. Er anerkennt keine roten Linien mehr und sieht die vernünftige Mehrheit hinter sich und seiner Politik und spricht damit rund einem Drittel seiner Landsleute die Vernunft ab. Demnach sind all jene, für die es noch rote Linien in der Politik gibt, die etwa das Verbot von Folterung zur Wahrheitsfindung beachtenswert finden und den Zwang zur Organspende ablehnen, unvernünftig. Dieser Kanzler ist aber selbst nur von gut einem Viertel der Wähler gewählt. Die Nichtwähler eingerechnet, hat nur eine sehr kleine Minderheit für ihn gestimmt. Vielleicht haben die ihn noch als kleineres Übel gesehen und jetzt das größere geerntet: einen Spalter, der nicht mal wahr- und wichtig nimmt, was er tut, jemand, der sich vor der Wahl von der Impflicht distanziert und sie gleich danach durchzieht. Früher hätte man so jemanden Betrüger und Lügner genannt.

Bezeichnungen wie »Querdenker«, »Ungeimpfte«, »Kritiker«, »Esoteriker« und »Anthroposophen«, die früher einen durchaus guten oder wenigstens wertfreien Klang hatten, werden im Kampf für eine vollständig gentherapeutisch durchgeimpfte Bevölkerung in Schimpfworte verwandelt. Früher wurde man als »Querdenker« in Firmen durchaus gern gesehen und gut honoriert. Es gab sogar eine Querdenker-Akademie.

Beklagten nicht bis vor kurzem beziehungsweise bis Corona deutsche Politiker die grassierende Politikverdrossenheit und wünschten sich eine mitdenkende, diskutierende, kritische Jugend? Die haben sie jetzt! Ist es nicht ein Segen, wenn heute Zigtausende ihre Liebe zu Grundgesetz und Verfassung entdecken und dafür – trotz Bedrohung durch die durchaus schon wieder gewalt(-tät-)ige Staatsgewalt – einstehen? Sie demonstrieren in Massen ihr kritisches Bewusstsein und ihre andere Meinung. Ich hoffe, sie hören nicht auf, bis das Grundgesetz wieder respektiert, die Verfassung beachtet wird und die Verantwortlichen zur Rechenschaft gezogen sind. Die Rache ist des Herrn, aber müsste das Recht nicht wieder die ihm gebührende Achtung bekommen? Sollten jene, die sich massiv dagegen vergangen haben, tatsächlich weitere Chancen zu weiteren Schandtaten erhalten?

Esoteriker, vom griechischen Wort »esoteros«, waren ursprünglich in der Schule des Pythagoras die Mitglieder des kleinen inneren Kreises, die vom großen äußeren Kreis (exoteros) wussten und ihn mitbestimmten. Die entsprechend der Steiner'schen Philosophie grundsätzlich naturheilkundlich und impfkritisch eingestellten Anthroposophen, werden heute gleich mit den anderen Umgeimpften niedergehetzt und -geschrieben. Nach meinen Erfahrungen bestehen beide Gruppen zumeist aus gebildeten Menschen, die neben der Geld-Welt-Religion und deren Konsumpraxis auch andere, geistig-seelische und philosophische Interessen haben. Sie alle werden mit der Renaming-Strategie von ihrer eigenen Regierung verleumdet.

Hier ein aktuelles Beispiel, wie es zu Verschwörungstheorien kommen kann: Inzwischen weiß jede(r), dass (freie) Bildung das erwiesenermaßen beste Mittel ist, das Überbevölkerungsproblem zu lösen. Weltweit sinkt die Kinderzahl mit steigendem Bildungsniveau. Wer behauptet, Impfungen könnten das auch, löst automatisch Schrecken mit solch einer Äußerung aus, weil nicht nur Impfkritiker da sogleich an Unfruchtbarkeit und Schlimmeres denken. Wo Impfungen gut gemeint sind und falls sie dann mal gut, das heißt, gefahrlos funktionieren, ist es doch hoffentlich das Ziel, mehr Menschen überleben zu lassen. Alles andere, etwa damit die Reduzierung der Überbevölkerung der Erde zu erreichen, wie Bill Gates es bei dem schon erwähnten TEDx-Auftritt propagierte, ist bestenfalls nicht zu Ende gedacht und lieferte eine Steilvorlage für Verschwörungstheorien. Mittels Reframing hat Gates versucht, diese Ängste – wie beschrieben – zu entkräften, was ihm mangels schlüssiger Argumentation misslang. Wie kann er es denn aber sonst gemeint haben? Ist ihm da etwas mehr Ehrlichkeit unterlaufen als beabsichtigt? Und wer dächte nun nicht an die erschreckenden, mit den »Impfungen« korrelierenden vermehrten Todesfälle, die der Regensburger Prof. Christof Kuhbandner gefunden hat? In der *Servus TV*-Doku *Im Stich gelassen* präsentiert er offizielle Statistiken, die diese Befürchtungen belegen.

Dr. Robert Malone, der schon zitierte Entdecker der mRNA-Technik sagt: »Mir scheint es allmählich so, als sei das größte Menschenexperiment in der Geschichte gescheitert.« Er zitiert einen Bericht von Margaret Menge in *The Center Square*: Demnach fand Scott Daison, CEO des großen Versicherungsunternehmens *OneAmerica* mit Hauptsitz seit 1877 in Indianapolis, 2400 Mitarbeitern und 100 Milliarden Dollar schwer, dass die Sterblichkeitsrate unter den Menschen im arbeitsfähigen Alter, also zwischen 18 und 64, im Vergleich zu vor der Pandemie um atemberaubende 40 Prozent gestiegen sei. Und nicht durch das Virus selbst. Er sagt wörtlich: »Wir erleben derzeit die höchsten Todesraten, die wir in der Geschichte dieser Branche je gesehen haben – nicht nur bei *OneAmerica*.[33]« Und wohlgemerkt, das Unternehmen besteht seit 1877.

Oder sind das wieder alles nur Zufälle? Wird, wer sich mit dieser oben angeführten Kette von Zufällen schwertut, nicht dazu neigen, System hinter solchen Daten zu vermuten und nach Erklärungen suchen? Wer das automatisch als Verschwörungstheorie abtut, bezichtigt nicht nur einen deutschen Professor der Verbreitung von Unwahrheit, sondern betreibt Pre-Framing. Die Zahlen, sowohl vom US-Versicherungs-Boss als auch vom deutschen Professor, ließen sich doch einfach prüfen.

---

33 https://www.rubikon.news/artikel/die-welt-im-leichentuch

False Flag und Fake News

False-Flag-Aktionen und Fake News sind mittlerweile übliches und weit verbreitetes *Mind Food*. Aber es gibt sie schon länger als das Corona-Koma. Fast alle Kriege beginnen mit solchen Inszenierungen. Sobald diese auffliegen, was in der Regel geschieht, wenn die Initiatoren den damit angezettelten Krieg verlieren, ist es zu spät, etwas zu ändern. Das ist die Krux der Historiker. Insofern mischen sich einige Mutige wie der Niederländer Rutger Bregman und der Schweizer Dr. Daniele Ganser zunehmend mit dem aus der Vergangenheit Gelernten in die Gegenwart ein.

Nach ursprünglicher deutscher Version begann der Zweite Weltkrieg durch einen Angriff polnischer Soldaten auf den deutschen Sender Gleiwitz. Das glaubte wohl die Mehrheit der Deutschen damals tatsächlich, aber sonst kaum jemand. In polnische Uniformen geschlüpfte SS-Soldaten hatten die eigenen Kameraden an besagtem Sender erschossen, um Hitler einen Vorwand für seinen Überfall auf Polen zu verschaffen. Das ist heute Stand des Wissens. Aber selbst nachdem das Deutsche Reich diesen Krieg so eindeutig wie nur möglich verlor, ist diese False-Flag-Aktion nicht wirklich im Bewusstsein der deutschen Mehrheit angekommen und verankert.

Was brachte es eigentlich rückwirkend, dass die False-Flag-Aktion im Golf von Tonkin, die als Vorwand für den Vietnamkrieg diente, aufflog, oder dass Ex-US-Außenminister Colin Powell seinen Betrug, der den Irak-Krieg rechtfertigte, vor der UN-Vollversammlung später öffentlich zugab? Auch die Inszenierung, die als Vorwand für den ersten Irak-Krieg von Bush Senior herhalten musste, flog später auf. Der US-Geheimdienst inszenierte eine »Doku« von einem Überfall »brutaler irakischer Soldaten« auf eine Neugeborenenstation in Kuwait. Darin beraubten diese schutz- und hilflose Neugeborene auf brutale Weise der lebensnotwendigen Brutkästen. Die junge »Krankenschwester«, die die rührselige Geschichte dazu unter Tränen beisteuerte, entpuppte sich später als Nayirah as-Sabah, die damals

15-jährige Tochter des kuwaitischen Botschafters Saud Nasir as-Sabah in den USA und Kanada, und das Ganze als Schwindel[34].

Nach der US-geführten militärischen Intervention zur Befreiung Kuwaits stellte sich die Geschichte als Erfindung der amerikanischen PR-Agentur *Hill & Knowlton* heraus. Diese war von der im Exil befindlichen kuwaitischen Regierung bezahlt worden, um eine Rückeroberung Kuwaits mittels Öffentlichkeitsarbeit zu unterstützen.

Selbst für gute Zwecke wurden solche Inszenierungen genutzt. Winston Churchill und Theodore Roosevelt war wohl bewusst, wie schwer es werden würde, nach den hohen Verlusten im Ersten Weltkrieg, der eigentlich schon alle Kriege beenden sollte, die US-Bevölkerung für den Zweiten Weltkrieg zu gewinnen. US-Familien waren keineswegs willens, ihre Jungs schon wieder für das offensichtlich unbelehrbare Europa zu opfern. Da kam Pearl Harbour gerade recht. Natürlich wusste die US-Aufklärung vom Aufmarsch der gesamten japanischen Flotte und Luftwaffe. Deswegen konnten sie auch noch rechtzeitig alle modernen Kriegsschiffe aus dem Hafen abziehen und durch sowieso auszumusternde alte Pötte ersetzen. Es musste etwas Dramatisches her. So war es vielleicht kein Zufall, dass so viele US-Soldaten unter Deck der USS-Arizona eingesperrt waren, was entsetzliche Bilder Sterbender lieferte. Diese extrem emotionalisierenden Aufnahmen von über 1100 toten US-Soldaten waren es, die die US-Bevölkerung für den neuerlichen Krieg gewannen, der auch der Anfang zur Befreiung Europas aus der Macht des Faschismus war, wofür wir Europäer bis heute sehr dankbar sein können. Trotzdem spricht alles für eine Inszenierung, und somit sind diese vielen US-Soldaten zugleich für die Befreiung Europas vom Faschismus gestorben. Die USS-Arizona ist bis heute als Denkmal erhalten, ein tragisches Monument sowohl für die unschuldigen Opfer der Aktion wie auch für die Instrumentalisierung von Fake News.

---

34 https://www.zdf.de/dokumentation/zdfinfo-doku/die-grossen-luegen-der-geschichte–propaganda-auf-der-saeuglingsstation-100.html

Der US-Öffentlichkeit aber spielt man bis heute die Variante vom völlig überraschenden Überfall Japans vor, etwa in dem spannenden, jedoch auf falschen Tatsachen – also Fake News – beruhenden Film *Pearl Harbour* mit Ben Affleck in der Hauptrolle.

Kommt die Wahrheit über solche Inszenierungen, die als Vorwand für ganz andere Absichten herhalten mussten, ans Licht, bringt das in aller Regel rückwirkend wenig, es sei denn, sie bewirken Auf- und Erwachen. Jedenfalls sollte man den Obrigkeiten nicht immer alles glauben. Nährt sich nicht deren Macht entscheidend daraus, uns in Angst und Schrecken zu versetzen und zu halten? So bleibt die schweigende Mehrheit am einfachsten gefügig und eben schweigend.

Aktueller Stand der Manipulation: Mind Food 2022

Wie gut die Techniken der Beeinflussung funktionieren, zeigt sich daran, dass ca. zwei Drittel der Bevölkerungen weltweit an die vorgegebene Geschichte glauben, trotz all der Unstimmigkeiten und offenen Fragen. Es ist auch viel leichter und bringt weniger Unannehmlichkeiten, einfach mit dem Mainstream zu gehen. Wer allerdings zur Quelle will, muss gegen den Strom schwimmen. Das ist aufwendig und anstrengend. Die meisten Menschen bevorzugen deshalb den Status quo. Als Arzt habe ich immer gestaunt, wie viele vor Ungewissheit zurückschrecken, auch wenn sie große Chancen beinhaltet. Eine Mehrheit verharrt lieber im bekannten Elend als auf unsichere Auswege zu setzen.

Kommunikationsexperte Dr. Roman Braun erklärt – interviewt von Elsa Mittmannsgruber vom zweiten regierungs-kritischen österreichischen Sender *AUF.1TV* – die Entwicklung der Manipulation[35]: Bis zum Ersten Weltkrieg seien die Menschen willig und mit fliegen-

35 https://auf1.tv/aufrecht-auf1/kommunikationsexperte-dr-roman-braun-so-werden-wir-betrogen-und-gelenkt/?fbclid=IwAR0KhiNg2MZXGEef5qREIzi-No3Lf6F2dDS-enfDn7jXf6Z7CWQoTmETXseA

den Fahnen in den Krieg gezogen. Der war dann aber so grauenhaft, dass die Obrigkeiten die folgenden Kriege nicht mehr einfach nur ansagen konnten. Nun nutzten sie die Mittel der Psychologie, die Edward Bernays, ein Neffe von Sigmund Freud, in die Politik einbrachte. Diese Taktik setzte sich weltweit durch. Die schon erwähnten Inszenierungen zu Kriegsbeginn sind seitdem gleichsam Routine. Selbst wenn sie hinterher auffliegen und sich als eiskalte Inszenierungen erweisen, wirken sie und erlauben den Beginn. Sie können emotionalisieren, Gefühle bis zu Hass wecken und lassen sich für Projektionen auf Sündenböcke und Feinde nutzen.

Und danach beschäftigen sie sich mit dem Schnee von gestern, der niemanden mehr interessiert, nur noch Historiker. Je schnelllebiger die Zeit wird, desto weniger interessiert die Vergangenheit. Allerdings könnten wir uns jederzeit entscheiden, aus ihr und der Geschichte zu lernen – wie im Sinne von Psychotherapie aus unserer eigenen Lebensgeschichte.

Roman Braun beschreibt dazu Folgendes, aus der Kommunikationstheorie bekannte »Drama-Dreieck«: Ein Täter geht auf sein Opfer los, das händeringend einen Retter sucht. Die beste Position im Dreieck ist immer die des Retters, dann folgt das Opfer, und der Täter bekommt den schwarzen Peter. Nach dem Zweiten Weltkrieg waren die USA Retter, Polen, Tschechoslowaken, Holländer, Franzosen, Engländer Opfer, und die Österreicher schmuggelten sich hinterher noch dazu. Als Täter blieben dann nur die Deutschen übrig, weil die Italiener es sogar schafften, im letzten Moment von den Tätern zu den Siegern oder wenigstens den Opfern zu wechseln.

Den USA gelingt es praktisch immer, als Retter aufzutreten. Im Zweiten Weltkrieg stimmte das, aber ob es in Korea noch stimmte oder gar in Vietnam? Die Vietnamesen sehen sich jedenfalls als Opfer und die USA als Täter. Das Rollenspiel besagt, die guten Retter müssen helfen und deshalb bombardieren sie die Bösen. Dabei werden sie aber offensichtlich vom Retter zum Täter. Das ist eine typische Dynamik im Dreiecks-Drama.

Übersetzt in die Corona-Szenerie ist das Virus der Täter, die Bevölkerung das Opfer. Die Obrigkeiten behaupten, sie müssten die Bevölkerung retten. Aber das tun sie nicht selbstlos, vielmehr müssen die Opfer den Rettern nicht nur dankbar sein, sondern auch gehorchen – und zwar alle. Wenn nicht, glauben die Retter, sie zwingen zu dürfen, weil sie ja die Retter sind. Will die Bevölkerung nicht auf diese Weise gerettet werden, etwa unter Preisgabe ihrer freiheitlichen Grundrechte, oder klappt die Rettung einfach nicht, weil die Maßnahmen, ob Lockdowns oder »Impfungen« wie bei Corona, nichts oder nicht genug bringen, wird die kritische Bevölkerung flugs vom Opfer zum Täter umfunktioniert. Obrigkeiten und Staat definieren sich selbstverständlich weiter als Retter, auch wenn ihre Maßnahmen maßlos werden und mehr Opfer fordern als die ursprünglichen Täter, die Viren. Die spielen ihre Rolle als Täter praktisch nur noch vordergründig, die eigentlich schuldigen Täter sind wir, die Virusträger und Gefährder, die Widerständler, Kritiker usw. Früher hätte es gegen so eklatante Missstände und Verdrehungen eher Volksaufstände gegeben, aber mit dem neuen *Mind Food* ist dafür gesorgt, dass die Masse sich ruhig verhält und das alles klag- und kritiklos akzeptiert.

Heute besitzen 1 Prozent der Menschen 84 Prozent allen Besitzes. Das war im Feudalismus kaum schlimmer, aber heute ist eine Revolution weiter denn je entfernt. Durch das ständige Servieren raffiniert zubereiteten *Mind Foods* verläuft die Polarisierung gar nicht mehr zwischen Arm und Reich. Die Reichsten sind – dank Renaming – inzwischen Philanthropen, also Menschenfreunde und -retter, die Armen selbst schuld an ihrem Elend.

Geschickt zusammengebrautes *Mind Food* hat den Obrigkeiten obendrein ermöglicht, vom eigentlichen Problem ablenkende »Fehlidentifizierungen« aufzubauen, die substanzlos, aber hochwirksam sind. Wir können uns zwar völlig frei entscheiden, für welchen Fußballclub wir jubeln oder ob wir Apple- oder Android-User werden. Aber selbst feste Bestandteile unserer Tradition lassen wir uns allmählich madig machen, damit wir uns stattdessen noch leichter mit Unsinn identifizieren. Hochstehende Kultur-Güter wie Weihnachten und Ostern, wie die Klassik, ob in der Musik oder bildenden Kunst, werden durch Konsum-Güter ersetzt. Selbst die weiße Hautfarbe, das Männliche oder überhaupt das eindeutige Geschlecht, die Heimat oder gar die Liebe zu ihr werden als verdächtig diskreditiert. Wer sich weiter dazu bekennt, gerät sogleich in Verdacht, Rassist oder Chauvinist, Faschist oder gar Antisemit, jedenfalls rechts und Nazi zu sein.

Hier wird – ich erwähnte es schon – die Sprache wieder instrumentalisiert. Der Corona-Leugner soll natürlich an den Holocaust-Leugner erinnern und ist schon damit praktisch Nazi. Das ist aber nur die Hälfte des *Mind-Food*-Tricks, denn als Corona-Leugner wird schon diffamiert, wer nur den maßlosen Maßnahmen gegenüber kritisch reagiert.

Die neue Religion, der die Drahtzieher wohl auch anhängen, ist die weltweite Geld-Welt-Religion, und ihre Praxis der Konsum. Ihr Glaubensbekenntnis umfasst nur einen Satz ohne Verb: Je mehr Geld desto besser. Aber Geld sättigt nicht, es be*fried*igt auch nicht, ist tatsächlich eher der Feind des Friedens, wie noch zu untersuchen ist.

Bei unseren frühen Sammler- und Jäger-Vorfahren, die noch keinen Privatbesitz kannten, schon weil der für Nomaden be*schwer*lich war, gab es diesen Irrtum noch nicht. Der Sammler, der ein Wildbienennest entdeckt hatte, teilte den Honig mit allen. Der Jäger konnte das erlegte Bison sowieso nicht ganz vertilgen. Also wurde es selbstverständlich geteilt. Bei Geld ist das Gegenteil der Fall. Roman Braun erklärt das sehr plastisch: Der Unterschied zwischen jemandem mit fünf Kindern und jemandem mit fünf Millionen: Letzterer will mehr.

Die Geld-Macht-Elite hat schon alles, aber will immer noch mehr. Mehr Geld aber bedeutet auch mehr Angst, es wieder zu verlieren. Die Reichsten der Moderne müssen jedoch dank modernem *Mind Food* keine Angst, nicht einmal vor entrechteter Bevölkerung haben. Die ist so mit intriganter manipulativer Geistesnahrung abgefüttert, dass sie ihre Feinde für Menschenfreunde – und damit *ihre* Freunde hält und ihre wirklichen Freunde für gefährliche Feinde und Verschwörer. Die kritischen Insassen im gemeinsamen Boot, dem Raumschiff Erde, erscheinen ihnen dagegen als Feinde und Sündenböcke. So gehen sie – mittels Projektion und Spaltung instrumentalisiert – aufeinander los und lassen die Mächtigen in Ruhe. Die Politiker sind in dieser Inszenierung eher nur Stellvertreter und insofern Statisten. In einem Moment von Ehrlichkeit sagte Horst Seehofer sinngemäß, die Gewählten hätten keine Macht, die hätten die Nicht-Gewählten[36]. Er sollte es wissen. Immerhin war er nicht nur CSU-Chef und Ministerpräsident, sondern davor auch schon Gesundheitsminister. Als solcher lernte er, vor der Pharmamacht zu kuschen, und später als Innenminister durchschaute er wohl, dass Flüchtlinge überwiegend Migranten waren, und zuletzt, dass seine Polizisten vor viel mehr Demonstranten (be-)stehen mussten als die Mainstream-Medien zugaben. Außerdem durchlebte Seehofer eine lebensbedrohliche Krankheit und einen massiven Karriereknick. Es ist also die Aussage eines erfahrenen altgedienten Politikers, der es nicht nur wissen sollte, sondern weiß.

Die einzige Angst, die den heutigen schwerreichen Drahtziehern bleibt, ist wohl die, ihr Geld und damit ihren Einfluss und ihre Macht zu verlieren.

Das Angebot von Klaus Schwab, des Chefs des WEF in seinem Buch *Great Reset* an die große Mehrheit der relativ Armen, ist nicht mal originell oder auch nur neu. Früher im alten Rom nannten Imperatoren es: Panem et circenses – Brot und Spiele.

Der Reichtum der gut 2000 Milliardäre der Welt hat durch Corona noch um rund 50 Prozent zugenommen. Aber sie haben weiterhin nicht genug bekommen, weil Geld nicht sättigt. Früher hätten sie den Volkszorn fürchten müssen. Dank *Mind Food* jedoch, das ihre Helfer in Politik und Justiz, Medien und Medizin ebenso großzügig wie geschickt in ihrem Auftrag verabreichen, fühlen sie sich vor un-

---

36 http://www.youtube.com/watch?v=f1XJ9v6iV4Q#t=4m30s

erwünschtem Widerstand durch die ausgebootete Mehrheit weitestgehend sicher. Die neue Art moderner »Demokratie« funktioniert fabelhaft für die neuen Potentaten: Sie brauchen sich kaum noch nach unseren Vorstellungen oder Wünschen zu richten, Politiker und Journalisten richten schon alles für sie. Wie die erwähnte Princeton-Studie der Analyse von 1800 durchgeführten Meinungsumfragen schon 2014 ergab, reicht es, wenn sie in weniger als einem halben Prozent der Fälle im Sinne des Bevölkerungswillens entscheiden lassen.

All das funktioniert dank *Mind Food*. Mittels der Entscheidungsgewalt über Nebensächlichkeiten sind wir fest in die Geld-Welt-Religion des Konsums eingebettet und sie können gleichzeitig die Illusion von Freiheit aufrechterhalten. Wir dürfen entscheiden, welche Apps wir nehmen, welche Bank wir wählen, in welchem Supermarkt wir kaufen, welches Auto mit welcher Farbe und Ausstattung wir fahren. Mehr brauchen die meisten nicht für ihr Wohlbefinden.

Konsum dient der Ablenkung, ebenso wie sportliche Großereignisse, während denen sich Wichtige und gegen die Interessen der Mehrheit gehende Entscheidungen durchziehen lassen. Wer weiß schon, dass sich Deutschland unter Angela Merkel in aller Stille finanziell an einer von Gates gesponserten Organisation zur Abschaffung des Bargeldes (Better than cash Alliance) mit 500 000 € beteiligt hat? Wollte die Kanzlerin ihren Stimmbürgern das erst mal noch ersparen, nachdem ihnen schon der Abschied von der D-Mark so schwergefallen ist? Der gute Freund Bill Gates wird schon wissen, was er tut ... Da bin ich inzwischen leider auch sicher!

Wir sind jeden Tag überflutet von unwichtigen Informationen und bemerken nicht, wie uns die wirklich wichtigen erspart bleiben. Das Internet trägt hervorragend zur Ablenkung vom Wesentlichen bei, zumal es noch eine Art Suchtfaktor ins Spiel bringt. Von vielen PatientInnen weiß ich, wie oft sie darin viel zu lang hängen bleiben.

Der Schlüssel zur Macht liegt in unserer Manipulierbarkeit. Die Wissenschaft von der Psyche ist mittlerweile die wirksamste Waffe im Machterhalt. Seit ca. 100 Jahren arbeiten nicht nur Wissenschaftler und Techniker, sondern auch Psychologen den Obrigkeiten zu und im Pentagon sind mehr Psychologen als Waffenexperten angestellt.

Die Moderne wurde so zum Paradies für Milliardäre, die sich – dank kostengünstigem *Mind Food,* – so gut wie sicher vor dem Heer der Armen fühlen können. Zumal die Versprechungen der Manipulierer gegenüber der Masse immer glaubhafter und überzeugender geraten, während die Kosten dafür sinken.

Sogenannte Influencer, zu Deutsch Beeinflusser, erklären uns zudem, wie wir selbst verantwortlich dafür sind, nicht reich zu sein. Wir müssten nur ihre Seminare buchen, um (erfolg-)reicher Bestsellerautor oder Geschäftsmann zu werden.

Die Möglichkeiten im Hinblick auf Autonomie und Freiheit haben sich fürs Fußvolk so aussichtslos entwickelt, dass die Versprechen *von Klaus Schwabs* »Great Reset«, des großen Neuanfangs, für sie sogar verlockend sein könnten.

Roman Braun diagnostiziert, wir hätten die Selbstermächtigung der Exekutive akzeptiert, die sich nicht einmal mehr an die Legislative gebunden fühlen müsse. Obrigkeiten, die die Gesetze ignorieren, agieren gesetzlos. Der österreichische Ex-Kanzler Kurz, der diesen Kurs von Beginn an steuerte, hat mit Verordnungen regiert und die Urteile des Verfassungsgerichts gegen seine Regierungspolitik schlicht ignoriert. Dabei kamen ihm die langen juristischen Wege zu Hilfe. Wie hätten wir das früher genannt, wenn – wie in Österreich – die Exekutive am Parlament vorbei mit Verordnungen regiert, die Legislative, gedeckt von einer gleichgeschalteten Presse – die praktisch alle Kritik unterdrückt – ignoriert und sich Anfang 2022 gerade anschickt, den letzten Oppositions-Fernsehsender *Servus TV* ab- und auszuschalten? Wir hätten das bisher Diktatur genannt. Für die satt mit *Mind Food* abgefütterte Mehrheit ist das österreichische Normalität. Inzwischen ist alles vorstellbar, denn wer hätte sich vor nur zwei Jahren solch eine Entwicklung wie die jetzige vorstellen können?

Dagegen wird die längst vorbereitete Einführung des Digitalen Euro ein Fingerschnippen sein. Dann ist alles Privatvermögen, außer dem der Multimilliardäre natürlich, per Knopfdruck abgeschafft und die von Schwab schon herbeigesehnte Grundversorgung mag per Zwangsverordnung kommen und sogar gern angenommen werden.

Der mit der indirekten »Zwangsimpfung« schon eingeführte Zwang könnte das Durchsetzungsmittel dafür werden. Was für ein Unterschied zu den Initiativen zum Bedingungslosen Grundeinkommen in der Schweiz oder von DM-Markt-Gründer Götz Werner in Deutschland! Da ging es um eine zusätzliche Grundversorgung statt um Enteignung und Zwangsbeglückung.

Sobald das Bargeld abgeschafft und die Kontrolle total ist, wird alles noch viel leichter für die Obrigkeiten. Demos bleiben möglich, nur gibt es für Kritiker gerade zu diesen Zeiten – selbstverständlich zufällig – keine Tickets zur Anreise mehr. Das wusste schon der Baron Rothschild, als er sagte: »Geld ist die mächtigste Kontrolle.« Diese ist heute durch die ebenfalls schon in Vorbereitung befindliche digitale Kontrolle nach chinesischem Vorbild noch um Lichtjahre effektiver.

Das ursprüngliche Zentrum der Demokratie war ein öffentlicher Debatten-Raum. Den haben wir jetzt schon verloren. Ist das folglich der Anfang vom Ende der Demokratie? Wie ist das alles möglich?

5. VOM GUTEN ANFANG ZUM BÖSEN ENDE

Im Anfang liegt alles, besagt das drittwichtigste der *Schicksalsgesetze*, aber das Gesetz der Resonanz und vor allem das der Polarität sind in der Hierarchie der Gesetze höher angesiedelt und übertrumpfen das des Anfangs. Wer beim Fortschritt das *Polaritätsgesetz* und insbesondere das *Schattenprinzip* missachtet, läuft Gefahr, im Gegenpol zu landen.

Dass gut Begonnenes in Schrecken umschlagen kann, wissen wir aus dem Beziehungsbereich, der uns alle drei *Schicksalsgesetze* sehr gut demonstrieren kann. Wir verlieben uns gerne auf den ersten Blick – und schon ist das Gesetz des Anfangs auf unserer Seite. Sehr rasch prüfen wir unsere Resonanz, stoßen noch im Stehen miteinander an, laden uns zum Essen ein, freuen uns riesig, wenn wir beide Spargel und Champagner mögen und nehmen es als Zeichen großer Liebe und Resonanz und dass wir wundervoll zusammenpassen – und verzehren uns bei gutem Essen schon nach dem anderen. Anschließend geht, was im Stehen begonnen, sich beim gemütlichen Essen sitzend fortsetzte, auf die horizontale Ebene. Wenn es da nicht klappt – er sofort oder sie gar nicht kommt und darauf eine ungeschickte Bastelei beginnt –, geben die Jungen heute schon wieder auf. Klappt es aber und es ergibt sich eine wundervolle Liebesnacht, die in einen gemeinsamen Orgasmus mündet, haben sie auch noch das zweitwichtigste Gesetz der Resonanz auf ihrer Seite. Nun trauen sie sich vielleicht sogar vor den Trau-Altar und trauen sich Ja zu sagen, obwohl Entwicklung und Ende der Beziehung keineswegs voraussehbar sind. Dass der Trau-Altar so heißt, ist vielleicht wirklich Zufall.

Auch wenn sie sich in bester Absicht das Ja-Wort geben, kann, was in heißer Liebe begann, trotzdem in kaltem Hass vor dem Scheidungsrichter enden. Das passiert desto wahrscheinlicher, je weniger sie von den *Schicksalsgesetzen,* und vor allem vom *Polaritätsgesetz* wissen. Denn wenn sie diese Zusammenhänge nicht kennen, neigen sie dazu, das Schattenprinzip zu verkennen und eigene Schatten auf ihre PartnerInnen zu projizieren. Die dann anfallenden gegenseitigen Beschuldigungen sind bereits der Abgesang auf die Ehe oder Beziehung.

Dieses Muster erleben wir auf allen Ebenen. In der Pandemie zeigt sich, wie Obrigkeiten ihre Enttäuschung über ihr Missmanagement und die nicht funktionierenden »Impfungen« auf Ungeimpfte als Sündenböcke projizieren. Obendrein hetzen sie die zwar schwindende, aber doch noch immer hinter ihnen ängstlich verharrende Mehrheit auf die große wachsende Minderheit. So ist deren Enttäuschung über die gebrochenen Versprechen bezüglich der als einziges Allheilmittel angepriesenen »Impfung« schon mal von den eigentlich Verantwortlichen auf Sündenböcke abgelenkt. Eine konstruktive Reaktion wäre es, zur Kenntnis zu nehmen, dass man sich hat täuschen lassen, dass diese »Impfungen« keineswegs vor Ansteckung schützen, sondern im Gegenteil – von Studien belegt – man nach einem Zeitraum von sechs Monaten noch anfälliger für alle möglichen Infektionen und andere medizinische Probleme wird. Mit einer offenen Ent-schuldigung würden sie mehr und nachhaltiger Schuld los, als mit diesen ebenso feigen wie hinterhältigen Projektionen auf Sündenböcke.

Der gute Beginn mit bösem Ende ist ein enorm verbreitetes Muster, das keineswegs nur zur Manipulation verwendet wird. Aber oft eben auch dafür. Was war das für ein nettes Geschenk, als Facebook und Herr Zuckerberg uns anfangs kostenlos gute Werbemöglichkeiten zur Verfügung stellten. Aber das zu erwartende dicke, teure Ende kam dann bald.

Oder Wikipedia? Was für eine Manipulations-Plattform gegen alles Komplementärmedizinische und Spirituelle wurde daraus? Dieses Muster ist geradezu ein Archetyp und sicher kein Zufall. Wir werden ihm weiter nachgehen, hat es sich doch heute zu einer der mächtigsten Fallen im *Mind-Food*-System entwickelt.

Leicht durchschaubar und deshalb harmlos ist das Muster in der spirituellen Szene zu erkennen. Erst gibt es eine kostenlose Masterclass, und wer angebissen hat, erhält eine Einladung zu einem kostenpflichtigen Seminar. Die Masterclass vermittelt bei seriöseren Anbietern wie Younity schon einiges an Wissen und sogar Vertiefung. Und jeder hat jederzeit die freie Wahl weiterzugehen. Das ist nicht immer so.

Der Angler serviert dem Fisch erst einen leckeren Wurm und den Haken gleich mit, an dem der dicke Fisch dann an Land gezogen wird. Nach diesem Vorbild arbeiten Systeme wie das von Scientology. Deren Straßenwerber ködern Passanten mit einem gratis Psychotest und bieten dann einen sehr günstigen Kurs an, um die beim Test vorsätzlich aufgedeckten übertrieben dargestellten Defizite zu beheben. Die Preise steigern sich nach und nach ins Endlose und führen schnell zu einer Verschuldung der abhängigen Anhänger. Am Ende haben manch Gutgläubige enorme Schuldenberge aufgehäuft und sich über diese Schulden heillos an dieses »Heilssystem zum Clearwerden« gebunden. Aber natürlich muss man schon sehr unklar sein, um auf so ein System hereinzufallen. Ron Hubbard, der Begründer, ist damit aber sehr (einfluss-)reich geworden.

Das Muster ist deutlich. Es kann im Guten wie im Bösen genutzt werden. Man kann auch Fische füttern ohne Haken, um ihnen zu zeigen, dass es hier noch mehr und gutes Futter gibt.

Ich bekenne mich selbst zu dieser Methode, die sich nicht mal in jedem Schritt absichtlich, aber mit der Zeit eben doch konsequent ergeben hat. Zuerst halte ich in einer Stadt einen relativ günstigen Doppel-Vortrag, währenddessen ein Buchhändler oder Mitarbeiter meine Bücher verkauft. In denen finden sich Hinweise auf weitere

Bücher. Der Veranstalter gibt am Ende der Vorträge Hinweise auf ein etwaiges Tagesseminar zur Vertiefung. Bei dem liegen dann Infos aus für durchaus gute Wochen-Seminare und dort wiederum für Ausbildungen ...

Hinter diesem Urmuster kann, muss aber nicht böse Absicht stecken. Es ist auch ein Köder, der keinen Haken enthält, wenn er ausgezeichnet schmeckt, aber einfach Lust auf mehr macht.

Ent- und Verwicklung des Journalismus

In der Welt unserer Ahnen gab es keine Journalisten, sondern jeder Wanderer übernahm die Verbreitung von Neuigkeiten, Ideen und Erfindungen. Der Homo bono, wie ich ihn nenne, war mit seiner Offenheit und kindlich neugierigen Art dafür geradezu prädestiniert, denn vertrauensvoll konnte er berichten und glauben, was er erfuhr. Seine Freundlichkeit erleichterte ihm den Austausch, und so kamen Neuigkeiten bei anderen freundlichen Wissbegierigen gut an. Nachrichtenvermittlung wurde noch nicht bezahlt, sondern alle waren darin eingebunden. Sie geschah nebenbei und gern, weil es Wissbegierde befriedigte, Entdeckungen und Erfindungen verbreitete und die Verbundenheit steigerte. Es gab noch kein Geld und man konnte und musste nichts verdienen, aber einander dienen. Es war eine Zeit, wo Menschen sich als Subjekte und noch nicht als Objekte sahen und behandelten.

Von den Marketenderinnen über die Scheren- und Messerschleifer, die von Ort zu Ort gingen und in unbezahlter Nebentätigkeit Nachrichten überbrachten bis zum heutigen bezahlten Journalismus war ein langer Weg – gemessen an unserer Entwicklungsgeschichte jedoch nur eine kurze Zeitspanne.

Die Höhe der Bezahlung journalistischer Arbeit hängt inzwischen längst nicht mehr nur vom Honorar ab, sondern auch von sogenannten »Nebengeräuschen«. Vorteile, die sich für diejenigen ergeben, über die zu berichten ist, werden entsprechend belohnt und honoriert. Das allerdings offenbart den Schatten journalistischen Berufsethos, wie die Medien-Spenden der Gates-Stiftung zeigen, die ganz offensichtlich nicht dazu angetan sind, unabhängigen und kritischen Journalismus zu fördern.

Dieses inoffizielle Belohnungssystem gilt natürlich nicht für alle, aber – möglicherweise – für die entscheidenden Journalisten, die die Leitlinien großer Medien bestimmen. Ich persönlich kenne durchaus Journalisten, die der Wahrheit und ursprünglicher journalistischer Ethik verpflichtet sind. *ServusTV, AUF1* oder *DIE WELT* werden wohl kaum Pharma-Geld bekommen für ihre mitunter doch noch kritische Berichterstattung. Wirklich kritische kleine Medien sind nicht interessant für die Konzern-Herren, da ihr Einfluss zu vernachlässigen ist. Aber wenn ein Journalist wie Reitschuster bald mehr ZuschauerInnen hat als die ständig an Zuspruch verlierenden Mainstream-Medien, zeigt das einen neuen Trend.

Einflussreiche Sender und Mainstream-Medien finanzieren sich inzwischen weniger über Abonnementgebühren als über offene und versteckte Werbung wie sogenanntes Product-Placement. Alles hängt inzwischen von der Quote, und damit vom Geld ab. Der *SPIEGEL*-Redakteur Claas Relotius log seine Artikel so quotenträchtig zusammen, dass er mit Journalistenpreisen überhäuft wurde. Ein einflussreiches US-Magazin kürte ihn gar zum Journalisten des Jahres. Relotius produzierte wirkliche »Lügenpresse«. Aber betreiben nicht inzwischen fast alle Mainstream-Medien zumindest »Lückenpresse«? Fällt da nicht weg, was weder Quote noch Sponsorengelder bringt? Dem ist nachzugehen.

Computer-, Auto- und andere Hersteller lassen einiges springen, wenn es darum geht, ihre Produkte in Fernsehproduktionen ins rechte Licht zu rücken. Entscheidend sind heute wohl vor allem die schon erwähnten Zuwendungen für positive Berichterstattung und das ist nichts anderes als Einflussnahme und Manipulation. JournalistInnen müssen die erhaltenen milden Gaben in Form milder Berichterstattung zurückerstatten. Bei John Rockefeller und Bill Gates hat es jedenfalls geklappt und ihr Imagewandel zum Wohltäter der Menschheit ist gelungen.

Dazu aber müssen sich JournalistInnen verbiegen (lassen). Hirnforscher Gerald Hüther sagt es klar und unumwunden: »Medien wollen sich finanzieren, nicht aufklären.« Früher ließ sich beides verbinden. Heute ist der meinungsbildende Journalismus in hohem Grade von Sponsoring und damit auch von den Wünschen der Sponsoren abhängig geworden. Diese moderne Form der Beeinflussung hätte man früher Bestechung genannt, und freiwillig würden sich JournalistInnen für derlei Gefälligkeits-Journalismus, der einem Verrat an ihrem Berufsethos entspricht, wohl nicht hergeben und erniedrigen.

Wieder finden wir bei der anfangs so positiv ansteigenden Kurve des sich entwickelnden Journalismus das »liebe Geld« – in Gesellschaften der Geld-Welt-Religion nicht sehr verwunderlich. Aber ist uns dieses Geld wirklich lieb und gut? Dem lieben und freundlichen Homo bono wohl nicht. Man muss schon Geld über Ehrlichkeit, über Integrität und Würde stellen, um sich dafür krummzulegen und so verbiegen zu lassen. Der Ausdruck krummlegen stammt aus der entsetzlichen Zeit der Sklaverei und Leibeigenschaft, wo Sklaven selbst in der Nacht daran gehindert wurden, sich auszustrecken, sondern als Strafe krummgeschlossen wurden. Dass JournalistInnen sich inzwischen freiwillig für solch krumme Touren krummlegen, offenbart, in welch scheußlichem Seelenzustand sie sich befinden müssen.

Die Welt, die uns die Medien mittlerweile zeigen, hat nicht mehr viel mit der Wirklichkeit zu tun, wie ich von vielen Reisen aus persönlicher Erfahrung weiß.

Dass sich die für die Meinungsbildung der Gesellschaft wichtigsten JournalistInnen für die Wahrheit so wenig interessieren, geschweige denn engagieren, ist ein eigenes großes Thema. Der entscheidende Teil eines ganzen Berufsstandes scheint seinem *Schatten* aufzusitzen. Letztlich aber verdienen solche Journalisten wiederum genauso Mitgefühl wie die Obrigkeiten, für die sie sich verbiegen und krummlegen (lassen). Da sie selbst nicht zu den Herrschenden gehören, sondern ihnen nur für entsprechende Gefälligkeiten, Gegenleistungen und Vorteile ihre Stimme leihen und für sie Stimmung machen, müssen sie sich wohl anpassen. Seine Seele zu verbiegen und (im biblischen Sinn dem Teufel) zu verkaufen, ist aber so ziemlich das Schlimmste, was wir uns und in der Folge anderen antun können. Wer sich für derlei einspannen lässt, verdient unser Mitgefühl, klingt doch schon das Wort »einspannen« nach einer besonderen Art von Folter, der aus dem Mittelalter bekannten »Streckbank«.

Mit der Devise »only bad news are good news« haben JournalistInnen erreicht, dass Nachrichten geradezu krank machen können, wie das renommierte *British Journal of Psychology*[37] schon 1997 bewies. JournalistInnen halten den Menschen für schlecht. Wer ihnen das glaubt, wird sich bald auch so fühlen – und andere so behandeln. Dass dem deutschen Arzt Dr. Michael Nehls zufolge jede Stunde regelmäßigen Fernsehkonsums die Demenz-Wahrscheinlichkeit um 34 Prozent erhöht, passt in dieses Bild.

Die Angewohnheit vieler entscheidender JournalistInnen, so ziemlich alles Gute zu erniedrigen und so vielen die Hoffnung zu nehmen, ist verheerend erfolgreich. So ergibt sich ein perfekter Nocebo-Effekt, ein Teufelskreis, der uns alle runterzieht in Zynismus, Pessimismus und Depressionen – selbst dort, wo es eindeutig bergauf geht. Fast überall auf der Welt, glaubt eine erschreckende Mehrheit der Menschen, alles werde schlechter und schlimmer.

Zum Glück gibt es einzelne JournalistInnen z.B. bei *arte*, die da nicht mitziehen. Sie haben aber auch nicht mehr viel Einfluss und können die Einseitigkeit ihrer schattenverliebten Kollegen nicht annähernd ausgleichen. In Zeiten der Pandemie wurde diesen Wenigen einfach der Geldhahn zugedreht. So gab es eben keine Fortsetzung des Films *Profiteure der Angst*, der über die Pandemie-Generalprobe der Schweinegrippe berichtet. In Wirklichkeit gibt es natürlich solche Pro-

---

37 Vol. 88, Issue 1

fiteure und sogar verschärft und obendrein weltweit, aber keine Dokumentation darüber. Allein in der deutschen Lobbyisten-Kaderschmiede, die sich mit dem christlichen Namen CDU/CSU tarnt, haben sich mehrere Politiker am Maskengeschäft der Pandemie im großen Stil bereichert. Eine neue Doku würde wohl noch viel Erschreckenderes enthüllen.

Die Mächtigen haben keinerlei Interesse, die Dokumentation ihrer Machenschaften zu sponsern. Deshalb bräuchten wir wirklich so dringend öffentlich-rechtliche Medien, die von Spenden unabhängig ihrem Berufsethos folgen können. Das war jedenfalls die Idee, bevor es zur »Gleichschaltung« mittels Sponsoring und zur Entgleisung Richtung »Staatsfunk« kam.

Meine eigenen Erfahrungen würden allein ein Buch füllen. Fragt der Assistent von Ex-Talkmaster Johannes B. Kerner: »Welche Krankheitsbilder sollten wir denn meiden?« Meine Antwort: »Die Migräne, das ist zu peinlich für die Betroffenen in so großer Öffentlichkeit.« Kerners erste Frage in der Sendung: »Hat hier jemand Migräne, Dr. Dahlke kann das deuten.« Bei Maischberger die Frage »Welche Berufsbezeichnungen wollen Sie nicht hinter Ihrem Namen?« Ich antwortete naiv und ehrlich und sah dann in der Sendung genau diese. Meine Enttäuschung vermittelte ich der Redakteurin und wurde kein drittes Mal mehr eingeladen.

Die Agonie des Journalismus und die Chance für Anstand und Aufstand

Auch hier ist der Blick zurück und sogar ein Rückschritt hilfreich, waren die Anfänge doch so viel besser. Wie sehr fehlen uns heute freie und unabhängige Geister unter den Journalisten wie es etwa in Deutschland Peter Scholl-Latour oder in Österreich Hugo Portisch waren! Uwe Ulfkotte lebte nach seinem Offenbarungseid bezüglich des hier geschilderten Niedergangs des deutschen Journalismus nur noch erstaunlich kurz. War es (s)eine Krankheit, die ihm den Mut gab, zum Schluss mit der Wahrheit herauszurücken? Oder ist es schon so weit gekommen wie in Ländern, wo kritische Journalisten ihr Leben riskieren? Dass in mir diese zweite Frage auftaucht, halte ich für ein wirklich schlechtes Zeichen. Aber was hatte die ehemals beliebte Tagesschau-Sprecherin Eva Herman bis zu und nach ihrer Entlassung durchzumachen! Ihr Vergehen: Sie wich von der verordneten Political Correctness ab und stand zu ihrer eigenen abweichenden Meinung in Fragen der Kindererziehung. Längst hat sie sich nach Kanada abgesetzt, um unbedrängt und -verfolgt weiter zu berichten.

Da ich selbst nicht rechtzeitig mitbekommen habe, was sich alles änderte, habe ich Verständnis für alle, die immer noch nicht merken, was im Journalismus abläuft. Viel konnte ich von meinem Assistenten Uwe lernen. Wir haben einiges gemeinsam: Blond und blauäugig in der DDR geboren, ist er dort bis zu deren Ende geblieben, wogegen ich schon als Baby geflohen wurde. Inzwischen arbeiten wir über ein Jahrzehnt zusammen, meine blonden Locken sind vergangen, seine geblieben, aber wir sind noch blauäugig, ich allerdings deutlicher. In der DDR sozialisiert, merkte er von Anfang an, dass einiges in der Presse nicht mehr stimmte. Ich versuchte ihm zu erklären, dass das für die DDR stimmte, aber nicht für die BRD. Rückwirkend weiß ich, wie vieles, was ich lange für »Verschwörungstheorie« hielt, längst Realität ist. Insofern habe ich Mitgefühl mit jenen, die immer noch nicht gemerkt haben, dass wir diese neue Art von Presse gar nicht brauchen, dafür gibt es Regierungssprecher. Uwes Worten »Das ist wie in der DDR« habe ich (zu) lange widersprochen. Leider kann ich das nicht mehr. Inzwischen findet er es sogar schlimmer als in der DDR, weil dort fast alle das Spiel durchschaut hätten. Das lässt mich erst mal sprachlos zurück.

Wie wirken Einflussnahmen auf Medien?

Bill Gates war wegen seiner Vergehen gegen Kartellrecht und illegaler Nutzung seiner Monopole sowie wegen seiner der WHO aufs Auge gedrückten Impfkampagnen in Indien und Afrika mit vielen Toten und unfruchtbar gespritzten Mädchen jahrelang gleichsam der Prügelknabe der Medien. Und dann lautete die Botschaft plötzlich »Bill Gates widmet sein Vermögen der Rettung der Welt«.

Wenn sogenannte Philanthropen wie Gates ihr Vermögen für edle und humane Projekte spenden, bleibt zumindest die Frage offen: Wieso werden sie dabei immer (einfluss-)reicher?

Oder liegt das am einfachen Trick, in Aktien von Firmen zu investieren, deren Projekte die Stiftungen mithilfe zuvor reichlich bespendeter Medien fördern? War es wirklich glücklicher Zufall, dass die Gates-Stiftung nur vier Monate vor dem ersten Covid-19-Fall, 55 Millionen Dollar bei BioNTech investierte mit der erklärten Absicht, auf 100 Millionen Dollar zu erhöhen? Zufall auch, dass BioNTech kurz darauf, am 10. Oktober 2019, an die US-Börse ging? Zufall auch die gleich nach Ausbruch der Pandemie eingegangene Kooperation mit Pfizer, um gemeinsam den Covid-19-»Impfstoff« auf mRNA-Basis zu entwickeln? Zufall, dass die Gates-Stiftung auch an Pfizer beteiligt ist?

Was für ein glücklicher Zufall, dass der Börsenkurs von BioNTech von unter 14 Dollar zu Beginn im Zuge der Pandemie regelrecht explodierte und zwischenzeitlich fast 400 Dollar erreichte?

Zufall auch, dass solche Zusammenhänge die Börsenaufsicht nicht interessieren?

Große Ehrlichkeit bewies Gates im Interview mit der von ihm ebenfalls reichlich bespendeten *ZEIT*. Auf die Frage, was er in dieser Pandemie-Notlage von der Freigabe der Patente auf Impfstoffe aus humanitären Gründen halte, meinte er spontan: »Das ist das Dümmste, was ich je gehört habe!«

Und was für ein Zufall erst, dass all diese Zufälle keinem von Tausenden JournalistInnen der angeblichen Qualitätsmedien auffielen oder berichtenswert erschienen?

Hat Bill Gates einfach ein Näschen für lohnende Investments und alles andere ist die schon bekannte unendlich lange Kette von Zufällen?

1998 war noch im *SPIEGEL* zu lesen: »... Gates wollte die Welt nicht bloß verändern, er will sie beherrschen«, zitiert von seinen Biografen Stephen Manes und Paul Andrews. Sogenannte Qualitäts-Medien würden so etwas heute nicht nur verschweigen, sondern »Mr. Microsoft« sogar verteidigen und seine Kritiker als Verschwörungstheoretiker usw. herabsetzen. Dieser Meinungswandel – schon wieder Zufall?

Der mit Gates-Millionen reichlich bedachte *SPIEGEL* antwortet auf die Frage, ob auch andere Medien sich von Gates bezahlen lassen:

> *»Ja. Große europäische Medien wie The Guardian und El País haben mit Global Development beziehungsweise Planeta Futuro ähnliche Sektionen auf ihren Nachrichtenseiten mit Unterstützung der Gates-Stiftung aufgebaut. Auch viele weitere internationale Medien sind eine Kooperation mit der BMGF eingegangen, darunter Le Monde, BBC und CNN. Auch in Deutschland werden Redaktionen von Stiftungen unterstützt, etwa die investigativen Teams von Correctiv und Investigate Europe, ebenso die Wissenschaftsredaktion des Science Media Center Germany (SMC)[38]«.*

Informationen also aus erster Hand über ähnliche Unterstützungen oder Einflussnahmen?

Bei der erwähnten englischen *BBC* flossen zufällig in den letzten Jahren knapp 50 Millionen Dollar von Gates vorbei und wollten bleiben. Was kam dafür wohl zurück?

Der *SPIEGEL* will seine LeserInnen glauben lassen, bei über 5 Millionen Spendengeldern bleibe er frei und unabhängig und könne weiter kritisch berichten. Sind *SPIEGEL*-LeserInnen wirklich bereit zu glauben, dass der Meinungsumschwung ganz zufällig erfolgte und kein Zusammenhang mit der Spendenflut besteht?

---

38 https://reitschuster.de/post/14-millionen-von-bill-gates-fuer-hirschhausen-stiftung/

Er geht im Gegenteil in seiner Unterstützung für Gates recht weit, weiter sogar als Gates' Frau Melinda. Als im Zuge des Skandals um Jeffrey Epstein, der Minderjährige missbraucht und zur Prostitution gezwungen hatte, dessen Kontakte zu Gates bekannt wurden, verteidigte ihn der *SPIEGEL* und versuchte, ihn von jeder Schuld reinzuwaschen. Derselbe *SPIEGEL*, der bei der #MeToo-Diskussion gar nicht zimperlich mit Vorverurteilungen war, erklärte alle Belästigungsvorwürfe gegen Bill Gates aus der eigenen Firma für unbewiesen. Könnte zufällig Geld entsprechende Münder gestopft und gekränkte Seelen beruhigt haben?

Der *SPIEGEL* hat sich jedenfalls wegen dieser Gerüchte nicht von Bill Gates getrennt, wie angeblich dessen Frau Melinda. Sie war – laut US-Medien – immer gegen die Kontakte zu Epstein und habe sich, als sie ruchbar wurden, von Bill getrennt. Wiederum Zufall, dass weder der *SPIEGEL* noch andere »Qualitätsmedien« diese Story aufgriffen?

Gates ist mit dem *SPIEGEL* offenbar sehr zufrieden, denn im Oktober 2021 hat seine Stiftung angekündigt, einen Nachschlag von 2,9 Millionen Dollar zu spenden.

Spenden gehen normalerweise an Notleidende, Verarmte oder Bedürftige. Trifft auf den *SPIEGEL* eines dieser drei Kriterien zu? Tatsächlich erleiden die Mainstream-Medien gerade ebenso drastische wie wohlverdiente Einbußen an Abonnenten und Einschaltquoten. Im Januar 22 lesen wir bei *Tichys Einblick*, einem der neuen unabhängigen Portale:

> *»Die Stimmung kippt: Immer mehr Bürger demonstrieren friedlich gegen die Politik. Politiker reagieren mit widersprüchlichen Aussagen und Maßnahmen — ein ungeordneter Rückzug. So verspielen sie noch mehr Vertrauen. Auch die ihnen treu ergebenen Medien: Weniger als die Hälfte der Befragten einer Forsa-Studie schenken den Medien noch Vertrauen.«*

Könnte es sein, dass es sich bei diesen Spenden im Vorfeld um Beeinflussung und im Nachhinein um Belohnungen handelt? Oder alles wieder nur der schon aufdringliche Zufall?

Es wäre die Verantwortung all jener Journalisten, die sich haben verbiegen und gleichschalten lassen, diesem – ihrem und unsrem – Elend ein Ende zu setzen. So wie es ein mutiger deutscher *SWR*-Mitarbeiter namens Ole Skambraks tat. In einem offenen, unbedingt lesenswerten langen, kritischen und gut belegten Brief mit dem Titel »Ich kann nicht mehr[39]« äußerte er sich zu anderthalb Jahren Corona-Berichterstattung. Nach 12 Jahren als redaktioneller Mitarbeiter und Redakteur wurde Skambraks Ende Oktober 2021 bereits entlassen und sein Brief wurde rasch vielerorts gelöscht.

Fragen an JournalistInnen

Warum diskutieren bei deutschen Talkshows immer dieselben Leute und nicht mal wirklich kompetente Wissenschaftler beider Seiten mit- oder auch gegeneinander?

Warum werden zaghafte Versuche, auch mal ausgewogeneren Meinungen Raum zu geben, so kritisiert? Warum kommt die andere, kritische Seite im Mainstream überhaupt nicht mehr vor oder nur noch diffamiert?

Warum bringen JournalistInnen der Mainstream-Medien kaum beruhigende Nachrichten?

Und was ist los mit uns, dass wir uns diese Einseitigkeit und Verzerrung gefallen lassen und sie auch noch finanzieren?

Moderner Umgang mit der Wahrheit und ihre Sabotage

Warum wurden seit Corona bis dahin weltweit anerkannte Wissenschaftler wie Prof. John Ioannidis von der Stanford-University, bis zur Pandemie der Star unter den Epidemiologen dieser Welt, oder Prof. Sucharit Bhakdi, ein weltweit anerkannter und (vielfach) ausgezeich-

39 https://multipolar-magazin.de/artikel/ich-kann-nicht-mehr

neter Infektiologe, öffentlich von Medien und von sogenannten Fakten-Checkern verunglimpft? Zufall wieder, dass viele Fakten-Checker von der Gates-Stiftung unterstützt werden? Geschieht es wegen ihrer geistigen Armut und Bedürftigkeit, oder erwartet die Stiftung dafür etwas?

Ein Beispiel dafür, was heute aus Wissenschaft, Journalismus und Wahrheit geworden ist: Ende 2020 veröffentlichte die Wissenschaftlerin Genevieve Briand von der Johns Hopkins University, also gleichsam aus der Höhle des Löwen, die Fakten zur Sterblichkeit in ihrem Land[40]. 2020 seien selbst in den so schwer von der Pandemie getroffenen USA nicht mehr Amerikaner gestorben als im Jahr 2018.

Sie bemerkte, dass andere Todesursachen in vergleichbarem Ausmaß gesunken waren, wie die Zahlen der Corona-Toten anstiegen. Das ist wissenschaftlich betrachtet auffällig und erlaubt eigentlich nur einen einzigen logischen Schluss. Und die mutige Wissenschaftlerin zog ihn: Nahezu alle Todesfälle wurden kurzerhand der Pandemie in die Schuhe geschoben. In der Konsequenz bezeichnete sie diese Todeszahlen als irreführend.

Schon über Monate gab es Berichte aus aller Welt, wie diese Zahlen aufgebläht wurden. Tatsache ist, dass es bei Covid-19 auf dem Totenschein mehr Geld gab[41].

Dazu kenne ich persönlich Beispiele aus Deutschland, Zypern, Italien, Slowenien und den USA von Berichten über Verstorbene, die niemals positiv getestet wurden und trotzdem diese Diagnose mit ins Grab bekamen. In Slowenien erhielt ein Bekannter einen positiven Testbefund, der in der langen Warteschlange aufgegeben hatte und gar nicht zum Test angetreten war. Schon im Mai 2020 widersprach

---

40 https://pjmedia.com/news-and-politics/matt-margolis/2020/11/27/johns-hopkins-study-saying-covid-19-has-relatively-no-effect-on-deaths-in-u-s-deleted-after-publication-n1178930

41 https://www.hz.de/meinort/heidenheim/Todesursache-Covid19-bekommen-Heidenheimer-Aerzte-Klinikum-Geld-fuer-Corona-Tote-54607088.html

Jared Polis, Demokratischer Gouverneur des US-Bundesstaates Colorado, den offiziellen Todeszahlen des *Centers for Disease Control and Prevention* (CDC) und monierte, dass an ganz anderen Krankheitsbildern verstorbene PatientInnen mitgezählt würden. Bald wurde auch in Europa thematisiert, dass erstmals nicht zwischen »mit« und »an« einer Krankheit verstorben unterschieden wurde. Eigentlich ist es ein Skandal, und wäre vor der Pandemie auch noch als solcher erkannt und gebrandmarkt worden. Warum stiegen die Medien nicht darauf ein? Erst Anfang 2022 brachten in Deutschland die Springer-Zeitungen *Welt* und *Bild* dieses Thema. Anhand der offiziellen Zahlen der Ämter wurde klar, dass ca. 30 Prozent der gemeldeten Corona-Toten an anderen oder unbekannten Ursachen gestorben waren. Ebenso flog auf, dass die in Bayern und Hamburg von besonders alarmistischen Regierungschefs mit Vehemenz verbreiteten Nachrichten von einer »Pandemie der Ungeimpften« ebenso auf falschen Zahlen beruhten. Dass all das so lange unter den Teppich gekehrt werden konnte, geht das nicht auf das Konto von an ihrem Beruf scheiternden JournalistInnen?

So viel Ehrlichkeit wie in Genevieve Briands Artikel war der Johns-Hopkins-Universität dann aber doch zu viel, und man löschte ihn nach wenigen Tagen wieder. Die offizielle Erklärung für diesen Akt der Wahrheitsunterdrückung: Der Artikel »würde benützt, um falsche und gefährliche Unrichtigkeiten über die Bedeutung der Pandemie zu unterstützten.« Interessanterweise war nicht die Rede davon, er enthalte Falsches.

Diese Art von vorsätzlicher (Ver-)Zählung – früher Fälschung – lässt Schlimmes befürchten, auch im Hinblick auf andere wichtige Zählungen wie etwa bei Wahlen.

Unsere Nachkommen werden sich wohl an den Kopf fassen, wenn Historiker unsere Zeit rückwirkend einschätzen. Was werden sie nur über die JournalistInnen an den Schalthebeln der Medien-Macht und deren (Un-)Verantwortlichkeit schreiben? Leider hat Manipulation in der Gegenwart ungeheure Macht, während die anschließenden Richtigstellungen durch Historiker kaum noch Wirkung zeigen. Sie können uns höchstens zum Lernen für die Zukunft ermuntern und ermutigen. Wie wir in der Pathologie von den Toten für die Lebenden lernen, könn(t)en wir auch aus der Vergangenheit für Gegenwart und Zukunft lernen. Aus den nun auffliegenden Inszenierungen oder Fälschungen zu lernen, will dieses Buch anregen.

Das bedeutet nicht, dass ich private Fernsehsender für grundsätzlich besser halte als staatliche, oder das Chaos aus Fake- und echten News auf den im Übrigen ebenso zensierten Plattformen wie Facebook, Instagram oder YouTube bevorzuge. Wer allerdings keinen Raum im öffentlich-rechtlichen Medien-Bereich bekommt, wohin soll er ausweichen, will er nicht verstimmt verstummen? Meine gelöschten Beiträge hatten mit medizinischer Hilfe und keinesfalls mit Hass zu tun.

Gibt es eine moderne »Bad-News-Schmiede«?

Verschwörungstheorien finden gern einen (möglichst einzigen) Allein-Schuldigen im Hintergrund. Dazu kann ich nichts Fundierteres vorweisen als die Hinweise auf die erwähnten großen Stiftungen und die sie beherrschenden »Menschenfreunde« und die vielen bestehenden Verbindungen oder Zufälle.

Fakt ist aber, dass praktisch alle Nachrichten, die wenigen guten und die vielen schlechten, im Wesentlichen lediglich aus vier Quellen stammen:

1. Reuters (England) – die Hellsichtigen, die den Einsturz des dritten Hochhausturmes in New York meldeten, deutlich, bevor er stürzte
2. AP -Associated Press (USA),
3. AFP – Agence France Press (Frankreich)
4. DPA – deutsche Presse Agentur

Diese Quellen haben tatsächlich alle eine Gemeinsamkeit: Sie stellen sich konsequent gegen alles Komplementärmedizinische und Spirituelle und bieten politisch nur Nato-Hofberichterstattung. Wikipedia entwickelte sich zum Prototypen dieser Informationswirtschaft.

Ich erlebe das persönlich und mit mir viele KollegInnen und FreundInnen. Korrigiere ich in Wikipedia systematisch über mich verbreitete Lügen, tauchen sie nach kürzester Zeit wieder auf. Andererseits wird Pharma-Freundliches und die Nato Bestätigendes hochgejubelt. Das Ergebnis ist eine langweilige, einseitige und fehler- und lückenhafte Hofberichterstattung in diesen Bereichen. Friedensforscher Dr. Daniele Ganser hat einen ganzen Film über die Machenschaften von Wikipedia produziert. Um wirklichen Durchblick zu erlangen, wäre es wichtig, zu durchschauen, wie hier überwiegend verlässliches Lexikonwissen und Hetze in den erwähnten Bereichen zu einem tendenziösen Machwerk der Manipulation verschmolzen sind.

Daraus entwickelten inzwischen einige Wikipedia-Manipulatoren schon eine Geschäftsidee. Mir bot ein angeblicher Wikipedia-Insider an, für 3000 bis 5000 Euro meinen Wikipedia-Eintrag zu korrigieren. Allerdings konnte er den Effekt nur für ein Vierteljahr sicherstellen. Was für ein nettes Einkommen, wenn ein Mitglied dieser Fälscher-Werkstatt jährlich bereits von einem einzigen Verleumdeten zwischen 12 000 bis 20 000 Euro für die Korrektur eigener (Ver-)Fälschungen kassiert.

Wissenschaftsjournalismus

Wer sucht, findet schnell noch viele Mosaiksteine, allein aus dem Bereich der (Fehl-)Information. Ist es ein Zufall, dass die wenigen relevanten Wissenschaftsverlage tatsächlich alle praktisch einem gehören: dem Verlag *Elsevir*? Dort wird bestimmt, was uns von wissenschaftlichen Fortschritten erreichen darf und vor allem, was nicht. Dafür sei das erhellende Buch *Inter-Essen* von Prof. Colin Campbell empfohlen, dem Autor der China-Study und modernen Mitbegründer pflanzlich-vollwertiger Ernährungs-Lehre.

Im *arte*-Film *Profiteure der Angst* erfuhren wir, wie RKI und der Chef-Regierungs-Virologe Prof. Christian Drosten schon bei der Schweinegrippe dieselben Fehleinschätzungen und Angst- und Panikmache wie nun 10 Jahre später bei der Corona-Pandemie zu verantworten haben. Warum erwähnen die Mainstream-Medien nicht, dass es sich hier um dieselben Personen handelt, die schon damals irrten? Immerhin gehört der Sender *arte* doch zum öffentlich-rechtlichen Medien-System. Warum werden andererseits anerkannte Fachleute wie Dr. Wolfgang Wodarg, die schon damals recht hatten, diesmal nicht nur ignoriert, sondern sogar verunglimpft? Alles Zufälle?

Chefredakteur Ulf Poschardt schrieb zur Verbindung von Politik und Wissenschaft Anfang 2022 in der *WELT*: »Heute singen Politik und Wissenschaft in Talkshows und auf Podien ein Duett oder tanzen ein Pas de deux zur Durchsetzung immer wieder neuer Einschränkungen der bürgerlichen Freiheitsrechte. Der Ethikrat modifiziert seine Empfehlungen zur Impfpflicht so, wie es der Politik entgegenkommt. Die letzten Restbestände der bürgerlichen Mitte machen sich Sorgen um ein Land, in dem die Bürgerrechte bisweilen aufgrund der Interpretationen von Wissenschaftlern taxiert zu werden scheinen. Es ist eine breit umjubelte Überdehnung der Kompetenzen der Wissenschaft (nicht jeder und aller logischerweise). Wir machen hier viel kaputt.«

Derselbe: »Die Rolle der Medien, sich selbst auf das Sprachrohr ›DER Wissenschaft‹ zu reduzieren, wird bald zu untersuchen sein. Sie gehört mit zu den traurigsten Kapiteln der Geschichte des Journalismus seit 1945.«

Öffentlich-(un)rechtliche Medien

Wie komme ich zu (ver-)urteilenden Adjektiven wie »hinterhältig« und »öffentlich-(un)rechtliche« Medien? »Lügenpresse« verwende ich nie, denn es wird eher verschwiegen und hinters Licht geführt als platt gelogen, geht also Richtung »Lückenpresse«. Das Beispiel Reframing stellte das schon dar. Dabei werden Dinge so umformuliert, dass sie akzeptabel klingen, auch wo sie es nicht sind. So etwas heißt im Deutschen »hinters Licht führen« und ich persönlich finde das hinterhältig. Nicht die besprochenen Techniken an sich, die können in verantwortlicher Psychotherapie auch sinnvoll sein, aber sie lassen sich – wie alles – missbrauchen. In der Politik werden sie meist für hinterhältige Pläne instrumentalisiert, um diese durchzudrücken und sich dabei noch gut darzustellen. Das Gute vom Schlechten ist, dass unsere Politiker darin noch so spitzenmäßig schlecht sind, dass wir Bürger ihre Darstellungen zunehmend durchschauen.

Immer mehr erkennen, dass etwas nicht stimmt, wenn einzelne Tierquäler verurteilt und darüber auch berichtet wird, während »Massen-Tier-Zucht-Haus«-Betreiber, die Tausende Tiere systematisch quälen und foltern lassen, von der EU sogar Subventionen kassieren. Warum bringen das fast nur die Journalisten von *arte*? Und nicht die Mehrheits-Medien? Könnte es an flächendeckendem Lobbyismus liegen?

Eine Sendung über Alzheimer des *ORF*, die in Hoffnungslosigkeit endet, hat – zu unserem Glück – unrecht. Meinen Dank an den *ORF* für den Anstoß zum Bestseller-Buch *Das Alter als Geschenk* habe ich schon abgestattet. Ich wäre aber trotzdem froh, würden solche Anstöße in Zukunft unterbleiben. Sie sind anstößig und ihr Schaden und *Schatten* gewaltig.

Unrechtlich sind solche Sendungen allemal. Nicht nur Gunther Sachs und US-Schauspieler Robin Williams haben sich umgebracht aus Angst, an Alzheimer zu leiden. Auch so viele andere weniger Prominente könnten noch leben, hätte man journalistisch fair berichtet und berechtigte Hoffnung verbreitet. Würde sich obendrein die Schulmedizin aus dem Würgegriff der Pharmaindustrie lösen und ganzheitlicher Therapie öffnen, was für ein Segen für uns alle! Und es wäre so leicht, in dieser und anderer Hinsicht Gutes zu verbreiten und damit auch zu tun.

Letztlich haben diese Art von Berichterstattung und einseitige Schulmedizin diese Toten zu verantworten. Daraus können wir ableiten, wie dringend die Verantwortlichen Mitgefühl brauchen, aber auch, wie notwendig Aufklärung ist, die beide Seiten sieht – in Medizin wie Politik.

Und Alzheimer ist nur ein Beispiel, für Krebs gilt Ähnliches. Auch das Buch *Krebs – Wachstum auf Abwegen* ist letztlich als Korrektur der einseitigen Berichterstattung entstanden.

Corona – Fehlalarm von Karina Reiss und Sucharit Bhakdi war lange das meistgelesene Buch in Deutschland. Sagt das nicht genug über das Bedürfnis der Mehrheit? Zwar ätzt die *SZ* nach Kräften hilflos und peinlich dagegen, übersieht aber geflissentlich, dass immer mehr Menschen Prof. Bhakdi und seine Kritik lesen und zunehmend weniger Mainstream-Medien wie die *SZ*. Diese erleiden tatsächlich seit Jahren – aus meiner Sicht völlig zurecht – einen Schwund an Zuspruch. Das spricht wohl für das Bedürfnis der LeserInnen nach anderer, eben ausgewogener Berichterstattung.

Warum eigentlich demonstrieren so viele gegen die Regierung, ihre erstens chaotischen und zweitens maßlosen Maßnahmen und ihre Hofberichterstatter in den Mainstream-Medien?

Mir ist Sprache wichtig und wertvoll und ich liebe die deutsche, die so wundervolle Differenzierungs- und Nuancierungsmöglichkeiten bietet, mit der zu spielen mir eine Freude ist. Es würde mich nicht wundern, wenn die verspielten kindlichen Ahnen die Sprache lautmalend entdeckt und weiterentwickelt hätten und sie ein weiterer Grund ihres Erfolges war.

Leider gibt es auf der Schattenseite aber – wie gezeigt – so viele Beispiele, wo mit dieser Sprache und auch besonders der Bildersprache offensichtlich Schindluder getrieben wird.

Warum wurden in der ersten Corona-Welle nie die beruhigend leeren Intensiv-Betten und Stationen gezeigt? Das war nicht gelogen, aber trotzdem tendenziös. Eine Bekannte spazierte an einem Münchner Klinikum vorbei, von dem gerade in der Presse berichtet wurde, wie überlastet es sei. Sie fotografierte und dokumentierte mit ihrem Handy gähnende Leere in Warteräumen. Wäre das nicht Aufgabe einer wahrhaftigen Presseberichterstattung gewesen nach dem Motto: Alles gar nicht so schlimm, fürchtet euch nicht!?

Wie sagte ein deutscher Intensivmediziner über 2020: Noch nie gab es so leere Intensivstationen wie in der ersten Jahreshälfte, und noch nie so relativ leicht Erkrankte auf Intensiv wie in der zweiten Jahreshälfte. Was war geschehen? Man habe den Wert der notwendigen Sauerstoffsättigung so gesenkt, dass man viel mehr PatientInnen als notwendig auf Intensiv verlegen und keineswegs intubieren, sondern nur moderat mit Sauerstoff versorgen konnte. Die hätten nach seiner Aussage auch auf Station bleiben können. Außerdem wurde die Zahl der (Intensiv-)Betten im Jahr 2020 deutlich reduziert(!) wie der HNO-Facharzt Dr. Bodo Schiffmann belegte und Infektiologe Prof. Stefan Hockertz öffentlich beklagte. Mit solchen Strategien lässt sich natürlich einiges zaubern.

Aber auch aus anderen Bereichen war vorher schon Ähnliches zu berichten, geschah aber nicht. Warum etwa sprach die Mainstream-Presse immer nur von Flüchtlingsströmen, statt von Opfern von Schleusern, von Menschenhandel oder wenigstens von Migranten, wenn es doch solche waren? Warum prangern sie nicht den entsetzlichen Menschenschmuggel und die menschenverachtende Politik an, die dahintersteht? Warum zeigen sie lauter Bilder von Frauen mit kleinen süßen Kindern mit großen traurigen Kulleraugen, wo doch überwiegend junge Männer kamen? Bei vielen erweckten sie offenbar den Eindruck, sie würden geradezu einmarschieren.

Warum darf man so etwas als liberaler, mitdenkender Mensch gar nicht mehr sagen, ohne gleich als Ausländerfeind beschimpft zu werden? Das bin ich keineswegs, sondern lebe schon die längste Zeit meines selbstbestimmten Lebens im Ausland und zwar, weil ich mich dort wohlfühle. Als Flüchtlingskind ohne echtes Heimatgefühl bin ich x-mal umgezogen (worden), und diesem Lebensstil treu geblieben habe mir gern reisend die Welt angeschaut und wurde dabei durchgehend gut und freundlich behandelt. Gern habe ich in Namibia gearbeitet und in Italien so viele Seminare gegeben, dass sie sich insgesamt zu Jahren dort verbrachter Zeit addieren, oder habe in indischen Ashrams gelebt. Bis heute halte ich in verschiedensten Ländern Vorträge und Seminare. Lange habe ich in Bali überwintert und lebe jetzt sehr gern in Zypern, und genieße schreibend die warmen Winter dort. Aber ich gebe auch noch gern im *TamanGa*-Zentrum in Österreich Seminare. Ich mag die ganze Erde, bin gern ihr Kind und sehe unsere Welt und Entwicklung kritisch. Staunend erlebe ich, wie das im Hinblick auf das Klimadesaster akzeptiert wird, bezüglich der (Gesundheits-)Politik aber zu Verunglimpfung führt. Ich finde durchaus, dass »Black Lives Matter« und alle Leben und Farben, und halte es für richtig, dafür weltweit zu demonstrieren und Solidarität zu zeigen – auch in Berlin. Ich staune nur, warum dabei – Tausende ohne Abstand – der Presse völlig akzeptabel erscheinen, während über zur gleichen Zeit für die Grundrechte Demonstrierenden die Hölle der Verunglimpfung hereinbricht. Solche offensichtlichen Unstimmigkeiten zerreißen eine Gesellschaft und schaffen Gräben.

Chancen des Journalismus

Und ist es nicht beeindruckend, wie mutig und standhaft der private österreichische Sender *ServusTV* vorführt, wie wichtig ausgewogene Berichterstattung ist und auch weiterhin möglich?

Persönlich dankbar bin ich auch dem Schweizer Privat-Fernsehen *QS24* für die Möglichkeit, unzensiert und unbeschränkt offen auch Themen über die Medizin hinaus ansprechen zu können.

Und ich schreibe das in der Hoffnung, dass Journalisten endlich vermehrt aufwachen, wie wir es auch bei Ärzten während der Pandemie erlebten. Hoffentlich trägt dieses Buch dazu bei. JournalistInnen, die Alzheimer-, Krebs- und anderen PatientInnen die ganze Wahrheit vorenthalten, laden viel Leid und Verantwortung auf sich und ihr Gewissen. Sie werden das wohl verdrängen, aber alles Verdrängte drängt irgendwann an die Oberfläche.

Sind die *ORF*-Leute, die eine ganze Sendung ausschließlich deprimierende und Hoffnung nehmende Meinungen über Alzheimer verbreiteten, nicht mit verantwortlich für diejenigen, die sich aus Verzweiflung das Leben nehmen? Tatsächlich gab es da schon lange die Studie von Dale Bredesen von der US-Renommier-Universität UCLA, der mit Lebensstilveränderungen von zehn Alzheimer-PatientInnen verschiedenen Grades neun wieder ganz zurück zur Gesundheit holte und den zehnten deutlich besserte. Es gab aber auch schon die Finger- und die Nonnen-Studie, die aufzeigten, wie wenig Grund für den Pessimismus der Schulmedizin besteht.

Etwas nicht wissen (wollen), hat noch nie vor Konsequenzen bewahrt. JournalistInnen der Mainstream- und öffentlich-(un)rechtlichen Medien sind also seelisch besonders gefährdet und brauchen unser Mitgefühl wie auch Anstöße zu Besinnung und Befreiung. Vielleicht (ver-)hilft die Erinnerung an diese Verantwortung zur Umkehr zu ausgewogener Berichterstattung, die wir so dringend bräuchten – in allen und besonders diesen Zeiten.

Auch Mediziner haben in diesen beiden Jahren Angst verbreitet, obwohl das Gegenteil ihre Aufgabe ist. Journalisten, die mit ihren Botschaften so viel mehr (Menschen) erreichen, verbreiten noch mehr und inzwischen fast ausschließlich Angst.

Ist es nicht auch für sie Zeit zu erkennen, dass »Only bad news are good news« ein nicht nur dummes, sondern auch gefährliches Vorurteil ist? Dass der Mensch an sich grundsätzlich nicht schlecht, sondern im Gegenteil im Grunde gut ist, belegt Rutger Bregmans gleichnamiges Buch. Es sei JournalistInnen wärmstens empfohlen zur (Selbst-)Befreiung aus dem kranken, weil so einseitigen und so krankmachenden Wahn vom grundsätzlich durch und durch bösen Menschen.

Auch wenn es verblüffend erscheint, ich mag Medien, schreibe, wo eingeladen, gern in Zeitschriften und rede öffentlich mit.

Aber können wir uns weiterhin Medien leisten, die über Krankheitsbilder und Gesellschaftsprobleme nur die halbe Wahrheit berichten, die der Pharmaindustrie und ihrer Sponsoren?

Und wie wichtig wäre Journalismus, der sich wieder spannend, bildend und Hoffnung schenkend entwickelt und auf seine der Information und Wahrheit verpflichteten Wurzeln besinnt?

Hoffnung für die Medien

Nur so könnten die Mainstream-Medien auch an Social Media verlorenes Terrain zurückgewinnen. Wenn ihnen laut Forsa-Umfrage nicht mal mehr die Hälfte der Menschen vertraut, ist das nicht ein Alarmsignal erster Güte? Nur die Wahrheit kann sie noch retten, erlauben doch Social Media mit ihren interaktiven Möglichkeiten viel mehr Austausch im alten Sinn der kindlichen Ahnen. Da die klassischen Mainstream-Medien auf Einbahnstraßen-Information festgelegt sind, mussten sie längst aufs Internet umsteuern, um überhaupt am Ball zu bleiben.

Social Media bieten auch insofern eine Rückkehr zu den Anfängen, als dort vor allem wieder Laien den Informationsstrom tragen. Allerdings ist auch da der Einbruch der Geld-Welt-Religion schon deutlich zu spüren, etwa wenn Influencer sich für erhebliche Summen kaufen lassen, um Gefälligkeitsbotschaften zu verbreiten.

Und auch dort ist der Einbruch der Zensur unübersehbar. Diesen Medien wird er sogar besonders schaden, da ihre Anhänger das auf Dauer wohl am wenigsten tolerieren. Auch ich musste meine Facebook-Abonnenten bitten, mir auf Telegram zu folgen, nicht, weil ich es dort besser oder schöner finde, sondern weil dort nicht zensiert wurde.

Der zunehmende Einfluss von Laienreportern und -journalistInnen im Netz ist ein Stück Rückkehr in alte Zeiten, wo man sich noch mehr austauschte und (mit-)teilte. Das tut uns offensichtlich gut und ist vielen ein grundsätzliches Bedürfnis. Diese Art von Kommunikation lebt aber natürlich auch von Offenheit und Ehrlichkeit.

Wie wäre es, Journalisten-FreundInnen Rutger Bregmans Buch *Im Grunde gut* mit wärmsten Empfehlungen zu schenken? Und Ansätze kritisch-offenen Journalismus durch laut geäußerte Anerkennung zu unterstützen und das Gegenteil laut und stark, also lautstark, anzuprangern? Nutzen wir unsere Wahlmöglichkeiten, um eine bewusste Wahl zu treffen und (zu-)treffende Kritik und Anerkennung verlauten zu lassen.

Die Sucht-Falle als Erklärungsmodell

Suchtphänomene folgen tatsächlich praktisch alle demselben Kurvenverlauf wie wir ihn bei der Entwicklungskurve des Journalismus entdeckten: ein initialer deutlicher Anstieg mit spürbaren Vorteilen und einem Hängenbleiben daran, selbst wenn die Vorteile allmählich aufhören und in Nachteile umschlagen, die (viel) mehr schaden als nutzen.

Fast jeder Alkoholiker hat anfangs profitiert. Er konnte sich Mut antrinken oder seine Enttäuschung hinunterspülen, sich (s)eine harte, kantige Welt weich und rund trinken oder bayerisch »schönsaufen«. Tatsächlich wirkt es sympathisch, wenn es für Bayern keine unsympathischen, hässlichen Menschen, sondern höchstens Biermangel gibt. Auch wenn Hirn und Leber bereits massiv Schaden nehmen, fühlen sich AlkoholikerInnen weiter an den angenehmen Anfang gebunden und ignorieren die Anzeichen von Gefahr. Es muss schon sehr schlimm kommen, bis Erwachen und Umkehren möglich werden und sie das Problem an- und ernst nehmen. Maximale Eskalation des Elends scheint oft für eine Umkehr und erfolgversprechende Therapie geradezu notwendig. Allerdings ist der Schaden bezüglich Gehirn und Leber und des Anstiegs des Alzheimerrisikos bis dahin meist schon dramatisch. Insofern versuchen wir Ärzte, Betroffene immer möglichst frühzeitig zur Umkehr zu bewegen, wobei viele leider erst selbst erlebtes Leid umkehren lässt.

Diese Entwicklung unterscheidet AlkoholikerInnen grundsätzlich nicht von anderen Süchtigen. Heroinsüchtige erleben sich mit jedem neuen Schuss als Held(in) oder »Heroine«, den Raucher regt die morgendliche Nikotindosis an und die abendliche ab. Gibt es etwas Geschickteres in einer einzigen Droge? Daher rührt das hohe Suchtpotenzial des Nikotins. Und mit jeder in die Luft geblasenen Zigarettenschachtel steigt das persönliche Demenzrisiko um 30 Prozent, mit jeder Stunde regelmäßigem Fernsehen – wie erwähnt – sogar um 34 Prozent. Ist das unser Weg? Wer vor dem Fernseher raucht, schafft schreckliche Synergien und im großen Vergessen einen scheußlichen Ausweg und Abgang.

Auch der Spielautomaten-Süchtige ist vom ersten lautstark klimpernden Geldsegen so positiv beeindruckt, dass ihn bald folgende Verluste nicht vom Weiterspielen abhalten, oft bis in den finanziellen Ruin.

Ähnlich ergeht es dem Workaholic. Anfangs lohnt sich die Arbeit, bringt ihn karrieremäßig und finanziell voran. Dann merkt er nicht mehr, wie sie ihn immer weiter hinunterzieht, zeitlich, gesundheitlich, partnerschaftlich ... Mit der Arbeit ist er nie fertig, mit den Nerven aber bald.

So können wir fast jeden Punkt unseres modernen Lebens betrachten und rückwirkend erleben, wie wir mit jedem (Fort-)Schritt auch dessen Schattenseite abbekommen und dazu neigen, sie zu ignorieren. In einer Gesellschaft, die die Suche nach Lebenssinn vergessen hat, kann tatsächlich so ziemlich alles in Sucht entarten.

Das Muster ist älter als die Menschheit und auch im Tierreich zu finden. Wirft man einen Frosch in einen Topf mit 50 Grad heißem Wasser, springt er sofort wieder hinaus. Gibt man in denselben Topf aber kaltes Wasser, bleibt er dort apathisch abhängend. Erwärmt man das Wasser sehr langsam, wird er sich immer besser fühlen, bei 20 Grad schon recht lebendig, bei 30 noch mehr und bei 35 vielleicht mediterrane Hochgefühle entwickeln. Darüber wird es ihm zwar zu warm und ab 40 auch zu heiß, aber er wird bleiben, da es anfangs immer besser wurde. Bei 50 bleibt er immer noch und schließlich lässt er sich abkochen wie die Mehrheit in Corona-Zeiten.

Praktische Auswege: Statt Fernsehen lieber einen guten Film ansehen, vom selben Platz und Gerät, nur in anderer Stimmung. Die Bücher *Hollywood-Therapie – was Spielfilme über unsere Seele verraten* und der Folgeband *Spielfilmtherapie* können den Weg zu erhebenden Filmen weisen. Letzteres enthält auch einige Filme, die das Suchtdilemma berührend bebildern und Auswege weisen.

Wie wäre es, sich morgens statt zu rauchen noch im Bett zu räkeln und vielleicht anschließend Yoga oder Tai-Chi am offenen Fenster zu üben? Gut eignen sind auch Kaltwasser-Anwendungen nach Kneipp oder eine Ganzkörperbürstung. Beide erfrischen angenehm und wecken auf. Man muss sich nicht durch Nikotin, Coffein oder Zuckerorgien mit Softdrinks »pu(t)schen«. Auch Kaffee oder Kakao können Nikotin ersetzen. Wenn auch nur Ersatz, sind beide doch weit weniger schädlich und haben sogar gute Seiten. Abends könnten Sport oder Meditation für notwendige Entspannung sorgen.

Statt Alkohol können wir uns anderes, Besseres gönnen, das ebenfalls ein rundes weiches Gefühl hinterlässt wie die alte Tradition des Kuschelns, aus dem sich (be-)rauschende Liebesfeste ergeben können.

Hinter jeder Sucht steht ein Thema oder Lebensprinzip – *Krankheit als Symbol* enthüllt das eigene und dessen konstruktivere Bearbeitung und sogar (Ein-)Lösung, ein wirkliches Fertig-werden mit der Thematik.

Offensichtlich sind viele moderne Menschen, nicht nur Multimilliardäre, in eine Art Geldsucht geschlittert und verwandelten sich in den Disney-Archetyp des Dagobert Duck, der förmlich auf seinem Geld sitzt. Wie die meisten Süchtigen erkennen sie das Phänomen bei sich nicht, bestreiten es, darauf angesprochen, sogar vehement. Von ihrem Reichtum nichts an Bedürftige abzugeben, rationalisieren sie in der Regel mit Aussagen wie »die können sowieso nicht mit Geld umgehen«. Selbst wenn das oft stimmt, bleibt es eine Rationalisierung. Die wenigen Schwerstreichen können sich an solchen Welt-Rettungsträumen erfreuen wie sie Soros, Gates und Schwab ausbrüten, die ihnen – nebenbei – noch immer mehr Geld und alle Macht verschaffen (würden).

Geld-Fallen

Schauen wir noch weiter zurück auf unser bisheriges Unterfangen. Geld hat zu Beginn sehr viel Positives gebracht. Der davor herrschende Tauschhandel war mühsam und aufwendig und erlaubte Austausch nur in günstigen Ausnahmefällen. Wenn eine einen fand, der etwas hatte, was sie wollte und zugleich etwas wollte, was sie hatte, ging das gut. So konnte sie von ihrem Überfluss an Kartoffeln einiges gegen Radieschen eintauschen, sofern der Radieschen-Produzent gerade Kartoffeln brauchte. Geld als Symbol des Wertes brachte dagegen als Tauschvermittler jede mit jeder ins Geschäft. Der Schreiberling konnte vom Schreiner ein Bücherregal erwerben, selbst wenn der von ihm keine Bücher wollte. Geld fungierte hier von Anfang an als Vermittlungs- oder Schmiermittel, auch wenn es auf letzterer Ebene noch eine gern übersehene Zweitkarriere startete.

Aber dabei blieb es nicht, Geld wurde bald mehr als ein Tausch(ver-)mittel(-er) und wandelte sich in ein Machtmittel. Laut Attac sind heute mehr als 90 Prozent der globalen Geldflüsse statt dem Austausch der Spekulation geschuldet.

Eine Geld-Welt-Religion hat sich über die Globalisierung – von den meisten unbemerkt – Politiker und damit Vater Staat und schon vorher die Wissenschaftler inklusive der Mediziner gefügig gekauft. Wer die Päpste dieser Religion sind, entzieht sich unserer Wahrnehmung, auch wenn es Hinweise gibt.

Bis zur Aufklärung beherrschte die christliche Religion unseren Teil der Welt. Bald jedoch nicht mehr im Sinne von Christus' froher Botschaft eines erfüllten Lebens, sondern in dem seines rasch außer Rand und Band und dem Schattenprinzip zum Opfer fallenden Bodenpersonals. Dieses fand offenbar nichts dabei, seine Lehre mit Ablasshandel und Missbrauch ins Gegenteil zu verkehren. Tatsächlich verfiel das Christentum schon mit seinem Weg zur Staatsreligion unter Konstantin dem Großen dem Schatten von Geld und Macht. Absolutions-Verkauf für Geld wurde dann unter anderem Anlass evangelisch-protestantischer Reformationen. Aber die neue Protest(-antische) Bewegung fiel anschließend noch rascher der Lust am Geldeinsammeln zum Opfer. Das Schattenprinzip wird praktisch überall dort zum Thema, wo es nicht von Vornherein bewusst ist. Eintrittsgeld für ein Gotteshaus bezahlte ich zum ersten Mal im evangelischen Ulmer Münster.

Im Hinblick auf die Gräuel der christlichen Geschichte von den Kreuzzügen bis zur Inquisition war es ein Segen, als die Wissenschaft mit der Aufklärung das Zepter übernahm. Nachdem die Philosophie die Astrologie als Königin der Wissenschaften ersetzt hatte, wurde sie ihrerseits von der Physik abgelöst. Aber so wie schon einmal die Fugger als Geldgeber den Königen und deren weltlicher Macht den Rang abgelaufen hatten, (üb-)ergab sich die Wissenschaft – ohne viel Bewusstsein für die Konsequenzen – relativ rasch den neu aufkommenden Geldgebern aus der Industrie und damit letztlich den Bankern als Nachfahren der Fugger. Der Schweizer Dramatiker Friedrich Dürrenmatt schildert das in seiner Komödie *Die Physiker* kritisch, aber insgesamt vermochten Warnungen bisher wenig gegen die Macht des Geldes.

Bank(st)er haben bis heute das Sagen. Als Financiers verantworten sie es, wenn heute aus Bauernhöfen riesige Produktionsstätten werden, aus Kuh- und Schweineställen »Massen-Tier-Zucht-Häuser«, aus Kornfeldern Weizensteppen, wenn wir die Landschaft industrialisieren und die Fabriken entmenschlichen. Wo es nur noch um Geld geht, bleibt viel anderes Wertvolles auf der Strecke.

So haben wir heute eine völlig dem Reduktionismus ergebene naturwissenschaftliche Medizin, weil sich nur aus kleinsten Molekül-Einheiten Profit schlagen lässt und nie aus ganzen Pflanzen. Äpfel waren schon immer gesund. »An apple a day keeps the doctor away.« Aber da ganze Äpfel nicht patentierbar sind, hört man von Mediziner-Seite wenig davon. Hier wird heute mehrheitlich das Lied der Pharmaindustrie gesungen, die sich eben nur für kleinste patentierbare Teile interessiert. In der Schulmedizin spiegelt sich das in Ausdrücken wie »Die Niere von Zimmer 17«, die den ganzen Menschen auf sein krankes Organ reduzieren.

Mark Mattson, der renommierteste US-Forscher der Gegenwart im Bereich Neurowissenschaften, sagt über »Big Pharma«, eine Bezeichnung, die er in seinem Video nicht zufällig wählt: »Es gab zahllose Beispiele von Manipulation publizierter Forschung in den Händen von Pharmakonzernen in den letzten Jahren. Das ist der Grund, warum der Harvard Professor für Medizin, Arnold Seymour Relman, der Welt mitteilte, dass die Medizin von der Pharmazeutischen Industrie gekauft worden sei. Dr. Richard Horton, Chef-Herausgeber des renommiertesten Wissenschaftsorgans *The Lancet*, stellte kürzlich fest, dass ein großer Teil der wissenschaftlichen Literatur schlicht unwahr sei. Dr. Marcia Angell, frühere Chef-Herausgeberin des *The New England Journal of Medicine* sagte: »Die pharmazeutische Industrie liebt es, sich als eine forschungsbasierte Industrie und Quelle innovativer Heilmittel darzustellen. Nichts könnte weiter von der Wahrheit entfernt sein.«

Und John Ioannidis, einer der weltweit renommiertesten Epidemiologen und Professor der Stanford University School of Medicine, publizierte mit dem Titel *Warum die meisten publizierten Forschungsergebnisse falsch sind* einen Artikel, der zum meistverbreiteten in der Geschichte der öffentlichen Bibliothek der Wissenschaft Public Library of Science (PLoS) wurde. Prof. Wolf-Dieter Ludwig aus Berlin, Chef der Deutschen Arzneimittel-Kommission, beklagt öffentlich, dass es in Deutschland kaum noch von Pharmageld unabhängige Forschung gäbe und die Pharmaindustrie die Ergebnisse in ihrem Sinn beeinflusse.

Die Vorherrschaft der Pharma ist wohl der Grund, warum wir die Vielzahl der Pflanzenarten nicht mehr wertschätzen und rücksichtslos von der Erde tilgen. Was keinen Profit verspricht, ist nichts wert, wenn auch für unsere Gesundheit noch so wichtig und wertvoll.

Nach dem Willen der Nahrungsmittelkonzerne werden ganze Landschaften in Monokulturen verwandelt – zugunsten von Weideflächen für Milliarden Nutztiere, die wir leiden lassen und deren Verzehr uns leiden lässt. Aber es bringt uns nicht weiter, auf Konzerne zu projizieren, sondern zu fragen, wer deren Produkte kauft und warum wir das – oft so bewusstlos – tun.

In solche und ähnliche Teufelskreise bringt uns die Herrschaft des Geldes auf vielen Ebenen. Leere Wohnungen angesichts von Obdachlosen, Vernichtung von Bergen von Nahrung trotz Millionen

Hungernder. Weggeworfene Lebensmittel aus den Containern der Supermärkte zu holen, bleibt in Deutschland strafbar, die Inanspruchnahme leerstehender Wohnungen sowieso. PatientInnen sterben an Krankheitsbildern, die zu selten sind, um an ihrer Erforschung zu verdienen oder weil die Informationen über erfolgreiche Therapien boykottiert werden, da sie der Pharmaindustrie nichts bringen – und das nicht nur bei Alzheimer und Krebs – zwei Themen, in die ich mich besonders vertiefte. Sowohl bei *Das Alter als Geschenk* als auch bei *Krebs – Wachstum auf Abwegen* graute mir beim Aufdecken der Abhängigkeiten meines Berufsstandes vom Geld der Industrie. Dahinter stehen immer die Gesetze des Marktes – und dahinter das Geld. Aber Vorsicht! Nicht auf Geld projizieren, weil Projektion uns nie weiterbringt und Geld eben auch gute Seiten hat.

Ob wir diese Fehlentwicklungen und die dahinterliegenden Fallen an der besprochenen Geldkurve oder einem der anderen Mosaiksteine erkennen, ist letztlich gleichgültig. Hauptsache, wir erwachen für die Wirklichkeit dieser Schmierenkomödie. Nur wer diesen Zusammenhang durchschaut, kann ihn wandeln und das Ganze ins Gesamtbild einordnen.

Damit erfüllen sich die drei Kriterien der Salutogenese:

1. durchschauen
2. wandeln
3. in den Gesamtzusammenhang einordnen

Was für ein Segen wäre es, durchschauten mehr Menschen wie der österreichische Philosoph und Therapeut Paul Watzlawick, dass immer mehr vom selben uns einer Lösung nicht einmal näherbringt. Bereits Einstein betonte, Problem- und Lösungsebene seien grundsätzlich zweierlei. Und Gandhi sagte überdeutlich, dass wir bei uns selbst zuerst anfangen müssen.

Jeder Süchtige ist ein Abhängiger, wird so zum menschlichen Frosch – dem Abbild unserer aktuellen Krisen und Katastrophen. Und wer wäre da letztlich gar nicht betroffen?

Wir leben – wie eingangs gezeigt – in einer Welt von Mustern, von denen unser Geist viel weitgehender als es den meisten bewusst ist, geprägt wird. Es wird Zeit, sie zu durchschauen. Wer diese Urbilder oder Archetypen (er-)kennt, kann mit ihrer Hilfe heilen, vorbeugen, seine Vorsätze verwirklichen oder aber – nach dem *Schattenprinzip* – auch manipulieren. Grundsätzlich sind Muster wertfrei.

Geld hat bei uns längst die erste Stelle in der Bedeutungs-Hierarchie erobert. Zu meiner Schulzeit war das noch nicht so deutlich, aber in den vergangenen 60 Jahren ist sein Siegeszug unbestreitbar. Dabei haben Moses und Christus davor gewarnt und war Geld die längste Zeit seiner Geschichte schlecht beleumundet.

Trotzdem, wer heute tief genug schürft, findet in der Tiefe der größten Probleme immer dasselbe Thema. Am Ende geht es immer um Geld, dem die moderne Industriegesellschaft absoluten Vorrang einräumt. Lebensgefühl, -stimmung und Gesundheit müssen zurückstehen. Zwar gibt eine Mehrheit der Menschen bei Neujahrsumfragen an, Gesundheit sei ihnen am wichtigsten, aber bei genauer Betrachtung erweisen sich Bequemlichkeit, Vorteilsnahme und letztlich Geldgier offensichtlich als stärker – wenn auch als unbewusster *Schatten*. Geld holt aus an sich guten Menschen verblüffend rasch dunkelste (Schatten-)Seiten hervor. Auch in der Pandemie erleben wir, wie unsere Obrigkeiten von Gesundheit reden und Geld meinen. Die allermeisten, die die »Impfung« predigen, haben etwas davon und nicht nur Angst vor Krankheit. Bei den Kritikern der Maßnahmen ist das überwiegend anders. Wobei es zu wünschen ist, wenn die Mahner und Warner mit ihrem Einsatz im Internet oder als Autoren viel davon haben. Das ist ein Anzeichen, viele zu erreichen und etwas zu bewegen. Es ist auch beruhigend zu erleben, dass es zwar längst nicht mehr alle, aber immer noch Verlage gibt, die sich trauen, die andere, unterschlagene Seite ins Spiel des Lebens zu bringen.

Dabei beginnt auch bei uns in der Kindheit noch alles ohne diesen extremen Finanzbezug. In der Jugend rangeln wir noch mit Eros. Zu Beginn einer Ehe spielt der meist noch die erste Geige, an ihrem

Ende, das heute schon über 80 Prozent der Jungen nach 3,5 Jahren erreichen, geht es dann überwiegend vor allem ums Geld. Häufig sollen dabei seelische Verletzungen mit Geld aufgewogen werden. Allerdings wurde der gültige Umrechnungskurs nie allgemeinverbindlich festgelegt.

Im Alter hätten wir die gute Chance, Geld wieder vom ersten Rang abzulösen, ansonsten ist die letzte Aussicht trübe, denn wir können weder Geld noch Gold mitnehmen. Da ist der Sensenmann oder Hüter der Schwelle davor.

Interessanterweise interessiert sich die Werbewirtschaft nicht mehr sehr oder eigentlich kaum für die Alten. Im Gegenzug könnte man sich auch weniger an ihr orientieren und wichtigere Werte in sein Leben einladen. Das Verhalten der Werbewirtschaft ist unlogisch, denn persönlich hatte ich zu keiner Zeit mehr Geld zur Verfügung als im Alter.

Da böte sich die Möglichkeit, es mehr als Spielgeld zu betrachten und das Innere Kind an seiner Verteilung zu beteiligen. Vielen LeserInnen mag das so gehen, aber natürlich gibt es auch die berüchtigte Altersarmut.

Die Spielregeln des Geldes sind eigentlich einfach zu durchschauen: Je früher wir im Leben einsehen, dass es kein herrenloses Geld auf dieser Welt gibt, desto besser. Wer also mehr Geld möchte, muss es immer anderen ab- und wegnehmen. Wer sich dafür zu schade ist, sollte sich positiv auf Armut einstellen, wie es etwa Nonnen und Mönche tun. Wer aber seinen Teil vom Kuchen beziehungsweise Reichtum möchte, dürfte möglichst früh im Leben erkennen, dass Geld nur im Märchen von den Sterntalern vom Himmel regnet. Dieses illustriert den Bibelsatz: Geben ist seliger als Nehmen. Aber wer nehmen will, muss sich dann auch dazu herablassen. Natürlich ist es viel einfacher, Wohlhabende als böse abzutun und ein Leben lang auf sie zu projizieren. Aber beglückend oder gar (Problem)lösend ist es nicht.

Es kommt allerdings sehr darauf an, welche Methode man wählt, um zu Geld zu kommen. Die Sprache sagt es klar: Wir müssten schon zu(m) Geld kommen, es kommt nicht zu uns – schon gar nicht von allein. Zu warten, bis es von sich aus kommt, bringt nicht viel (ein). Allerdings ist die Entwicklung von Resonanz zu ihm ebenfalls hilfreich und oft zielführend.

Meine Methode des Schreibens und Redens kann ich durchaus empfehlen. Sie bereitet mir Freude statt Mühe, tut nur wenigen weh und wenn, oft heilsam und konstruktiv. Im Gegenteil hilft sie vielen, mit Problemen und Schmerzen fertigzuwerden und zu gesunden. Natürlich hilft sie auch mir selbst, wobei sie sehr speziell auf mich zugeschnitten ist. Jede(r) muss (s)eine eigene finden.

Wie eingangs erwähnt, ist mein Trick einfach: Werde ich oft dasselbe gefragt, schreibe ich ein Buch darüber. Von jedem verkauften Buch bekomme ich knapp 10 Prozent. »Kleinvieh macht auch Mist«, weiß der Volksmund und hat recht. Dank der Käufer meiner Bücher und der Buch- und Großhändler die das vermitteln, der Verlagsleute und Drucker konnte ich unser Zentrum *TamanGa* bauen. Alle Beteiligten bekommen ihren Teil, (ver-)dienen und niemand kommt schlecht weg. Für mich hat sich dieser Weg sehr bewährt. Wer auf dem Weg, Geld durch Dienen zu verdienen, noch die biblische Erkenntnis beachtet, Geben sei seliger als Nehmen, ist gut unterwegs.

Im Laufe des Lebens kommt bei vielen noch erleichternd hinzu, nicht mehr zu müssen, sondern zu dürfen. Die meisten haben so viel vorausgearbeitet, dass sie ihr Auskommen auch so haben. Das hat oft den Effekt, Geld geradezu anzuziehen, weil man ihm nicht mehr nachläuft. In dem Maße, wie ich mich etwa entschied, bestimmte Dinge nicht mehr anzunehmen, erhöhten sich die (An-)Gebote dafür erstaunlich.

So bringt das Leben manchmal noch spät die Lösung für Geldprobleme. Wer lange – arbeitsbedingt – nicht genug Zeit für sein Hobby hatte, kann ihm plötzlich so viel Zeit widmen, dass sich daraus etwas überraschend Erfolgreiches entwickelt. So mag mancher Traum, endlich einmal über mehr als genug Geld zu verfügen, noch späte Erfüllung finden.

Der Lebensabend ist auch die Zeit, sich das Problem von der anderen Seite anzusehen. Wohin am Ende mit dem ganzen Geld? Der nächsten Generation mit ausgeklügelten Verträgen von raffinierten Notaren und Anwälten den eigenen Willen noch posthum aufzuzwingen, erweist sich als wenig befriedigend. Diese Art von Unsterblichkeit bringt viel böses Blut zwischen die Hinterbliebenen und beim Abschied wenig schöne Szenen. Bei der Testamentseröffnung ist man schon nicht mehr dabei. Zu Lebzeiten gefürchtet und posthum gehasst, ist kein ideales Ziel. Shirley MacLaine zeigt im Film *Zu guter Letzt* wie man ganz zum Schluss gerade so daran vorbeischrammen und sich auf den letzten Metern noch einen passablen (Nach-) Ruf sichern kann. Der sehr sehenswerte Film ist in *Spielfilmtherapie* ausführlich gedeutet.

Selbst für die Altersarmut hat diese letzte Zeit Lösungen parat, wie etwa bewussten Minimalismus. Wer sich dem Konsum gegenüber distanziert, mag staunen, wie wenig man wirklich braucht und wie viel man tatsächlich hat. Dass Sein so viel wichtiger ist als Haben, sagt sich so leicht, wenn man viel hat. Das aber verstellt oft den Zugang zum Sein. Wer wenig hat, muss sich um wenig sorgen und kann gut sein.

Ein Fischer entlud seinen reichen Fang. Ein Tourist näherte sich wohlmeinend und riet ihm, gleich nochmals auszufahren, weil der Fang so gut war. »Warum sollte ich das tun?«, fragte der Fischer. »Dann könnten Sie doppelt oder dreimal so viel verkaufen und sich bald ein größeres Boot leisten.« »Und was hätte ich davon?«, erkundigte sich der Fischer. »Dann könnten Sie bald viel mehr fangen und noch ein weiteres Boot kaufen und verleihen.« – »Und dann?« – »Dann ließen sich für viel mehr Fisch bessere Preise am Fischmarkt erzielen.« – »Und dann?« Sie könnten sich mehr Boote leisten, eine ganze Flotte. »Und dann?« – »Einen eigenen Vertrieb aufbauen, eine Fischfabrik sogar.« – »Und dann?« »Dann bräuchten Sie nicht mehr zu arbeiten, könnten Ihre Beine ausstrecken und den Herrn einen guten Kerl sein lassen.« – »Aber das kann ich doch auch so«, entgegnete der

Fischer, streckte seine Beine genüsslich in den weißen Sand und ließ den Herrn einen guten Kerl sein.

Wer erkennt, wie wenig er braucht, wird kaum Mangel leiden, sondern sich an kleinen Dingen mehr freuen.

So kann Geld-Sucht im Laufe des Lebens ausheilen. Wir brauchen aber auch nicht so lange zu warten und können uns über Fantasie oder Filme das Alter schon in jungen Jahren heranholen. Die Frage, wohin mit dem ganzen Geld, das für viele Inkarnationen reichen mag, wenn man nur an eine glaubt? Wer dagegen von der Kette der Leben weiß, weiß auch, dass er nichts mitnehmen und also Geld kein erfüllendes Lebensziel sein kann. Was für eine gute Gelegenheit, mit den die Welt bestimmenden Multimilliardären wie Bill Gates und George Soros besonderes Mitgefühl zu entwickeln.

Vom Heilkräutersegen in die Pharma-Falle

Was war es für ein Segen, als die ersten SammlerInnen nicht nur Essbares, sondern auch Heilsames entdeckten und mit nach Hause beziehungsweise in die Höhle brachten und sich erste Ansätze von Naturheilkunde entwickelten. Auch Kochkunst, Erfahrungsmedizin und Drogeriewesen nahmen so ihren hilfreichen Anfang. Einige Pflanzen schäumten aufgerieben und mit Wasser versetzt und gelangten in die Seifenabteilung. Nachdem Knollenblätterpilze zum Tode führten, wurden sie als giftig bekannt und gemieden. Als eine Frau nach einer Gemüsemahlzeit Krämpfe und schließlich einen Abgang erlitt, kam diese Pflanze wohl in die Spezialabteilung, die die katholische Kirchen Jahrhunderttausende später so aufbrachte, dass sie versuchte, diese Entwicklung durch Verbrennen der Kräuterkundigen wieder zurückzudrehen. Das hielt die Entwicklung lange auf und warf Naturheilkunde und Medizin weit zurück.

So dürfte sich langsam, aber sicher einiges entwickelt und zu erstem Spezialistentum geführt haben. Erfahrung zeigte, wie manche Pflanzen mehr als andere sättigten, andere den Stuhlgang anstießen und einige Schmerzen linderten. Diese uranfänglichen Lernprozesse finden wir einfühlsam im Mythos unserer Entstehungsgeschichte geschildert. Die mit *Ayla und der Clan des Bären* beginnende Erdenkinder-Buchreihe von Jean M. Auel breitet vor unserem inneren Auge unsere eigene Entwicklung parallel zu der der Flachschädel aus dem Neandertal aus. Unsere lang(sam)e Entwicklungsgeschichte ermöglichte, Brauchbares und Bekömmliches von Gefährlichem zu unterscheiden und aus Erfahrung Wissen zu gewinnen. Mit der Zeit steigerte sich die Entwicklungsgeschwindigkeit und der Fortschritt fing allmählich an zu galoppieren. In unserer Zeit nimmt er rasend an Fahrt auf und unsere Seelen können kaum noch Schritt halten. Das sprichwörtliche Schritttempo ist längst überschritten. Mit zunehmender Geschwindigkeit folgen Rückschläge oder Abstürze in den *Schatten* immer rascher aufeinander, und wir nähern uns auch hier dem schon vertrauten Kurven-Muster.

Was für eine Erleichterung, als Alexander Fleming aus dem Schimmelpilz *Aspergillus penicillium*, das berühmteste Antibiotikum Penicillin isolierte. Bis dahin oft tödlich verlaufende Infektionen wurden plötzlich beherrsch- und heilbar. Eine große Euphorie brach aus, zusätzlich genährt durch die Entdeckung von Erregern durch Forscher wie Robert Koch und Louis Pasteur und die erste Impfung von Edward Jenner. Die Hoffnung war, mittels Impfungen und solcher – anfangs noch naturheilkundlicher – Antibiotika bald alle Erreger und Krankheitsbilder zu besiegen.

Aber auch diese Kurve der Begeisterung flachte ab, als sich nicht alle Krankheitsbilder auf Erreger zurückführen ließen und die Suche nach dem »Schizokokkus« bis heute erfolglos blieb. Auch tauchten neben Bakterien noch andere Erreger wie Viren auf, wo Antibiotika gar nicht und Virostatika bis heute nicht nachhaltig wirken. Schließlich mussten wir erleben, wie zunehmend Erreger auftauchten, die gar nicht mehr auf Antibiotika reagierten, weil sie sich entsprechend angepasst und gegen diese gewappnet hatten. Dass es viel mehr nützliche Keime als schädliche gab, war schließlich so überraschend und unerwartet, dass große Teile der Schulmedizin bis heute die Augen davor verschließen. Aber lange half die Naturheilkunde noch aus.

Schließlich aber nahm sich – wie beschrieben – Rockefellers Pharmaindustrie des Themas in beschriebener Weise an. Sie folgt – wie heute auch die Impfindustrie – ausschließlich der ebenso einseitigen wie aussichtslosen Devise: »Nur das eine« und »Immer mehr vom selben.« Heute klagen führende Urologen, die Situation sei aufgrund der Resistenzen schon gefährlicher als in der Vorantibiotika-Ära. An resistenten Keimen sterben mittlerweile allein in Deutschland zwischen 25 000 bis 30 000 Menschen pro Jahr. Wird das hochgerechnet, stellt sich die Situation in wenigen Jahrzehnten als völlig unbeherrschbar dar. Allerdings zeigen die Pandemie-Modelle, wie wenig nahe solche Hochrechnungen der Wirklichkeit kommen.

Inzwischen züchten – wohl mehrheitlich unbewusste und unwissende – Großbauern mithilfe geldgieriger Veterinäre, die ihnen auf eigene Rechnung Tonnen von Antibiotika verkaufen, neben nachweislich krank machendem Fleisch weiter antibiotika-resistente Keime, die in Deutschland mehr Menschen töten als die meisten Grippewellen.

Der *Schatten* von Fleischproduktionsfabriken wird immer deutlicher. Die Lösung aber liegt nicht in neuen Antibiotika, die bisher gar nicht gefunden werden. Wir müssten eine Ebene tiefer die Ursache angehen, und die »Massentier-Zucht-Häuser« schließen. Das würde uns vor resistenten Keimen und schweren Erkrankungen, Menschen in den ärmsten Ländern vor dem Verhungern, Tiere vor einem qualvollen Schicksal und die Umwelt vor weiterem Schaden bewahren. Dem Luftelement ersparten wir so Treibhausgase wie Methan und CO_2, der Erde Gülleseen und Kotgebirge und dem Wasser schädliche Nitrate.

Zu den Keimen aus Tierfabriken kommen noch in Kliniken durch dortige »Antibiotika-Orgien« entstehende resistente Keime hinzu. Sie gehen aufs Konto vielfach überflüssige Antibiotika verschreibender Mediziner. Ist es wieder Zufall, dass diese Tausenden von Toten jedes

Jahr unsere pharmahörigen Politiker nicht im Geringsten interessieren? Oder liegt es zufällig daran, dass die Pharma auch an dieser zweiten Ebene von Antibiotikaeinsatz gut verdient? Auch ein Zufall, dass der letzte deutsche Gesundheitsminister sich schon vor Beginn der Coronakrise als Pharma-Lobbyist bewährt hatte?

Der Mechanismus ist immer ähnlich. Das Antibiotikum vernichtet fast alle Keime im Darm der »armen Schlucker«. Die wenigen resistenten Überlebenden nehmen anschließend den ganzen entvölkerten Darm in Besitz. Damit hat dieses Antibiotikum seine Wirkung gegen diese Keimart eingebüßt. In der Massentierzucht läuft diese Resistenzentwicklung im großen Stil, da fast alle Tiere – ebenso regelmäßig wie illegal – Antibiotika mit dem Futter bekommen.

Als Opfer des *Schattenprinzips* tragen auch viele Gesundheitsapostel und halb-bewusste Freunde der Naturheilkunde zu dieser gefährlichen Entwicklung bei. Sind sie doch einmal so krank, dass sie zwingend ein Antibiotikum brauchen, halten sie sich vielfach nicht an die Einnahmezeiten. Grundsätzlich der Schulmedizin und ihren Mitteln gegenüber skeptisch, hören sie, kaum geht es ihnen etwas besser, mit der Einnahme auf. Richtig wäre, nach dem Motto, wer A sagt, muss auch B sagen, nun weiter zu schlucken, bis alle gefährlichen Keime ausgeschaltet sind. Denn wenn nur fast alle Krankheitskeime umgekommen sind, finden die wenigen Überlebenden der gefährlichen Art im ansonsten nun leeren Darm ein Paradies für ihre neue resistente Keim-Population. Wer die neuerlichen Symptome mit anderen Antibiotika bekämpft, kann den gleichen Prozess nochmals durchleben. Nach kurzer Besserung wird er wieder eine Verschlechterung heraufbeschwören und sich so zum Züchter gefährlicher resistenter Keime entwickeln. Bert Brecht sagte, das Gegenteil von gut sei nicht böse, sondern gut gemeint.

Da die Pharmaindustrie sowohl in der Human- als auch der Tiermedizin gut verdient, ist von ihr und ihren Polit-Lobbyisten weder Einsicht noch Hilfe zu erwarten. Was Pharmakonzernen Geld bringt, wird nicht nur erlaubt, sondern oft noch mit Subventionen gefördert. Selbst bei Anzeigen und Verurteilungen, haben die Polit-Lobbyisten in Diensten der Pharmaindustrie für milde Strafen gesorgt, die die Konzerne locker wegstecken. Während sie Milliarden scheffeln, zahlen sie die Straf-Millionen aus der Portokasse.

Die Corona-Pandemie verdeutlicht die Sackgasse des einseitigen Bekämpfens ohne dem eine zweite Säule der Abwehrsteigerung beiseitezustellen. Mit den »Impfungen« in eine laufende Epi- beziehungsweise Pandemie hinein haben wir die Mutationen erst so richtig angeregt, wie sogar der Chef des RKI, Prof. Wieler, vorhersagte. Ein Jahr später haben wir nun den Salat: ein Durcheinander von maßlosen, entgleisten Maßnahmen und keineswegs unwirksamen, sondern leider nach hinten losgehenden »Impfungen«.

Denn, wenn wir ehrlich sind, ist Anfang 2022 klar, die genbasierten »Impfungen« haben bei Weitem nicht gehalten, was versprochen war. Im Gegenteil scheinen Geimpfte und Geboosterte mit jedem weiteren Schuss mehr getroffen zu sein. Studien belegen zunehmend, wie sie schon mittelfristig in eine schlechtere Situation als vor der Gen-Impfung kommen und nach sechs Monaten leichter infizierbar als Ungeimpfte sind. Und es könnte noch viel schlimmer kommen[42].

Wenn die Ernüchterung kommt, ist es auch in diesem Fall nach derselben Entwicklungskurve schon spät und das Rad der Zeit nicht zurückzudrehen. Ich bekomme bereits jetzt, im März 2022, viele Mails mit der Bitte, die »Impfung« auszuleiten, weil sich Betroffene seitdem so schlecht fühlen – und zwar nicht nur körperlich, sondern auch seelisch und teilweise bis in psychiatrisch relevante Bereiche.

In der Natur läuft alles auf Gleichgewichte hinaus. Wenn wir Erreger bekämpfen, werden sie sich anpassen – je stärker wir sie bekämpfen, desto mehr lassen sie sich einfallen. Meine Erfahrung aus guten 40 Arztjahren: Die Natur sitzt zum Schluss am längeren Hebel. Heute haben wir uns in Verkennung dieser Entwicklungskurve und

42 https://auf1.tv/aufrecht-auf1/interview-mit-ddr-martin-haditsch-covid-geimpfte-sitzen-auf-einer-tretmine/

der Spielregeln des Lebens durch einseitiges Auf-Kampf-und-Krieg-Setzen und systematische Vernachlässigung der Stärkung der Abwehr in eine gefährlichere Situation als zu Beginn der Pandemie verwickelt.

Falls wir nun der Pharmaindustrie erlauben, ihren bereits in vollem Gang befindlichen Krieg gegen die Naturheilkunde fortzusetzen, wird es ein hartes Erwachen geben, je später, desto schlimmer. Der Volksmund würde sagen: vom Regen in die Traufe. Nach meiner Einschätzung befinden wir uns schon nahe der Traufe und stehen vor der Entscheidung: Wollen wir das Elend weiter eskalieren oder beenden?

Der Ausweg ist wieder einfach: Medizin-Politisch könnten wir, statt auf »Entweder-oder«, lieber auf »Sowohl-als-auch« setzen. Die Schweizer haben sich mit Volksabstimmungen erfolgreich beides ertrotzt – sowohl Natur- als auch Schulmedizin – und Erstere sogar als Kassenleistung durchgesetzt.

Sowohl kollektiv als auch individuell wäre es wesentlich, statt entweder auf Therapie oder Vorbeugung, auch hier auf beides gemeinsam zu setzen. Wir können beide Seiten bedienen, allerdings erübrigt sich durch wirkliche Vorbeugung auf dem Boden der *Spielregeln des Lebens* und seiner -prinzipien oft die Therapie.

Vom Mutter- zum Wüstenboden

Unsere Vorfahren lebten von Mutter Erde und ihren Geschenken. Sorgen um den Mutterboden gab es noch nicht, denn dieser, über unendliche Zeiten entstanden, enthielt reichlich, was Pflanzen, Tiere und Menschen zum Wachsen brauchten. Gab eine Gegend nicht mehr genug Beeren, Früchte, Knospen und Wurzeln her, zogen die Vorfahren weiter. Sie schadeten dem Boden nicht, sondern gaben ihren Teil an Abfällen als Dünger zurück. Wenn sie nach langer Zeit wiederkehrten, hatte sich Mutter Natur längst erholt. Mit der Sesshaftigkeit und der Entstehung von Ballungsräumen entwickelte sich nicht nur die Kultur, sondern nahm zugleich auch die Natur Schaden. Vor allem unsere eigene, denn die menschlichen Exkremente, die wir unter uns, aber nicht mehr hinter uns ließen, wurden vom Dünger zum idealen Nährboden für schädliche und sogar gefährliche Keime. Die Böden wurden ausgelaugt, da ihnen ständig Wesentliches entnommen und nie zurückgegeben wurde. So kam es zu einer Verarmung nicht nur an den Grundelementen der Nahrung wie Calcium, Kalium und Phosphat, sondern auch an Spurenelementen wie Selen. Immer nur nehmen und nie geben, führt in die sichere Katastrophe.

Gegenmaßnahmen blieben Stückwerk, das sich gegen uns selbst richtete. Ein solches, nicht zu Ende gedachtes Beispiel ist die Entwicklung des Kunstdüngers. Zu wenige von uns haben noch entdeckt, was für ein schützenswerter Schatz guter Mutterboden ist und wie es ohne ihn kein Gedeihen und nicht mal Auskommen geben kann.

Ich erinnere mich gut, wie mir in einer Hautklinik ein Oberarzt beibrachte, ein von Warzen übersätes kleines Mädchen durch Entfernen der einen Mutterwarze von allen – sicher an die 100 – anderen Warzen zu befreien. Erst viel später habe ich verstanden, wie ein gut inszeniertes Ritual im Einklang mit zeitloser Symbolik auf dem Boden durchschauten Seelenverständnisses wahre Wunder wirkt. Als wir die eine, zur »Mutterwarze« ernannte, gut zugängliche Warze medizinisch konventionell, aber auch magisch rituell, entfernt hatten, verschwanden alle anderen in kurzer Zeit – einfach, weil es ohne Mutter nicht geht. Das war dem kleinen Mädchen völlig klar und so ließ seine Seele all die Warzen los. Ohne Mutterboden geht es genauso wenig.

Kunstdünger – Hunger-Lösung und Gesundheits-Falle

Die Entdeckung des Kunstdüngers durch den Gießener Chemiker und Humanisten Justus von Liebig war als Segen für die hungernde Menschheit gut gemeint. Wurden der Erde wesentliche Stoffe zurückgegeben, erhöhte sich der Ertrag deutlich. Liebig würde sich wohl im Grabe umdrehen, sähe er, was aus seinem Traum, so den Welthunger zu besiegen, wurde. Denn statt diesen zu beseitigen, dient die Idee heute der Profitmaximierung um fast jeden Preis und jedenfalls um den unserer Gesundheit.

Zu Beginn war die Ertragssteigerung natürlich ein großer Fortschritt und eine wesentliche Erleichterung im Kampf gegen Hungersnöte. Und diese Zeit dauerte lang genug an, um sich satt zu essen und an dieses Wunder zu gewöhnen. Als raffinierte »Capita-listen« daraus raffinierte Industriekost entwickelten, bekam kaum noch jemand mit, wie die vielversprechende Entwicklung zum Fluch wurde.

Dass die Erde heute nicht mehr jener Mutterboden ist, von dem unsere Vorfahren lebten, dämmert inzwischen vielen. Aber vom Mangel an Spurenelementen durch schonungslose Ausbeutung verstehen die meisten wenig und machen weiter gute Miene zu bösem Spiel. Zwar gab Kunstdünger die dem Boden entzogenen Hauptmineralien zurück, aber nicht die Spurenelemente. So wurde ihr Mangel bei den Sesshaften immer beachtlicher, ohne Beachtung zu finden.

Heute schlucken manche etwa auf Verdacht Selen, weil sich herumgesprochen hat, unsere westeuropäischen Böden enthielten dieses wichtige Spurenelement kaum noch. Aber keiner weiß so recht, wie viel. Eine ausreichende Selen-Versorgung ist aber wichtig, um gute Gesundheit und »alle Tassen im Schrank« zu behalten, also um Alzheimer vorzubeugen. Dabei ist Selen nur eines von vielen Spurenelementen. Ähnlich verhält es sich mit den – laut Prof. Claus Leitzmann – ca. 250 000 Sekundären Pflanzenstoffen, die so wichtig sind, um unsere Abwehr hoch und etwa Krebs hintan zu halten.

Die Böden auszubeuten und damit letztlich zu ruinieren, um dann mit Kunstdünger einerseits und Nahrungsergänzungen andererseits nachzubessern, ist zwar eine erfolgreiche Geschäftsidee, aber vom Gesundheitsstandpunkt ungeschickt. Das Ersetzen von Sekundären Pflanzenstoffen ist schon wegen ihrer Vielzahl ziemlich aussichtslos. Und es ist auch überflüssig für alle, die pflanzlich-vollwertige, bunte und abwechslungsreiche *Peace-Food*-Kost genießen.

Die heute oft fehlenden Antioxidantien zu futtern, ist eher möglich, aber wäre ebenfalls unnötig, würden wir nur regelmäßig barfuß auf Mutter Erde gehen. Manches ist so leicht, wir müssten es nur wissen und tun. Von Vater Staat und seinen Medien werden wir jedoch, seit die sich in den Dienst der Pharma- und Impf-Industrie stellten, weder umfassend noch objektiv und schon gar nicht ausgewogen informiert.

Jeder der beschriebenen (Fort-)Schritte bezüglich Bewältigung des Hungers war so, rückwirkend betrachtet, zwar logisch nachvollziehbar, hat aber langfristig tiefer in Probleme geführt. Hier bietet sich uns ein weiteres Beispiel für das überall gegenwärtige *Schattenprinzip*, dessen Ignorieren uns auf allen Ebenen (in) große Schwierigkeiten bringt.

Wer nur noch Bioqualität isst und die Hauptgiftquelle Tierprotein weglässt, das laut Studie des Schweizer Bundes für 93 Prozent des Gifteintrags in die Nahrung sorgt, ist auf gutem Weg, mit vielen ans Wundervolle grenzenden positiven Nebenwirkungen. Dadurch könnten obendrein die Kohlenhydrate in den ärmsten Ländern bleiben und würden nicht für die Vieh-Mast von unseren Konzernen aufgekauft. Ohne Kunstdünger und die Gifte der Agro-Chemie wären wir inzwischen deutlich gesünder.

Wie spürbar erholsam und regenerierend es an einem Ort ist, wo niemals Gifte versprüht oder Kunstdünger eingesetzt wurden, lässt sich in *TamanGa* schmecken und fühlen. Dort zu essen und einfach nur zu sein, ist heute schon etwas Besonderes, gibt es doch kaum noch Böden, die nie mit Pesti–, Herbi- und Fungiziden traktiert wurden. So hat Geld(-Gier) auch die an sich gute Idee des Kunstdüngers ruiniert und ins Gegenteil verkehrt.

Die Süß-Falle

Hier schließt sich der Kreis von *Peace-* zu *Mind Food*. Denn die süße Versuchung des Fabrikzuckers ruiniert nicht nur im Körper einiges, sondern auch im Gehirn, der Basis unseres Geistes. So wie das heute übliche Übermaß an Zucker im Körper über das metabolische Syndrom zu Insulinresistenz und schließlich Typ-2-Diabetes führt, geschieht das auch im Hirn. Deshalb sprechen Mediziner bei Alzheimer schon von Typ-3-Diabetes. Wenn das Gehirn keinen Zucker (Glukose) mehr aufnimmt, fährt die Bauchspeicheldrüse ihre Insulinproduktion bis zur Erschöpfung hoch, um den Zucker aus dem Blut doch noch in die Zellen zu drücken. Das Hirn macht dann völlig zu für Glucose, seine ursprüngliche Nahrung, und verhungert bei Alzheimer gleichsam. Insofern liegt hier, wie auch bei Typ-2-Diabetes, eine entscheidende Hilfe in ketogener Ernährung wie in *Peace Food Keto-Kur* beschrieben.

Dabei begann alles so süß, gut und harmlos: Was für ein Fest, fanden unsere wandernden Urahnen ein Nest von Wildbienen und konnten sich an deren süßem Honig laben. Für den Homo bono war solch eine Regression auf die Ebene der süßen Muttermilch des Anfangs sicher ein besonderes Geschenk.

Der (Fort-)Schritt zur Imkerei ermöglichte solch süße Freuden häufiger, und schließlich kamen Rübenzucker und Zuckerrohr auf. Dadurch wurde alles immer raffinierter und praktischer und luxuriöse Fülle setzte sich durch. Tägliche Süße verkam zur Selbstverständlichkeit und Süßigkeiten eroberten äußere und innere (Körper)Welten. Was für die kindlichen Ahnen ein kostbares Geschenk von Mutter Natur war, wurde zum Überfluss und gesundheitlich nicht nur überflüssig, sondern gefährlich. Der Süßkram trieb – ohne uns Süßmäulern so richtig bewusst zu werden – erst die Zellen in den Widerstand und dann die Bauchspeicheldrüsen über den Amoklauf des metabolischen Syndroms in den Offenbarungseid von Diabetes 2. Heute gibt es Typ 1–, 2- und 3-Diabetes, wobei Typ 2 und 3 schon Epidemie-Charakter annehmen. Unser Leben wurde zuckersüß, was die Gewebe und Organe verzuckerte.

Die Kurve von der Delikatesse des ersten Wildbienenhonigs zur modernen Zuckerorgie nimmt den nun schon hinlänglich bekannten (arche-)typischen Verlauf. Zuerst korreliert ein stetiger Anstieg mit einer Verbesserung der Lebensqualität, bis die Kurve abflacht. Mit der Gewöhnung an die (all-)tägliche Süße lässt der Reiz nach, nicht aber die Wirkung auf die Bauchspeicheldrüse. Die muss gleichsam verzweifelt gegen die Zuckerflut anschuften und so viel Insulin ausschütten wie sie kann, bis sie eben nicht mehr kann. Das nennen wir Diabetes. Nach dem drittwichtigsten der *Schicksalsgesetze*, dem Gesetz des Anfangs, begann dieser schon, als wir es mit dem Süßkram übertrieben.

Natürlich können wir da auf die entsprechende Industrie und ihre einschlägige Werbung projizieren, auf die Politik, die der Verzuckerung Vorschub leistet. Hat die EU nicht erst kürzlich – eindeutig dem Lobbyismus geschuldet und gegen die Gesundheit der Bevölkerung gerichtet – die Mengenbeschränkung für US-Corn-Sirup aufgehoben? Diese hochraffinierte, hochkalorische Maispampe hat viel zur Verfettung der US-Amerikaner beigetragen und bekommt nun auch bei uns ihre Chance und freie Fahrt im Sinne ihrer industriellen Produzenten. Das ist kein Zufall, sondern das Werk von Lobbyisten und Politikern, die ihnen – wohl gegen entsprechende Nebengeräusche – (frei-)willig nachgeben.

Aber nochmals: Schuld zu projizieren bringt uns nie weiter. Wohl aber das Eingeständnis, wie bereitwillig wir uns verführen und manipulieren lassen, ein *Schatten*-Erbe der freundlich zutraulichen und für moderne Zeiten viel zu gutgläubigen kindlichen Ahnen. Wir können anfangen, an das Gute in uns zu glauben, aber die Gutgläubigkeit gegenüber den Produkten der Industrie ist besser zu beenden, am besten gleich.

Einfache Auswege: Konzerne können immer nur produzieren, was wir kaufen und essen. Hören wir auf damit, hören sie notgedrungen auch auf, es zu produzieren. Unsere Gesundheit liegt also völlig in unserer Hand, und wir bestimmen, was Konzerne uns (an-)bieten. Wir müssen uns längst nicht alles bieten lassen.

Mit gefährlicher Süße können wir jederzeit aufhören und sogar ganz ohne Verzicht. Am besten ist es, den Konsum von Zucker und allen raffinierten Kohlenhydraten auf genau 0 zu senken. *Peace Food* bedeutet: keinerlei raffinierte Kost und schon gar keine solchen Kohlenhydrate mehr. Das bringt auch den Vorteil mit sich, die Darmflora, das Mikrobiom, bei konsequentem Nicht-Füttern mit Süßem, zu verändern und das unbändige Suchtgefühl danach zu bändigen und schließlich zu beenden.

Wer zunehmen will, hat eine Fülle von kalorienreichen Möglichkeiten, von Datteln über Feigen bis zu Birnendicksaft. Allerdings sollten wir auch bei Trockenfrüchten und -auszügen nicht übertreiben, sondern die natürliche Süße etwa in Möhren oder frischem Obst neu entdecken.

Wer abnehmen möchte, ist mit Erythrit (Eryfly), meiner Lieblingssüße, auf gutem Weg. Das ist vergorene Glukose aus Reis oder Mais, schmeckt wie Zucker, hat ca. 75 Prozent von dessen Süßkraft, aber keine Kalorien und einen zu vernachlässigenden glykämischen Index. Erythrit nimmt praktisch nicht am Stoffwechsel teil, ist in Japan über 30 Jahre erprobt und hat sich dabei als ebenso harmlos wie süß erwiesen. Für Birkenzucker (Xylit) gilt das nicht in diesem Ausmaß, aber er ist auch noch viel besser als üblicher raffinierter Rüben- und Rohrzucker.

Entscheidend wichtig: Die rundum gesündeste Süße finden wir in nichtstofflicher Form in der Süße des Lebens, in genüsslicher sinnlich-erotischer Liebe, und in der Liebe zur eigenen Aufgabe, zu den Mitmenschen und Mutter Natur sowie zu Kunst und Kultur. Diese Lösung käme auch unserem Inneren Kind und dem Homo ludens besonders zugute.

Der Weg in die Vereinzelung

Die Basis unseres Aufstiegs zur einzigen übriggebliebenen Menschenart, zur vielbesungenen Krone der Schöpfung, ist die Gemeinschaft des Anfangs. Es war ebenso alternativlos wie genial, allen geistigen und materiellen Besitz gemeinsam und gemeinschaftlich zu verwenden. So konnten sich Nomaden durch wenig Besitz viel Schlepperei ersparen und das Übriggebliebene gemeinschaftlich teilen. Vor allem teilten sie auch ihre Ideen und Entdeckungen. Alle waren auf demselben Stand. Das brachte sie enorm voran und ließ sie alle »Mitbewerber« im Evolutionswettlauf überflügeln. Auf verschiedenen Ebenen zu teilen hatte den Vorteil, alle am besten zu sättigen, was körperlichen, seelischen und geistigen Hunger und optimale partnerschaftliche Verantwortung anging. Kinder hatten viele Eltern und diese wiederum viele Kinder, denn auch diesbezüglich wurde die Verantwortung geteilt.

Das hielt die längste Zeit unserer Entwicklungsgeschichte und hat tiefe Spuren hinterlassen, liegt doch im Anfang alles. Noch die Griechen der Antike erkannten den Menschen als Zoon politikon, als politisches Gemeinschaftswesen. Zum bis dahin weitgehend befriedigten Gruppen- und Gemeinschaftsanspruch kam der nach Individualität und schließlich sogar Individuation hinzu. Die ersten wollten nicht mehr alles teilen, sondern für sich sein und das behalten, was ihnen besonders wichtig erschien, wie wahrscheinlich PartnerInnen. Das Bedürfnis nach dem, was sich »privacy« nennt, trat in den Vordergrund und unterwanderte, bevor man sich versah, allmählich das Gemeinschaftsgefühl. Als sich mit dem beginnenden Patriarchat der Egoismus dazu gesellte, kamen auch noch die schon kleineren Gruppen unter Druck. Aus Sippen wurden Großfamilien, daraus Kleinfamilien usw. Der moderne Trend geht immer rascher in den Gegenpol zur ursprünglichen Großgemeinschaft, bis hin zu Beziehungslosigkeit und sogar -unfähigkeit. Statt Teil einer teilend-altruistischen Gemeinschaft ist man nun allein und nicht selten einsam in einer austeilend-egoistischen, die sich über Zeit und Geld definiert.

Sind schließlich alle Gemeinschaftsansprüche aufgegeben, bleibt nur die Frage der Sexualität offen. Ein Hollywoodstar hat es auf den Punkt gebracht und offenbart, er mache »es« nur noch mit Callgirls. Die österreichische Variante lautet: Im Laufhaus, da laufe was und man(n) könne jederzeit kommen und gehen, beziehungsweise davonlaufen, wenn nichts mehr geht oder läuft oder man(n) schon gekommen ist. In der Prostitution kommt es wohl nicht zu viel Beziehung, aber immerhin noch zu Begegnung.

Aber auch auf dieser Ebene ist der »Fortschritt« unaufhaltsam und kann der Seele selbst das Moment der Begegnung noch ersparen beziehungsweise nehmen. Frauen-Puppen und Roboter-Nutten werden immer echter und man(n) brauche da keine Kompromisse hinsichtlich Figur, Form und Äußerem mehr einzugehen, heißt es ... Nicht mal ein schlechtes Gewissen sei nötig gegenüber einer eigenen Frau, falls man(n) sich solchen Luxus mit den vielen Komplikations- und Lernmöglichkeiten überhaupt noch leistet.

Ein anderer körperlicher Ausweg ist der wissenschaftlich belegt rasant zunehmende Trend zu Onanie und Pornografie. Eine US-Langzeitstudie ergab bei einer Umfrage an Studenten, ob sie sich in der letzten Woche selbst befriedigt hätten, zwischen 1992 und 2014 eine Steigerung um 54 Prozent, bei Frauen eine Verdreifachung[43]. Selbst ist der Mann, beziehungsweise die Frau oder der Single. Die Gründe dafür seien, partnerschaftlicher Sex werde zunehmend als zu anstrengend, zu langsam und weniger beliebig verfügbar empfunden.

Hilfreich kommen immer bessere Hilfsmittel hinzu – zumindest für Frauen – wie der »Womanizer«, der klitorale Orgasmen in Eigenregie quasi garantiert, jederzeit, immerzu und wann immer frau es wünscht.

---

43 https://magazin.nzz.ch/gesellschaft/sex-wird-fuer-junge-menschen-unwichtiger-ld.1484240?reduced=true

Der Vorteil des Nachteils: Als eine junge, intelligente Frau in einem Burn-out-Seminar an solch einer Stelle der Gruppe und mir die Vorteile des One-Night-Stands erklärte, wurde mir einiges klar. Kurz zusammengefasst sagte sie, seit sie sich One-Night-Stands gönne, habe sie nur noch schöne Liebesfeste. Denn wenn er nicht gut rieche, könne er sich waschen gehen oder eben ganz gehen. Wenn er es überhaupt nicht könne, dürfe er gern woanders üben und ebenfalls gehen. Sie lasse sich nichts mehr gefallen, was ihr nicht gefalle, sondern bleibe frei und unabhängig, selbstbestimmt und selbstbewusst, selbst- und eigenverantwortlich in jedem Moment. Und lieber ein sehr schöner kurzer gemeinsamer Augenblick als ein langes Elend mit Routine, Langeweile und (Selbstmit-)Leid.

Während die männlichen Kinnladen sanken, wurde mir klar, wie sehr ich diesem Muster selbst in der Arbeitswelt folgte. Ich ließ mich nie binden, blieb frei und verabredete jeweils nur (Vortrags-)Abende und (Seminar-)Tage, maximal eine Woche. So musste ich immer wirklich im Moment ganz da sein, wach und mindestens gut genug, um weiter gebucht zu werden.

Es ist also möglich, sich ergebende Zwänge eines Lebens im Augenblick durchaus als Chance zu nutzen. Wenn der Abend, ob beim Liebesfest oder Vortrag in vieler oder sogar jeder Hinsicht gelingt, lässt er sich wiederholen und trotzdem kann jede(r) frei und unabhängig bleiben – das vertieft sogar noch die Hingabe an den Augenblick.

Die Lösung liegt wieder einmal im »Sowohl-als-auch«. Gemeinschaft und Selbstverwirklichung oder Individuation lassen sich wundervoll verbinden in einem Kompromiss, der beide Tendenzen vereint. Das Kompromiss-Modell verdient weitere Beachtung.

Beziehungsfallen

Am Anfang war die Sippe oder Gruppe der Ort, der neben Wärme auch Sicherheit bot. Nur durch Nähe und engen Zusammenhalt ließ sich überleben. Der Homo bono nutzte diese Chance am besten. Der

Umzug aus Höhlen in Hütten führte in die Sesshaftigkeit und zu mehr Eigenständigkeit. Die kindlichen Ahnen erlebten erstmals, was wir heute selbstverständlich »privacy« nennen, Privatsphäre, und genossen das sicher. Die Sippen fanden sich noch in Weilern und Dörfern zusammen. Mit der Sesshaftigkeit nahm auch Privatbesitz zu. Daraus ergaben sich Gründe für Diebstahl und Überfälle und als Gegenmaßnahme der aufwendige Bau erster primitiver Trutzburgen gegen Gefahren von außen. Schließlich musste das Leben durch Rüstung und Bewaffnung gesichert werden. Der Trend von der Gruppe, die uns ursprünglich stärkte, zum Einzelwesen, hielt an. Dieser Trend, der anfänglich Vorteile geboten hatte, führte zu Vereinzelung und Vereinsamung, die heute, medizinisch belegt, Erkrankungen fördert. Großeltern ließ er keinen Platz mehr. Folglich kamen sie in Altenheimen (her-)unter, während die Familien immer weiter schrumpften. Die Alten verloren ihre tragende Rolle in der Gesellschaft und damit auch an Ansehen und Würde. Sie wurden gleichsam überflüssig und fühlten sich wohl auch zunehmend so – abgeschoben erst in Asyle und später in Altenresidenzen für die Begüterten. Den Sinn im Leben und den Kontakt zu den Enkelkindern und dem eigenen Inneren Kind zu verlieren, wurde entscheidend für die moderne Demenzplage.

Die Lösung wäre, den Alten wieder den ihnen zukommenden Stellenwert und damit Sinn zu geben, zum Beispiel als Groß(e)eltern. Sie könnten mit den Enkelkindern so viel leichter dem christlichen Anspruch entsprechen »wieder zu werden wie die Kinder« und dabei ihr eigenes Inneres Kind erleben und erlösen. Den Kindern wären sie ein Segen und deren Eltern Entlastung. Sie könnten wieder Leben ins Leben bringen, haben sie doch nichts mehr zu verlieren und insofern noch alles zu gewinnen.

Die Kinderzahl, ursprünglich ein Vorteil der kindlichen Ahnen, wurde durch diese Entwicklung immer geringer und aus der Kinderhorde wurden Einzelkinder. Die werden heute mit einer Aufmerksamkeit überschüttet und überfordert, die sich früher auf eine große

Kinderschar verteilte. War das für viele Kinder wundervoll, ist es für viele Einzelkinder zu viel des Guten.

Das brachte gleich das nächste Problem der Moderne ins Spiel. Ursprünglich eine Lebensversicherung, wurden Kinder mit dieser Entwicklung zunehmend zur – finanziellen und zeitlichen – (Be-)Last(ung). Folglich sank ihre Zahl weiter. In unserer Zeit erleben wir eine Entwicklung hin zu immer mehr Ein-Kind- und schließlich Kein-Kind-Familien. Beziehungen verkamen von lebenslangen Ehen über One-Night- zu One-Evening-Stands, um der Frühstückfrage zu entgehen: »Machst du noch Frühstück oder kannst du das auch nicht?«

Parallel zur Beziehungsunfähigkeit wuchsen aber Ansprüche und Anforderungen an Aussehen und »sexuelle Performance« – wohl durch entsprechende Bilder aus Werbung und Netz befeuert – ins quasi Unermessliche. All das lief auf noch mehr Einsamkeit und Unzufriedenheit hinaus und führte – wie neue Untersuchungen zeigen – zu enttäuschendem Sex, von Erotik kaum noch eine Spur und Liebe war früher.

Der Ausweg ist wiederum einfach: Trauen wir uns einfach über Tinder hinauszugehen und wieder länger zu bleiben und tiefer (miteinander) zu gehen und zu erleben. Das ist vielleicht nicht »in« oder modern, aber wunderschön – und obendrein gesund – wie inzwischen die erwähnten Studien belegen.

Die Single-Krankheits-Falle

Welche Nachteile diese Entwicklung zur Versingelung neben der krank machenden Vereinzelung noch mit sich bringt, verdeutlichen banale grippale Erkrankungen bis hin zu Covid. Die allermeisten Betroffenen bräuchten nur ein wenig häusliche Pflege. Krankenhäuser sind inzwischen eher bedrohlich durch Ansteckungsgefahr mit ihren nebenbei gezüchteten Krankenhauskeimen. Aber schon bei einer Grippe mit Bronchitis und notwendiger Pflege landen Singles heute im Krankenhaus, nur weil ihnen zu Hause niemand Tee kocht und die Bettwäsche wechselt. Das ist nicht bloß lieblos und unerfreulich, sondern auch belastend für die Sozialsysteme.

Andererseits würde der Anruf bei einem der letzten One-Evening-Stands bestenfalls den Hinweis bringen, sich zu melden, wenn wieder fit – und auch nur, sofern die Performance beim letzten Mal entsprechend ansprechend war.

Die Partnerschaftsentwicklung folgt also derselben Entwicklungskurve, die – in der Rückschau – über anfängliche Verbesserungen in ein immer unbefriedigenderes Ergebnis mündet. Wieder wurde alles erst besser, anmachender und freier, als sich wie anno dazumal vom Häuptling oder später den Eltern verbandeln zu lassen nach dem Motto: Die haben eine Baufirma und wir haben eine, also baut zusammen was Schönes!

Wir erkämpften uns das Recht auf das Erlebnis der Liebe auf den ersten Blick und eine wundervolle Resonanz-Phase mit erhebender Großhirn-Vernebelung oder -erhebung in beflügelndem Hormonrausch – bis wir dann am *Schattenprinzip* der Polarität scheitern. Scheidungsraten über 80 Prozent in den Großstädten der Moderne führen nach mehreren gescheiterten Partnerschaftsversuchen oft in Vereinzelung und Alterseinsamkeit.

Industrienationen wie die deutschsprachigen wurden mit dieser Entwicklung insgesamt immer reicher, aber auch immer ärmer an Kindern und damit leerer und überaltern dramatisch, sodass sie zunehmenden (Bevölkerungs-)Druck spüren. Der kommt aus jenen Ländern, die immer voller werden mit immer jüngeren und immer ärmeren Menschen.

Sichere Geborgenheit und entspannte Angstfreiheit fördern Resonanzgefühle und Neuroplastizität, die uns mit dieser Entwicklung zunehmend abhandenkommen – von der frühen Jugend bis ins hohe Alter. Und es gibt gar keine Schuldigen, auf die sich projizieren ließe, ist es doch unübersehbar unsere eigene Verantwortung.

Der Ausweg ist wiederum einfach: Suchen wir uns doch wenigstens wieder beste Freunde, mit denen wir alles teilen und besprechen können. Dann müssen wir nicht wegen jeder Kleinigkeit ins Krankenhaus und unsere Chance auf Burn- und Bore-out sinkt rapide. Mit FreundInnen gehen wir freundlich um und damit begänne jene Entwicklung von neuem, die uns vor langer Zeit als einzige Menschen-Spezies überleben ließ. Würden wir wieder freundlicher – was mit FreundInnen kaum vermeidbar ist – fänden wir auch mehr Freude im und am Leben und schenkten sie uns gegenseitig. Mit der dadurch wachsenden Offenheit und Lebensfreude sind auch die Aussichten, jemand zu finden, mit dem zusammen man sich noch mehr am Leben und seinen Freu(n)den freuen kann, ungleich freundlicher.

Auch der Oxytocin-Spiegel lässt sich, wenn schon nicht mehr durch Gruppenkuscheln, so doch durch alle möglichen Fantasien heben oder mit einem Profi-Kuschler wie einer Katze aus dem Tierheim.

6. GRUNDMODELL UNSERES EINGREIFENS

Dieses Modell lautet kurz umschrieben: Krieg gegen innere und äußere Feinde, auch eingebildete, und immer mehr vom selben. Wir können es auch »allopathisches Prinzip« nennen, das sich immer gegen etwas Widriges wendet. Im Gegensatz dazu arbeitet der homöopathische Ansatz mit dem Problem statt dagegen und neigt eher zum Teilen als zum Austeilen.

Wir haben mit Kooperation begonnen und uns zu Konkurrenz nicht ent-sondern verwickelt. Was wir einmal konnten, lässt sich gut und rasch reaktivieren. Während der längsten Zeit als wandernder und sammelnder Homo bono waren Kooperation und Kommunikation, Zusammenhalt und Frieden, Teilen und gegenseitige Hilfe angesagt. Der Krieg ist eine vergleichsweise späte Entwicklung, der Privatbesitz und die Entwicklung von Egophanie, die Vergötterung des eigenen Egos, bis zu Egomanie, dem Ego-Wahnsinn, voraussetzte.

Schauen wir auf die Geschichte zurück, gleichgültig ob die historische oder die mythische, die persönliche oder kollektive, finden wir immer dasselbe: Kampf schafft Widerstand und Disharmonie beziehungsweise schafft Teilen Ausgleich und Harmonie. Unser Körper zeigt uns modellhaft, wo eine gute Zukunft liegen könnte.

Wie werden wir denn intelligenter und weiser im Leben? Nicht durch Konkurrenz unserer Nervenzellen, sondern durch ihre immer bessere Kooperation. Unser Kopf wächst doch nicht und die Nervenzellen werden auch nicht mehr. Es ist ihre Vernetzung, also die Zusammenarbeit, die sich immer besser entwickelt. Statt zu wachsen, nutzt der Kopf sein vorhandenes Potenzial besser, sein Inhalt entwickelt sich durch bessere Kommunikation und Kooperation. Albert Einstein hatte sein Gehirn den Pathologen zur Obduktion vererbt. Doch das Ergebnis war enttäuschend, denn bezüglich Volumen und Konsistenz unterschied es sich nicht von Millionen anderen Hirnen. Es war wohl »nur« erheblich besser vernetzt und organisiert.

Das ist das Modell, das wir noch nicht wirklich begriffen haben. Wir brauchen kaum Bevölkerungswachstum in Deutschland, Österreich und der Schweiz, wir sind schon genug. Aber wir könnten viel besser kommunizieren und kooperieren. Auch auf der ganzen Welt sind wir genug, nur müssten wir besser zusammenarbeiten. Dass wir Tonnen von Nahrung vernichten, während andere hungern, ist ein Skandal.

Stellen wir uns nur vor, die oberen Organe Herz und Lungen würden nicht mit den weiter unten gelegenen Nieren und dem Darm zusammenarbeiten. Was für ein Desaster, würden die Nieren nicht das Blut filtern, das ihnen das Herz herunterschickt? Auch unsere Firmen und Konzerne verfolgen altmodische Konzepte, wollen weiter wachsen und weitere Firmen dazukaufen. Sie haben längst noch nicht verstanden, worum es wesentlich geht, wie entscheidend bessere Kommunikation und Kooperation sind. Auf die Potenzialentfaltung kommt es an – nicht darauf, einen Wasserkopf zu entwickeln. Der ist in der Medizin ein Krankheitsbild.

Dass Militärs weiter auf immer schrecklichere Waffen und deren Anwendung in Kriegen setzen, mag noch verständlich sein. Schon Einstein wusste, wäre der Mensch als Soldat gedacht, wäre es gar nicht zur Entwicklung eines Großhirns gekommen, ein Rückenmark hätte völlig gereicht. Aber warum verhalten wir anderen uns weiter so absurd und zum Scheitern verurteilt? Längst ist bewiesen, dass die schrecklichsten Flächenbombardements des Zweiten Weltkrieges den Widerstand der Gegner nicht brachen, sondern im Gegenteil die Widerstandskraft der Niedergebombten stärkten. Der deutsche Bombenterror schweißte zunächst die Engländer fester zusammen, der alliierte später die Deutschen. Selbst die bisher entsetzlichsten Flächenbombardements durch die riesigen B-52-Bomber der US-Airforce brachten die Nordvietnamesen nicht zum Aufgeben, ganz im Gegenteil. Und das gilt für alle, die von den USA seitdem noch bombardiert wurden und es gilt heute wieder für die Ukrainer, die von russischen Bombardements allmählich zu einer Nation zusammengeschweißt werden. Es hatte niemals den gewünschten Effekt. Aber Militärs können offenbar weltweit nicht über »Immer mehr vom selben« hinausdenken. Wurden sie deshalb in europäischen Ländern zum Krieg gegen Corona eingesetzt, weil es Politikern auch so geht?

Wann kriegen wir nur endlich genug vom Krieg? Wann dämmert uns, dass Konkurrenz und Krieg immer nur zu neuen Kriegen, während Kommunikation und Kooperation zu Verständigung und Frieden führen?

Wie viel Elend haben die sich wiederholenden deutsch-französischen Kriege den Menschen hüben wie drüben gebracht? Und wie viel Erleichterung und Verständigung dagegen die deutsch-französische Freundschaft? Wir finden Beispiele auf allen Ebenen, dass Kooperation weiter und besser trägt als Konkurrenz.

Manchmal blitzen heute selbst in der Wirtschaft schon die neuen Wege durch, etwa wenn Tesla-Chef Elon Musk all seine Patente für Elektroautos, statt sie für sich zu schützen, der Allgemeinheit zur Verfügung stellt. Für das alte Denken am überraschendsten: Es wird ihm nicht schaden, sondern im Gegenteil – auf allen Ebenen und sogar finanziell – nützen. Er bringt damit alle Elektro-Autobauer voran, aber nützt sich selbst als deren Vorreiter am meisten. Ist er heute nicht tatsächlich schon weit voraus und führend in der Autobranche?

Teilen und Kooperieren sind die Grundlagen dafür, wie sich neue Ideen in der neuen Zeit durchsetzen lassen. Die Entwicklung unseres Körpers hat es schon eingangs gelehrt. Über Kooperation konnten sich Mehrzeller entwickeln und Organe ausbilden, ließen sich Bakterien ein- und anstellen als Zellkraftwerke der Mitochondrien. Kooperation mit Viren erweiterte unser Erbgut. Mit Egoismus wären wir Einzeller geblieben, wahrscheinlich die besten Einzeller, die es je gab, aber jedenfalls ohne Herz und Hirn.

Nur, was wir kooperativ und überzeugend leben, können wir verbreiten. In der Medizin habe ich mir das lange angesehen: Rauchende Ärzte versagen in der Regel bei der Raucherentwöhnung. Aber meine vergangenen 50 Jahre ohne Fleisch und die letzten 15 ohne alles Tierprotein überzeug(t)en MitarbeiterInnen, SeminarteilnehmerInnen und LeserInnen mehr als alle Theorie. Während der Pandemie wurde das besonders deutlich.

Dornröschen als Lehrstück

Wie komme ich bei so großen aktuellen Problemen und Herausforderungen ausgerechnet auf ein Märchen und warum dieses? Es liefert als Teil der »Höhenpsychologie« ein zeitloses Muster, das uns lehren kann, wie wir uns viele Fehler und Enttäuschungen ersparen. Zeigt es doch, wie Ausschluss, Egoismus und Einseitigkeit konsequent in Problemen münden und dann selbst durch nachgeschobene Tricks nichts mehr zu retten ist.

Das Märchen vom Dornröschen erzählt von einem Königspaar, das sich sehnlich ein Kind wünscht. Aber – wie heute bei Millionen modernen Paaren – stellt sich keines ein. Als sich schließlich doch eines herablässt und als Prinzessin geboren wird, sind alle überglücklich. Bezüglich der Tauffeier gibt es ein Problem: Für 13 Feen, die guten weiblichen Kräfte symbolisierend, gibt es nur 12 Gedecke. Also wird eine Fee nicht eingeladen, sondern ausgeschlossen.

Das könnte erstaunen, müsste es doch am Königshof möglich sein, ein weiteres Gedeck zu beschaffen. Aber Märchen und Mythen gehen symbolisch tiefer und jedes Detail hat eine (Be-)Deutung. Der König will offenbar von der weiblichen 13, die mit 13 Monden das archetypisch weibliche Jahr bestimmt, zur männlichen 12 wechseln, die das archetypisch männliche Jahr auszeichnet. Oder noch deutlicher, er will vom Matriarchat zum Patriarchat.

So schließt er von den 13 weiblichen Energien eine aus, die dadurch in den Schatten oder ins Unbewusste verdrängt wird. Sie ist keineswegs von Anfang an böse, sondern wird es erst durch den Ausschluss, so wie alles, was wir nicht mehr an der Tafel des Königs oder des Bewusstseins zulassen. Was in den Schatten sinkt, wird aber auch unberechen- und unbeherrschbar. Das brandmarken wir gern als böse. Dabei übersehen wir geflissentlich, wie wir es durch Verdrängung erst dazu verurteilen.

Folglich platzt die 13. Fee unerwartet und unkontrolliert in die Tauffeier und spricht nach den elf guten Wünschen der Feen einen Fluch über die Prinzessin: Sie werde sich an ihrem 16. Geburtstag an einer Spindel stechen und tot umfallen. Ins Entsetzen bei Hofe mischt sich die 12. Fee ein, kann aber den Fluch nur abmildern: Die Königstochter werde »nur« in todesähnlichen Schlaf fallen, ins Koma würden wir heute sagen.

Der König hätte vielleicht noch die Wahl zurückzurudern, sich zu entschuldigen und Abbitte und Wiedergutmachung bei der 13. Fee zu leisten. Mit einer für den männlichen Pol (arche-)typischen Reaktion jedoch will er den Fluch unterlaufen und dem Schicksal ein Schnippchen schlagen. Das ist noch nie und auch in keinem Märchen oder Mythos geglückt, wird aber nach dem Motto »immer mehr vom selben« ständig weiter vergeblich versucht. Um das Schicksal auszutricksen, lässt der König alle Spindeln im Reich einsammeln und auf Scheiterhaufen verbrennen. Diesen Versuch haben naive, fast ausschließlich männliche Gemüter immer wieder unternommen. Scheinbar signalisieren ihnen brennende Scheiterhaufen die Faszination unbegrenzter Macht. Nach dem *Polaritätsgesetz* und dem *Schattenprinzip* wird alles Verbrannte danach – wie Phönix aus der Asche – nur mächtiger wieder aufsteigen. Die Schriften Freuds erlebten gerade durch die Verbrennung auf Nazi-Scheiterhaufen einen ungeheuren weltweiten Popularitäts-Boom, der besonders die USA erfasste.

Auch die weisen Frauen, die die katholische Inquisition durch Verbrennen von der Erde verbannen wollte, kommen zurück und die mutigsten nennen sich schon wieder Hexen.

Als die Scheiterhaufen aus Spindeln brennen, fühlt sich der König wohl beruhigt und bekommt 16 Jahre Galgenfrist. An ihrem 16. Geburtstag findet die Prinzessin beim Spielen ausgerechnet im eigenen Schloss eine Spindel, weiß natürlich nicht, was das ist, sticht sich und sinkt in den prophezeiten todesähnlichen Schlaf. Nun holt sich der weibliche Pol zurück, was ihm verwehrt wurde und überwuchert in Gestalt von Dornenhecken Schloss und Reich, während Dornröschen schläft. Erst viel später kommt ein weiserer und bewussterer Prinz, kämpft sich zu ihr vor und erlöst sie mit dem Zeichen der Versöhnung zwischen den Geschlechtern, dem Kuss der Liebe.

Dieses Märchen kann vieles lehren:

1. Ausschluss führt zu *Schatten*, den zu erlösen viel schwieriger ist als seine Entstehung gleich vorbeugend zu verhindern.
2. Kampf und Krieg sind keine Lösung – nicht mal gegen Spindeln. Sie führen zu nichts Gutem, nur zur Verzögerung von Entwicklung.
3. Weiblicher und männlicher Pol gehören zusammen, Yin und Yang bilden das Zentrum des Lebens. Alle Einseitigkeiten rächen sich.
4. Nur Aussöhnung bringt Ausgleich und Frieden.

7. AUF WELCHE BÖDEN FALLEN MIND-FOOD-TRICKS?

Viele namhafte Psychoanalytiker, Psychologen und Psychiater wie der Österreicher Prof. Reinhard Haller oder der Deutsche Dr. Joachim Maaz attestieren unserer modernen Gesellschaft das Adjektiv »narzisstisch« wegen der Vielzahl narzisstischer Individuen. Diese sind auf tragische Weise selbstverliebt, zu echten Beziehungen und Bindungen unfähig und deswegen auf dauernden Zuspruch und Anerkennung von außen aus. Das prädestiniert sie, ihr Fähnchen opportunistisch in den Wind zu hängen und sich letztlich zu Mitläufern zu erniedrigen. Als Ergebnis halten sie gut informierte Mitbürger für »Covidioten«, »Rechtsradikale« und »Verschwörungstheoretiker« und sich selbst hingegen für bestens informiert, statt aufgehetzt.

Letztlich halten sie »die anderen« für gefährlich. Aber wie die Geschichte zeigt, sind sie die Gefahr, kam doch Hitler zwar mit Demagogie und Manipulation der öffentlichen Meinung, aber doch per demokratischer Wahl an die Macht, wie auch Erdogan in der Türkei oder die Muslimbruderschaft in Ägypten. Raymond Unger diagnostiziert in *Vom Verlust der Freiheit,* die Polarisierung der Gesellschaft in links und rechts werde der Wirklichkeit weniger gerecht. Die Gegensätze seien eher narzisstisch und gesund, infantil und erwachsen, totalitär und freiheitlich. Maaz, der schon in der DDR als systemkritischer Arzt auffiel, unterscheidet zwischen zwei Arten von Freiheit, einer politischen, die in einer offenen Gesellschaft wie unserer bis zu Corona selbstverständlich sein sollte, und einer seelischen. Wem

Letztere fehle, der könne zu Ersterer nichts beitragen. Gerald Hüther geht davon aus, wem Selbstbewusstsein fehle, der neige dazu, seine Mitmenschen statt als gleichberechtigte Subjekte, als Objekte wahr- und deshalb nicht wirklich wichtig zu nehmen. C.G. Jung erkannte bereits, dass Selbstbewusstsein die entscheidende Voraussetzung für Individuation, Selbstverwirklichung sei. Menschen, denen die Bewusstheit ihres Selbst fehlt, trauen sich nicht die Freiheit zu, ihr Leben selbstbestimmt zu führen, sie neigen zu Konformismus und Mitläufertum und tragen kaum zu einer freien Gesellschaft bei.

Wer schon als Kind kein Urvertrauen gewonnen hat, vertraut weder sich noch anderen in der Tiefe seiner Seele. Er findet autoritäre Strukturen und starke Führer im Außen mangels eigener innerer Führung, wegen fehlendem Selbstbewusstsein – sogar angenehm, nehmen sie ihm doch Entscheidungen und die beängstigende Unsicherheit ab. Erich Fromm sah den zu Konformismus und Gehorsamkeit neigenden »autoritären Charakter« sich dort entwickeln, wo Menschen nicht zu Erwachsenen heranwachsen.

Raymond Unger diagnostiziert in seinen Büchern, in seiner eigenen Generation der Babyboomer und »Wiedergutmacher« die Tendenz, eigene Schuld-, Scham- und Minderwertigkeitsgefühle aus ihrer Sozialisation auf andere zu projizieren. So erreichten sie eine gewisse Linderung. Die dafür notwendigen Positionen lokalisiert er in der Politik, den Medien und Lehr- und Ausbildungsbereichen – gerade in Deutschland und Österreich. Tatsächlich erleben wir in Corona-Zeiten in diesen beiden Ländern eine verblüffende Tendenz zum Konformismus. Laut einer Befragung, die die *Augsburger Allgemeine* 2021 in Auftrag gab, wollten 44,7 Prozent der Deutschen Masken nach Corona beibehalten[44]. Die Deutschen wählten auch bevorzugt die autoritärsten Panikverbreiter. Typischerweise erlauben sie jetzt Anfang 2022 ihren Politikern auch, am längsten in der Welt der Beschränkungen zu verharren. Während andere europäische Länder

44 https://www.augsburger-allgemeine.de/special/bayern-monitor/Umfrage Viele-Deutsche-wollen-auch-nach-dem-Ende-der-Corona-Pandemie-Maske-tragen-id59792821.html

die Chance der Omikron-Variante mit fliegenden Fahnen und Freedom-Days nutzten und das Ende der Zwänge ausgelassen feierten, titelte die *WELT* »Aus der Pandemie kriechen«. Kriechen Deutsche und Österreicher vielleicht gern? Und wählen sich gern Kriecher vor der Pharma- und Impfindustrie?

Hier kommt es zu einer weiteren Polarisierung. Einerseits habe ich nie so viel von Auswanderungssehnsucht gehört wie in der Zeit des Corona-Komas, andererseits fühlt sich offenbar immer noch ein erstaunlich großer Teil gut behandelt. Im Augenblick wäre die Verwirklichung dieser Tendenz wahrscheinlich beiden Seiten recht. Die Projizierer wären sicher froh, wenn sie ihre Sündenböcke, die Impfkritiker und -verweigerer loswürden. Letztere können sich auch Schöneres vorstellen, als für alle Unfähigkeit und gebrochenen Versprechen der Obrigkeiten als Schuldige herhalten zu müssen. Aber was würde es für unsere Länder bedeuten, wenn aus dieser Spaltung, die inzwischen jeder außer dem offenbar realitätsblinden Kanzler spürt, eine wirkliche Trennung würde? Dieses Buch ist ein weiterer Versuch, endlich die Gräben zuzuschütten und eine bessere Lösung zu finden.

8. SCHUTZ VOR MANIPULATION

Idealerweise ist allerlei notwendig, um uns optimal vor inakzeptabler Beeinflussung und Manipulation zu schützen.

Ideale Voraussetzungen

1. Gute geistig-seelische Verfassung und die Fähigkeit zu bewusster Selbsterkenntnis

Um die Manipulation durch *Mind Food* und zugleich sich selbst als ihr potenzielles Opfer zu erkennen, ist ein durchstrukturiertes Weltbild Hilfe und Schutz zugleich. Wer keines hat, merkt kaum, wenn er über den Tisch gezogen und hinters Licht geführt wird. Natürlich ist es hilfreich zu wissen, wo das wirklich entscheidende Licht leuchtet. Insofern bieten die ab Seite 231 vorgestellten Spielregeln des Lebens, die *Schicksalsgesetze* bis zum *Schattenprinzip*, wesentliche Unterstützung. Wer zusätzlich die *Lebensprinzipien* und deren Entwicklungskreis beziehungsweise, die sich daraus ergebende Entwicklungsspirale im Hinterkopf hat, merkt rasch, wenn Zusammenhänge, entgegen ablenkenden Aussagen an der Oberfläche, in der Tiefe doch bestehen.

2. Intellektueller Durchblick bezüglich des Mind-Food-Settings

Um sich vor Manipulation durch *Mind Food* zu schützen, ist es natürlich auch notwendig, entsprechende, oben beschriebene Manipulationstechniken zu durchschauen.

Wer mit den Zielen der ablaufenden Manipulation einverstanden ist, wird gar nicht bemerken, worum es in der Tiefe geht. Wer nach der Devise lebt, der Zweck heiligt die Mittel, wird rasch zum Opfer. Völlig in die verbreitete Corona-Angst eingestiegen, werden wir nicht nur dumm, sondern auch blind für die Verhältnismäßigkeit eingesetzter Mittel. Dann ist alles recht, was die Angst mindert. Da spielen weder Grundgesetz, Freiheit, Wirtschaft noch Verhältnismäßigkeit und nicht mal mehr die Seele eine Rolle. Schon Benjamin Franklin sagte: »Diejenigen, die entscheidende Freiheit opfern für etwas zeitweilige Sicherheit, verdienen weder Freiheit noch Sicherheit.«

Das ist die Situation jener, die sich haben impfen lassen, um dafür die von den Obrigkeiten versprochene Freiheit zurückzubekommen. Sie haben jedoch, wie sich durch die vielen infizierten Geimpften zeigte, keine wirkliche Sicherheit gewonnen und durch die andauernden Beschränkungen auch ihre Freiheit nicht zurückerhalten. Tatsächlich haben sie sich langfristig sogar mehr Unsicherheit eingehandelt, denn die langfristige Krankheitsanfälligkeit steigt. Und niemand kennt die Langzeitwirkungen der »Impfungen«, sonst wären sie doch richtig und auf Dauer zugelassen.

3. Emotionale Begleitung und Mitgefühl

Um sicherzugehen in Bezug auf Manipulation, sollten wir in gutem Kontakt mit uns selbst und uns unseres Selbst bewusst sein. Wem diese Bewusstheit und das entsprechende Selbstwertgefühl fehlt, der merkt auch kaum, was (mit) ihm tatsächlich geschieht.

Den Intellekt können wir noch relativ leicht durch Erklärungen erreichen, aber das Problem reicht tiefer. Die im präfrontalen Cortex tief in uns verankerten Muster und Grundhaltungen sind nur schwer zu beeinflussen und zu verändern. Da sie mit Emotionen, Gefühlen und körperlichen Reaktionen gekoppelt sind, wirken rein intellektuelle Maßnahmen wie Er- und Aufklärungen allein meist zu wenig nachhaltig. Emotionen und Gefühle wären notwendigerweise ebenfalls zu aktivieren. Das Problem ist, beides zugleich in Gang zu bringen, denn psychische Interventionen allein sind oft ebenso wirkungslos. Eine nachhaltig wirksame Veränderung als zweiter Schritt der Salutogenese glückt am ehesten, wo es gelingt, Betroffene zu neuen und anderen Erfahrungen zu animieren. In der *Schattentherapie* im Heilkunde-Zentrum in Johanniskirchen lassen wir sie in hypnoider Trance, aber durchaus bei Bewusstsein, zugrundeliegende mustergültige Situationen nochmals mit allen Gefühlen und Emotionen durchleben.

4. Ein Weltbild, das die Spielregeln des Lebens und die Ur- oder Lebensprinzipien einschließt

Ein einfaches praktisches Alltagsbeispiel mag das verdeutlichen. Wer intellektuell verstanden hat, sich und seiner Mit- und Umwelt mit Tierprotein zu schaden, braucht zusätzlich genügend Mitgefühl mit sich und der Welt, um wirklich den Schritt zur Ernährungsumstellung zu schaffen. Wer dann essend erlebt, wie er sich viel besser fühlt, wie ihm diese Kost sogar gut und mit der Zeit immer besser schmeckt und schließlich viel besser als die bisherige, hat durch diese intellektuelle, emotionale und sinnliche Erfahrung so gut wie gewonnen. Der zweite Schritt der Salutogenese, die Wandlung, kann auf diese Weise sogar leicht gelingen. Der dritte, die Einordnung in den Gesamtzusammenhang seines Lebens, wird Zeit erfordern, sich aber oft wie von selbst ergeben, wenn die Spielregeln des Lebens hinzukommen.

Mitgefühl statt Hass

> *»I have decided to stick with love. Hate is too great a burden to bear.« – »Ich habe entschieden, es mit der Liebe zu halten. Hass ist eine zu gewaltige Bürde.«*
>
> *Martin Luther King jr.*

Wer andere hasst – aus welchem Grund und mit welcher Berechtigung auch immer –, reduziert seine Abwehrkraft und seine geistige

Freiheit. Hass, aber auch schon Wut und Zorn schwächen nicht nur nachweislich unser Immunsystem, sondern okkupieren und blockieren auch unseren Geist, sodass ihm die Offenheit für wirkliche Lösungen fehlt. So etwas können wir uns eigentlich nie, aber besonders nicht in Pandemie-Zeiten leisten. Was aufgrund wissenschaftlicher Studien intellektuell nachvollziehbar und verständlich ist, ändert allerdings noch nicht genug. Um Mitgefühl zu entwickeln, braucht es mehr.

Wir können uns vorstellen, wie es jemandem gehen wird, der sich gegen uns oder wen auch immer vergangen hat, indem wir uns in ihn hineinversetzten. Wie wird es dem ehemaligen Mannesmann CEO (»Chef-Exekutions-Offizier«) auf dem Sterbebett gehen? Er hatte »seinen« Konzern an Vodafone zum Schaden so vieler MitarbeiterInnen verscherbelt und sich dabei persönlich um viele Millionen bereichert. Wie muss sich das für ihn anfühlen, allein schon überall erkannt und verachtet zu werden? Wie wird es einer Margaret Thatcher auf dem Totenbett gegangen sein mit all den im Falkland-Krieg gefallenen Soldaten auf dem Gewissen? Sie hat das mit Alzheimer wohl lieber vergessen.

Das ist durchaus auf Corona-Angelegenheiten zu übertragen: Wie wird es dem österreichischen Gesundheitsminister gehen, wenn er nach diesem bedauerlichen Intermezzo auf dem ihn komplett überfordernden Posten ein Restaurant betritt? Er hat versucht, die Österreicher für viel dümmer zu verkaufen als sie sind, und zwar mit dem dümmsten Argument, das wohl je aus Medizinermund kam, nämlich Impfungen gingen nicht ins Blut. Man wird ihn auch danach noch überall erkennen, verächtlich belächeln. Wie werden sich all die politischen »Zeugen Coronas«, die so viele Tote durch Angst- und Panikverbreitung und durch Erpressung erzwungener »Impfungen« zu verantworten haben, am Ende ihres Lebens fühlen, wenn sie zurückblicken? Allein die Kinder, die an der »Impfung« gestorben sind und sicher nie an Covid gestorben wären! Wie muss so etwas auf dem Gewissen lasten!

Entweder unsere Obrigkeiten wissen nicht, was sie tun. Das wäre entsetzlich für uns, aber erst recht für sie, und sie verdienten unser Mitgefühl. Oder sie wissen, was sie tun und verbiegen ihre Seelen für irgendeine Agenda wie »Great Reset« oder Gates' Welt-Impf-Konzept. Dann brauchen sie erst recht Mitgefühl, denn was könnte man seiner Seele Schlimmeres antun?

Selbst Nichtwissen, besonders in solchen Positionen, schützt nicht vor Konsequenzen. Wer das bezweifelt, möge es ausprobieren: Einfach in der Schweiz auf der Autobahn 180 fahren und dann behaupten, man habe nichts gewusst von der Geschwindigkeitsbeschränkung. Also wenn unsere Obrigkeiten nicht wussten, was sie angerichtet haben, verdienen sie trotzdem unser volles Mitgefühl.

Aber diejenigen, die sicher wussten, was sie tun – die etwa an der Vorübung 2019 teilgenommen haben – verdienen erst recht Mitgefühl. Was ließe sich seiner Seele wissentlich Schlimmeres antun, als sie, für welche Vorteile auch immer, dermaßen zu verraten und sein Gewissen zu belasten!

Für diejenigen, denen das schwerfällt, ein gleichermaßen berührendes wie humorvolles praktisches Beispiel: Desmond Tutu, der christliche Bischof aus Südafrika, war Mitglied der von Nelson Mandela eingesetzten Wahrheitskommission. Sie hatte die Aufgabe, Übergriffe während der Apartheit von Weißen gegenüber Schwarzen festzuhalten und zu protokollieren. An Bischof Tutu war es also, sich die Vorwürfe seiner schwarzen Schwestern und Brüder anzuhören und sie zu dokumentieren. Dahinter steckte die weise Idee aus der angelsächsischen Kurzformel: »Name it, don't blame it« – »Benenne es, statt es anzuprangern.«

Als ein Schwarzer heftige Übergriffe von Weißen beklagte, die ihm das Leben zur Hölle gemacht hatten, riet Tutu als Christ zu Nächsten- und Feindesliebe. Der Kläger antwortete, sie nicht lieben zu können. »Dann musst du wenigstens Mitgefühl mit ihnen haben«, entgegnete Tutu. »Das vermag ich auch nicht«, gestand der Ankläger. Darauf Tutu: »Dann geh irgendwo hin, wo sie tanzen und schau ihnen zu!« Gut möglich, dass sich dabei Mitgefühl entwickelt und Gedanken wie »irgendwo mussten die Beine ja angebracht werden.« Mitgefühl ist ein wesentlicher Schritt vorwärts auf dem Weg zur Zurücknahme von Projektionen und zum »Liebet eure Feinde«.

Statt Hass ist bei der Aufarbeitung des Corona-Desasters nach so vielen Einschränkungen, aber vor allem unsinnigen Schikanen, viel Mitgefühl notwendig. Dafür liefert Nelson Mandelas Idee der Wahrheitskommission eine gute Vorlage. Mit den »Verführten« x-fach Durchgeimpften fällt Mitgefühl natürlich leicht, aber die »Verführer« und Täter brauchen es noch nötiger.

Auch Dankbarkeit gehört zur Aufarbeitung und kann helfen. Wie sehr können uns gerade Feinde weiterbringen, sowohl die inneren in Gestalt von Krankheitsbildern als auch die äußeren in der Welt!

Tatsächlich haben Corona und die teils maßlosen Maßnahmen der Obrigkeiten durchaus auch Chancen eröffnet. Für mich war es etwa sehr hilfreich, zu Hause zu bleiben und für Ordnung zu sorgen, natürlich nicht für die von Klaus Schwab, sondern für meine. Das ist mit 70 sicher anders als mit 30, aber jeder hatte seine Chance, denn wo so viel *Schatten* hervorbrach und Schaden geschah, muss auch Licht verborgen sein.

Mitgefühl anstelle von Feindschaft zu entwickeln ist viel mehr als ein raffinierter Trick. Schon mit einem vergleichsweise kleinen Thema wie Ernährung können wir so viel Gutes bewegen. Aber es geschieht noch nicht, jedenfalls nicht ausreichend, um die große Welt zu verändern. Für die eigene kleine reicht es jedoch immer. Wer die persönliche Einkehr auf den gesunden Weg schafft und seine kleine Welt in Ordnung bringt, hat meist das Bedürfnis, diese Erfahrung mit anderen zu teilen, und das ist gut. Aber statt anderen Moralpredigten zu halten oder sie zu ermahnen, gibt es auch die Möglichkeit, sie zu einem richtig guten pflanzlich-vollwertigen Essen einzuladen. Das wird ungleich leichter und geschmackvoller überzeugen. Teilen wir und kommen zusammen, erleben, wie wichtig uns Nähe und wie notwendig gerade jetzt Erwachen für eine neue, bessere Welt ist, die wir mit Empathie statt mit Zwangsmaßnahmen in Ordnung bringen! In Einklang mit sich selbst – das bedeutet ein erfülltes Leben.

Die Spielregeln des Lebens

Um die Zusammenhänge des Lebens zu durchschauen, ist es ausgesprochen hilfreich, dessen Spielregeln, die *Schicksalsgesetze* zu verstehen. Wer seine und andere Wunden heilen, zukünftigen vorbeugen und seine Vorsätze verwirklichen möchte, braucht dazu obendrein noch die Kenntnis der Ur- oder *Lebensprinzipien*.

Die Frage, was ein erfülltes Leben ist, wird in seinem Verlauf immer wichtiger. Nach meinen Erfahrungen ist die Voraussetzung für ein gelingendes Leben der gekonnte Umgang mit den *Schicksalsgesetzen* der Polarität, Resonanz und des Anfangs. Wer sie nicht kennt, muss durch Versuch und Irrtum während des Spiels lernen. Das ist mühsam, sorgt für viel verlorene Zeit und schwere Missverständnisse. Schon Groucho Marx erkannte: »Wir müssen auch aus den Fehlern anderer lernen. Wir leben nicht lange genug, um sie alle selber zu machen.«

Wer beim Fußball nichts vom Seitenwechsel nach der Pause weiß, schießt in der zweiten Hälfte nur noch Eigentore. Nun wird das beim Fußball kaum vorkommen. Im echten Leben aber spielen fast alle – auch die, die das Wort »Wechseljahre« kennen und benutzen – danach weiter in dieselbe Richtung und wundern sich über Misserfolge und Eigentore. Die Abseitsregel ist etwas schwieriger zu durchschauen. Wessen Tore keine Anerkennung finden, der mag auf den Schiedsrichter projizieren, statt sich an die eigene Nase zu fassen. Im Leben heißen die Schiedsrichter Lehrer, Eltern, Kinder, Politiker, Mediziner, Journalisten und vor allem Partner.

Deshalb ist es so wichtig, die Spielregeln möglichst früh, am besten schon als Kind zu lernen, um Irrtümer und blutige Nasen zu vermeiden. Es ist aber auch später noch zu schaffen, zumal im Rückblick vieles noch besser verständlich ist.

Das große, inzwischen von der Physik bestätigte Ziel ist, zu erkennen, dass alles mit allem zusammenhängt, auf Gedeih und Verderb verbunden ist und immer war. Was aus dem Urknall hervorging, bleibt für immer in Verbindung. Diese Allverbundenheit ist gleichbedeutend mit der Einheit von allem, gemeinsame Basis aller großen Religionen. Unsere Welt der Gegensätze ist der Gegenpol zur Einheit, das Polaritätsgesetz die Nr. 1 der *Schicksalsgesetze*.

Die Schicksalsgesetze

Wir werden von den drei wichtigsten *Schicksalsgesetzen* ausgehen, zu denen uns die folgenden drei Fragen bringen:

1. Was ist, bezüglich des *Polaritätsgesetzes*, das Gegenteil oder der Gegenpol, die andere Seite?
2. Was schwingt da noch alles mit entsprechend dem *Resonanzgesetz*, wie kommen wir dazu?
3. Wie hat alles begonnen, liegt doch im Anfang schon alles?

Diese Hierarchie ist wichtig, wie wir schon bei der vorgezogenen Anwendung der Gesetze auf das Thema Partnerschaft sahen. Selbst wenn das *Gesetz des Anfangs* und der *Resonanz* auf unserer Seite sind, entscheidend für den Ausgang ist das der *Polarität*.

Das Polaritätsgesetz

In dieser Welt gibt es zu allem immer einen Gegenpol: groß wäre ohne klein nicht vorstellbar, arm nicht ohne reich und nicht einmal gut ohne böse. Krank ist das Gegenteil von gesund, und selbst um über »Ungeimpfte« nachzudenken, braucht es erst einmal »Geimpfte«. Die Physik beweist es: Zu jedem Elektron gehört ein Positron. Wir können, ohne Gegenpol oder Opposition des Daumens zu den Fingern nicht greifen und ohne das Anschauen der Gegensätze auch nichts »begreifen«. Auch die Methoden der Manipulation ob Reframing, Renaming, Preteaching oder Nudging haben positive Seiten und können zur Entwicklung genutzt werden.

Das Gesetz der Polarität ist das wichtigste in unserer Welt und wird von der Zahl 2 beherrscht. Im Gegensatz dazu symbolisiert die 1 die göttliche Welt.

Aus dem *Polaritätsgesetz* ergibt sich das *Schattenprinzip*. Es bewirkt, dass Entwicklungen oft ins unbeabsichtigte Gegenteil umschlagen, wie schon beim Thema Partnerschaft besprochen, wo heiße Liebe in kaltem Hass enden kann. Das kann aber durchaus auch Institutionen, wie in unserer Zeit der WHO, geschehen. Diese UN-Organisation basiert auf einer auf Solidarität gegründeten Idee zur Koordination des internationalen Gesundheitswesens. In ihrer Anfangszeit gelang es ihr beispielsweise, die Pocken weltweit in den Griff zu bekommen. Damals war die WHO von vielen Ländern getragen und finanziert und agierte relativ unabhängig. Inzwischen ist sie, wie die *ZEIT* berichtete, bevor diese ihrerseits von Bill Gates so großzügig »unterstützt« wurde, unter die Macht von eben diesem Gates geraten. Bei diesem Absturz landete sie so tief im *Schatten*, dass die Menschheit heute – aus meiner Perspektive – ohne sie deutlich besser dastünde. Oder war es wieder Zufall, dass sie die bestehende Definition für eine »Pandemie« – ganz im Sinne von Bill Gates – änderte, seit er ihr größter Financier ist? Wo die zugrunde liegende Erkrankung zuvor als lebensgefährlich eingestuft sein musste, um die Pandemiekriterien zu erfüllen, erfüllen nun bereits relativ harmlose Seuchen wie die Schweinegrippe diese Voraussetzungen?

Dass Impfungen so viele Mutationen hervorbrachten, Antibiotika so viele bedrohliche resistente Keime entstehen ließen, das Tauschmittel Geld zum Machtmittel und Erpressungswerkzeug degenerierte, der von seinem Erfinder so gut gemeinte Kunstdünger zu solch einer Belastung für unsere Gesundheit wurde, sind nur wenige aus der unübersehbaren Fülle der Beispiele für das Wirken des *Schattens*. Das *Schattenprinzip* kann erklären, warum gute Ideen und Projekte so häufig in ihr Gegenteil umschlagen.

Dass die pyknische Konstitution eines guten Futterverwerters heute zu so einer figürlichen Belastung wurde, ist ein weiteres Beispiel für das Wirken des *Schattenprinzips*. Für Sammler und Jäger war es sehr lange Zeit richtig und gut, sich bei jeder der seltenen Gelegenheiten den Bauch so richtig voll zu schlagen. Inzwischen bieten sich aber ständig Gelegenheiten dazu, und so schlägt diese ehemals sinnvolle Lernerfahrung heute massiv zurück. Sobald eine Falle als solche erkannt und ihre Herkunft durchschaut ist, lässt sie sich jedoch wandeln und in den Gesamtzusammenhang des Lebens einordnen – die drei Stufen der Salutogenese, des Heilwerdens.

Ein persönliches Beispiel, um den Umgang mit dem Schattenprinzip zu erlernen, ohne sein Opfer zu werden: Als Ältester von vier Geschwistern, die – nach zwei Scheidungen – ohne Vater aufwuchsen, kam mir eine gewisse Verantwortung in der Trennungsphase meiner Eltern zu. Als Nachkriegskind hatte ich ein zweites Muster im Gepäck: Der Teller musste leergegessen werden. So lernte ich, mir immer nur so viel zu nehmen, wie ich auch sicher essen konnte. Da die drei Jüngeren im Restaurant aber nach Lust und Laune bestellten, hörte ich bald weitgehend auf, für mich zu bestellen, wartete, bis sie vor ihren zu großen Menüs kapitulierten, und aß die großen Reste restlos auf. Letztlich brachte mich dieses Muster in eine absurde Lage. Ich aß selten, was ich selbst wirklich mochte, und bekam zu viel von dem ab, was andere nicht bewältigten.

Mich aus dieser Fallen-Mischung zu befreien, dauerte und ich bin immer noch dran. Ich esse immer noch auf, was allerdings bei *Peace Food* und im *TamanGa*-Restaurant kein Problem mehr ist. Das Thema habe ich von meinem Vater, der in Kriegsgefangenschaft hungerte. Aus Respekt vor seiner harten Vergangenheit, fällt es mir bis heute sehr schwer, Essen wegzuwerfen.

Aus diesem Eigenbezug entstand aber auch mein Interesse für Ernährung und die sie bestimmenden Muster. Diese Einordnung des Essens konnte immerhin vielen PatientInnen helfen.

Unsere Basis ist im Grunde gut. Aber da wir von Anfang an soziale Lernwesen sind, im Gegensatz zu den Flach- und Dickschädeln aus den Neandertälern, tappen wir häufig in einschlägige Fallen und bekommen – wie gesehen – zu spät mit, wenn etwas früher Sinnvolles nicht mehr passt.

Insofern ist die Pädagogik und ein dynamisches Lernen für uns ein Gebiet zentraler Wichtigkeit. Dann könnten wir uns ersparen, in der Vergangenheit als sinnvoll Angenommenes einfach beizubehalten, obwohl es uns und unserer Welt heute unzuträglich ist. Aber gerade hier lassen wir uns gerne mit Fakten abfüllen, die zwar leicht abrufbar sind, aber oft – wie beispielsweise die »konventionelle« Ernährungslehre – völlig danebenliegen.

Ständig vergessen wir die im Bellschen Theorem formulierte Erkenntnis der Physik, dass alles zusammenhängt und eins ist. Stattdessen missachten wir wieder und wieder diese Einheit und bilden Fronten, wo sich Gegner und Feinde unversöhnlich und waffenstarrend gegenüberstehen. Am liebsten würden wir den Gegenpol dann mit Gewalt aus der Welt schaffen. So entstehen in der Welt der Zweiheit Verzweiflung und Zwietracht, Spaltung und Krieg.

Naive und medizinisch ungebildete Politiker sehen momentan das Heil darin, Ungeimpfte zu diskriminieren, schikanieren, verdammen und verbannen. Sie würden sie wohl am liebsten aus der Welt schaffen. Geistlose Mitläufer drohen den Sündenböcken schon mit Mord und Totschlag – und leider drohen auch schon fanatische Impfgegner Politikern.

Das Resonanzgesetz

Dem Polaritätsgesetz nachgeordnet ist das der Resonanz oder Affinität. Wir gehen leidenschaftlich gern in Resonanz miteinander, verlieben uns und wollen auf friedliche und liebevolle Art eins werden. Wissenschaftlicher Beleg für diese Lust an der Resonanz sind die Spiegelneuronen unseres Gehirns, die sich in der Kindheit zwischen fünftem und neuntem Lebensjahr voll entwickeln. Durch Sich-aufeinander-einschwingen ermöglichen sie Resonanz und die Fähigkeit zu Empathie.

In der spirituellen Szene ist das *Resonanzgesetz* durch den US-Bestseller *The Secret* fatalerweise zur Nr. 1 der *Schicksalsgesetze* avanciert. Ein Geheimnis war es zwar nie, beten wir doch im Vaterunser: »Dein Wille geschehe, wie im Himmel so auf Erden.« Das entspricht dem berühmten Satz des Hermes Trismegistos auf der Tabula Smaragdina »Wie oben so unten, wie innen so außen«. Und der Volksmund sagt: »Wie man in den Wald hineinruft, schallt es heraus.«

In Gestalt von positivem Denken, Affirmations-Akrobatik und Wunschbestellungen beim Universum sorgt das *Resonanzgesetz* auf überzogener Position an erster Stelle für Verwirrung und Unheil. Denn dadurch übersehen wir das noch Wichtigere der *Polarität* und vor allem den *Schatten*.

Vor allem ist das *Gesetz der Resonanz* dafür verantwortlich, die Themen und Aufgaben im Leben zu servieren, die auf Lösung drängen. Es bringt uns damit in Resonanz, wir entwickeln Affinität dazu, ziehen sie gleichsam an. Das gilt für Erreger, Krankheitsbilder, aber auch für unsere Kinder, Partner und Chefs.

Wer sich Erreger und über diese eine Infektion einfängt, bei dem ist ein Konflikt von der Bewusstseinsebene auf die des Körpers gesunken und die mental fällige Auseinandersetzung wird stellvertretend im Organismus ausgetragen. Betrifft der ins Unbewusste abgestürzte Konflikt eine ganze Bevölkerung, sprechen wir von einer Epi- und bei der ganzen Welt von einer Pandemie.

Werden uns Berge von Särgen bei jeder Gelegenheit aufs Auge und ins Gemüt gedrückt, geht es offenbar um Angst und Tod – um Todesangst. Wir müssen Resonanz dazu haben und könnten denjenigen, die sich dafür hergeben, uns die Augen dafür zu öffnen, sogar dankbar sein – etwa den JournalistInnen und MedizinerInnen, die sich seit 2020 so hingebungsvoll der Angst- und Panikverbreitung widmeten. Zwar haben sie sich dabei gegen ihr Berufsethos vergangen, wofür sie unser Mitgefühl verdienen – aber auch unseren Dank, dem lange verdrängten Thema der Endlichkeit des Lebens und der (Er-)Lösung im Tod so nachhaltig Beachtung verschafft zu haben. Letztlich ist es unsere Resonanz zu diesen Themen Aggression und Konflikt, Angst und Tod auf tiefster Ebene, die das ganze Szenario erst ermöglichte.

Und selbstverständlich – und in unserem Zusammenhang sicher am schwierigsten hin- und anzunehmen – haben wir auch zu den schon viel besungenen Obrigkeiten Resonanz. Gäbe es die nicht und wäre an ihnen nichts zu lernen für uns, gäbe es sie nicht. In unseren Breiten haben wir sie obendrein noch gewählt.

Das Gesetz des Anfangs

Auf das zweitwichtigste Gesetz der Resonanz folgt als drittes das des Anfangs. Es besagt: Im Anfang liegt alles – oder poetischer mit Hermann Hesse »jedem Anfang wohnt ein Zauber inne«. Vielfach wissenschaftlich abgesichert, hat Malcolm Gladwell mit *Blink* ein ganzes Buch darüber geschrieben. Selbst die Wirtschaft hält sich daran. Läuft eine Firma nicht, versucht man einen Relaunch, einen Neustart. Wir bestätigen es mit dem Ausdruck: »Wehret den Anfängen.« Später könnte es (zu) spät sein.

Da im Anfang schon alles liegt, ist es sinnvoll zurück zu den Anfängen zu schauen, um alles bereits im Keim zu erkennen, was da ausreifen will und muss. Dieser Rückblick an den Beginn ist auch deshalb so wichtig und zugleich hilfreich, weil sich, was wir einmal hatten, leichter wiedergewinnen lässt. Wer früher im Leben schlank war, kann es ungleich leichter wieder werden als jemand, der dafür nie ein Feld entwickelt hat.

Wir können persönlich zurückschauen etwa zu unserer Geburt, unserem Schulbeginn, der ersten Liebe, dem ersten Geschlechtsverkehr, dem ersten Arbeitstag. Und wir können das natürlich auch kollektiv tun, was in Zeiten einer Pandemie, wo wir als Menschenfamilie betroffen sind, besonders naheliegend wäre.

Der jeweilige Beginn bleibt immer bedeutungsvoll, aber auch bindend. Begann die Pandemie mit den Meldungen aus Wuhan? Oder der anschließenden Angst- und Panikverbreitung? Oder begann sie schon 2019 mit der Vorübung Event 201? Oder war die Vogelgrippe als Generalprobe der eigentliche Beginn?

Nachdem mir die österreichische Staatsangehörigkeit so nett und nebenbei quasi beim Wein verliehen wurde, hatte ich zwei Staatsangehörigkeiten. Zu beiden entwickelte ich keine wirkliche innere Zugehörigkeit wie beispielsweise indigene Menschen. Jahre später wollten mich bayerische Behörden zwingen, die andere, fremde österreichische wieder aufzugeben, weil sie keine doppelte Staatsangehörigkeit mehr duldeten. Mir war die österreichische aber nicht mehr fremd. Ich fühlte mich erpresst und entschied mich – wie bisher immer – gegen die Erpresser und für die österreichische. Nun war ich plötzlich kein Deutscher mehr. Das habe ich mir nicht gewünscht, aber es schadete mir auch nie. Obwohl ich immer in Deutschland gearbeitet und auch brav sehr viele Steuern gezahlt hatte, musste ich nun dauernd – wohl als kleine Schikane – um eine Arbeitserlaubnis ersuchen. Das nahm ich als Gelegenheit, nach Österreich zu übersiedeln. Später heiratete ich eine Schweizerin und wurde B-Schweizer. Aber tatsächlich blieb ich auch immer Deutscher und mit meinem Anfang und dem deutschen Mythos verbunden. Die Nibelungentreue sitzt auch mir in den Knochen.

Als Thorwald Dethlefsen einmal eine nicht mehr zu bewältigende Flut schriftlicher Anfragen entsorgte, versprach ich mir, immer zu antworten. Das wurde ein zeitaufwendiges Problem, bekomme ich doch täglich um die 100, schon von drei Sekretärinnen vorsortierte E-Mails. Bis vor kurzem beantwortete ich noch alle Fragen zu seelischen und körperlichen Problemen persönlich. In der ersten Pandemiewelle überstieg die Menge jedoch meine Möglichkeiten. Das Nibelungenerbe und mein mir selbst gegebenes Versprechen holten mich ein.

Daraus lernte ich und gebe das gern weiter: Vorsicht mit Versprechen! Wer das selbst erlebt, wird auch mit Obrigkeiten milder. Aber ich lernte zugleich: Es gibt meist eine gute Lösung.

In Zukunft werde ich ab und zu online Sprechstunden halten. Das wird auf Dauer zu einer großen Antworten-Sammlung führen.

Im Anfang liegt nicht nur alles, wir können – wie gesagt – auch jeweils gut zurückkehren zu unseren Anfängen. Und je weiter wir zurückschauen, desto mehr nähern wir uns dem Anfang von allem. Deshalb hat der immer Bedeutung für uns. Etwa die Sippe, der wir entstammen, das Volk, dem wir angehören, der Stamm, von dem wir abstammen, die Menschheit, zu der wir gehören – und ganz an deren Anfang der freundliche Homo bono. Wir können auch zum aus »adama«, roter Erde, geformten Adam zurückgehen, dem Gott seinen göttlichen Odem einhauchte. Als er ihm aus seiner einen Seite – Luther übersetzte frei »Rippe« – seine Partnerin, Eva gestaltete, kam die Polarität in beider Leben, zumal Eva ihn verführte, vom verbotenen Baum der Erkenntnis des Guten und des Bösen, der Polarität, zu kosten. Ihre beiden gegensätzlichen Söhne, Kain und Abel, vertieften die Polarität nochmals.

Insofern ist jede erste Nachricht von einem Ereignis oft schon entscheidend. Hier werden gleich die *Schatten*-Schäden des pessimistischen Bildes vom grundsätzlich bösen Menschen deutlich. Falsche Horror- und Panikmeldungen der Medien sorgen oft für schreckliche Kollateralschäden und sind nicht selten tödlich. Die Corona-Seuchen-Panikmache liegt da voll im schrecklichen Trend.

Ein typisches Beispiel: Nach dem Hurrikan Katrina in New Orleans glaubte der Gouverneur den Horrormeldungen der JournalistInnen und ließ über 70 000 Soldaten gegen die nicht vorhandenen Randalierer und Plünderer aufmarschieren. Von der Panikmache angesteckte Polizisten feuerten in der ihnen vermittelten Angst in eine völlig unschuldige Gruppe Schwarzer und erschossen einen 17-Jährigen und einen geistig behinderten 40-Jährigen.

Warum aber lösen so viele JournalistInnen durch vorsätzliche Falschinformationen solch fatale und sogar letale Reaktionen aus? Warum reagieren sie selbst in an sich harmlosen Situationen offensichtlich gefährlich falsch? Wem nützen sie, indem sie so vielen nachweislich derartig schaden?

In meiner Chirurgiezeit nutzten wir das im umgekehrten Sinn und gaben schwer Verunfallten, die zum Verbinden Morphium brauchten, immer wieder zwischendurch nur Placebos. Sie entwickelten die gleiche schmerzstillende Wirkung, die erst nach einigen Wiederholungen nachließ. Wer etwas bestimmt und mit Überzeugung beginnt, kann davon ausgehen, dass es wirkt. Wir glauben, was wir hören und sind meist im guten Glauben unterwegs. Hier liegt der enorme Vorteil, dass wir als Homo bono gut und freundlich begonnen haben, sofern wir das *Schattenprinzip* im Auge behalten. Das schlägt immer wieder durch.

Warum also nicht zurückdenken und Gentlemanlike, als sanfter Mensch, neu anfangen? Wir sind so viel sanfter und besser, kommunikativer und kooperativer als es sich die Obrigkeiten vorstellen. Deshalb manipulierten sie gehörig und hetzten uns die längste Zeit unserer kurzen gewalttätigen Geschichte seit dem Sesshaft-Werden gegeneinander und auf von ihnen erfundene Feinde (auf). Machiavelli lieferte im Buch *Der Fürst* die erste Gebrauchsanweisung dazu. Später ließen sie uns von willfährigen Schreiberlingen auch böse schreiben. Aber nochmals: So haben wir weder persönlich noch kollektiv begonnen, und da im Anfang alles liegt, können wir zum guten Start zurück. Lasst es uns wagen! Einen guten Relaunch im besten Sinne!

Hierarchie der Gesetze

Diese drei Grundgesetze sind gleichsam die tiefere Ebene unseres Grundgesetzes, das wir nicht zuletzt durch Corona und die obrigkeitlichen Reaktionen darauf gerade erst so richtig schätzen lernten. Mit ihnen im (Lebens-)Reisegepäck lässt es sich leichter leben und alles besser verstehen. Sie sind generell anwendbar, von der Partnerschaft bis zum Beruf, von der Wirtschaft bis zur Politik, vom Management bis zur Landwirtschaft. Ausführlich gehe ich darauf in meinem Buch *Die Schicksalsgesetze* ein.

Viele kennen die Auswirkungen des *Polaritätsgesetzes* mit dem daraus folgenden *Schattenprinzip* im praktischen Leben, wenn sie das

Gegenteil des Beabsichtigten erreichen. Wer zum Beispiel nach einer Bundestagswahl das Gegenteil vom Versprochenen tut, lehrt es gleichsam.

Rückwirkend ist sein Wirken am leichtesten zu durchschauen: Der charismatische, strahlende John F. Kennedy hätte fast einen Weltkrieg vom Zaun gebrochen, als er 1962 den Kubanern das Recht absprach, russische Raketen auf ihrer Insel zu stationieren. Der schließlich als Verbrecher überführte Richard Nixon schaffte Frieden mit Vietnam und mit China und sagte den Satz über die grundsätzliche, aus seiner Sicht notwendige Unehrlichkeit von Politikern.

Wer sich mit den Spielregeln des Lebens auf den Weg begibt, kommt nicht nur leichter voran, er kann auch rascher durchschauen, welches Spiel gerade gespielt wird. Wer die letztgültigen Regeln kennt, dem fallen und stoßen dazu im Widerspruch stehende eher auf.

Der *Schatten* der *Schicksalsgesetze* liegt in ihrer Hierarchie. Wer diese nicht beachtet und die Nr. 2 an 1. Stelle rückt, kann Schiffbruch erleiden. Wer mithilfe des *Resonanzgesetzes* sein Schicksal zwingen will, lernt das *Polaritätsgesetz* und vor allem in dessen Gefolge das *Schattenprinzip* auf die harte Tour als wichtigstes kennen. Mithilfe von Affirmationen lässt sich je später, desto drastischer der Gegenpol heraufholen.

Partnerschaft ist – wie gesehen – die verbreitetste Möglichkeit, mit dieser Hierarchie vertraut zu werden.

So wäre es ein erster Schritt, rückwirkend zu erkennen, wann immer dieses Buch zum Projizieren verleitet hat und zu erkennen:

1. Wir haben uns diese Obrigkeiten erwählt!
2. Konzerne können nur verkaufen, was wir ihnen abkaufen!
3. Öffentlich-(un)rechtliche und Mainstream-Medien können nur berichten, was wir bereit sind, ihnen abzunehmen.
4. *Mind Food* ist nur wirksam, wenn wir darauf reinfallen!

Die Lebensprinzipien für Heilung, Vorbeugung und Verwirklichung von Vorsätzen

Heilen gelingt nicht durch Wegschneiden und Unterdrücken. Beides lässt – auf Dauer – »unheiler« und unvollständiger zurück. Für Heilung müssen wir im Gegenteil Fehlendes hinzufügen, weshalb wir PatientInnen auch fragen: »Was fehlt Ihnen?« Meist wissen sie es nicht, sondern berichten, was sie an Beschwerden, Symptomen, Krankheitsbildern haben. Daraus das Fehlende zu erschließen, ist ärztliche Aufgabe. Dabei hilft es, zu erkennen, ob ihr Yin- oder Yang-Part, welches der vier Elemente und schließlich welches der 12 *Lebensprinzipien* betroffen ist.

2 Pole, 4 Elemente, 12 Lebensprinzipien

Um Ordnung ins unübersehbare Chaos der Erscheinungsformen zu bringen, braucht es Wissen um ihre Grundbausteine. Die drei Grundgesetze sind eine verlässliche Grundlage, um die Welt zu durchschauen. Taoisten sprachen von der Welt der 10 000 Dinge. Inzwischen geht es aber schon längst um viel mehr. Aus Millionen wurden Milliarden oder gar Billiarden. Kein Mensch kann sich das noch vorstellen. Unvorstellbares aber verursacht Angst. Schon unsere frühen Vorfahren versuchten ihrer Herr zu werden, indem sie die Welt in überschaubare Einheiten unterteilten.

Die Polarität von Yin und Yang, weiblich und männlich, war wohl immer bekannt, sonst wären wir ausgestorben. Jeder Pol enthält wieder die Polarität von konstruktiv-erlöst und destruktiv-unerlöst. Das Weibliche kann einfühlsam und fürsorglich, aber auch launisch und chaotisch sein; das Männliche ritterlich und mutig, aber auch brutal und gewalttätig.

Yin und Yang ermöglichen erste Orientierung in der Polarität, aber weder ausreichende Ordnung noch genug Differenzierung. Insofern wurde Yin in die beiden weiblichen Elemente, Wasser und Erde, Yang in die männlichen, Feuer und Luft, unterteilt. Jedes der vier Elemente hat wiederum eine konstruktive und destruktive Seite.

Die vier können uns schon gut weiterhelfen. Wer reichlich gutes Wasser trinkt, das ihm wirklich schmeckt, kommt dem weiblichen Pol und seiner Gesundheit einen großen Schritt näher, wird dadurch doch die Entgiftung gefördert. Wasser stillt aber nicht nur unseren Durst, es führt auch zu Überschwemmungen.

Gute Luft durch die Nase zu atmen mit wenigen tiefen Atemzügen, dient unserer Gesundheit in kaum zu überschätzender Weise. Luft lässt atmen, aber Stürme zerstören auch.

Wenig gutes Essen spärlich und selten, aber gut gekaut, kommt dem weiblichen Erdelement entgegen. Erde nährt, aber kann auch unter Erdrutschen begraben.

Im Feuer der Begeisterung entwickelt sich unser Gehirn am besten, aber Feuer kann auch verbrennen.

Mit diesen vier Elementen ließ sich bereits besser differenzieren, aber sie reichen noch nicht aus.

Unsere Vorfahren unterteilten also jedes Element weiter in drei Entwicklungsstufen. Das Fruchtwasser des Anfangs, das verschlingende Wasser der Sümpfe und die unendliche Weite der Ozeane oder die lodernden Stichflammen des Anfangs, das strahlende Feuer der Sonne und die innere Glut. Drei Entwicklungsstufen bei vier Elementen, ergibt 3 x 4 = 12 *Lebensprinzipien*. Von denen hat wieder jedes – zwingend in der Welt der Gegensätze – zwei Seiten: eine konstruktive und eine destruktive. So ergibt sich der Entwicklungskreis mit seinen 12 Ur- oder *Lebensprinzipien* beziehungsweise Stationen, Bühnen oder Stufen.

Das Leben erfüllt sich, wenn wir nach unserem mitgebrachten Geschlecht ab der Lebensmitte auch noch den Gegenpol in uns entwickeln und erlösen, die Frau ihren männlichen Animus, der Mann seine weibliche Anima. Alle vier Elemente finden sich in uns mit jeweils beiden Polen, dem lichten und dem dunklen. Schließlich gilt es auch, auf allen 12 sich daraus ergebenden *Lebensbühnen* heimisch zu werden und sie von der *Schattenseite* in Richtung *Heilsame Tugenden* zu entwickeln und zu erlösen.

Schlussendlich – und nicht nur, um den Kreis zu schließen, sondern die nächste Dimension zu integrieren – müssen wir den Kreis in die Höhe und dritte Dimension erheben. So entwickelt er sich zur nach oben verjüngenden Spirale. Nach einer Wanderung durch die 12 Stufen des Entwicklungskreises, geht es nicht von vorne los, sondern auf höherer Ebene weiter. Der Weg wendelt sich nach oben, die *12 Lebensbühnen* kommen sich von Umdrehung zu Umdrehung näher. Die Gegensätze scheinen anfangs weit auseinander, bleiben aber über die Mitte und ein gemeinsames Thema immer verbunden. Auf diesem Weg sich immer näher kommend, laufen sie schließlich in den Punkt der Einheit aus, wo alles wieder zusammenkommt, im Mittelpunkt eins wird.

Praktisch kennen wir das: Der Alkoholiker und der Abstinenzler beschäftigen sich die meiste Zeit mit ihrem gemeinsamen Thema, nur von den entgegengesetzten Extremen aus. Ebenso der Raucher und der Anti-Raucher. Den Anti-Typen ist nur weniger klar, dass es ihr Problem ist, sie glauben meist, es sei das der anderen.

Der Pauschalreisende ist verstopft und hat Angst herzugeben, der Weltenbummler bekommt Schiss und kann nichts mehr bei sich behalten. Beide haben eine ganz ähnliche Angst vor der Fremde, nur ist dem Weltenbummler meist weniger bewusst, wie voll er die Hosen hat. Obwohl er sie dauernd herunterlassen muss und insofern ständig Aufforderungen zum Ehrlich-Werden bekommt.

Auch all die in den Corona-Zeiten entfachten Ängste haben – bei aller Verschiedenheit an der Oberfläche – dieselbe tiefe Wurzel: Todesangst. Sowohl die Angst als auch der Tod und erst recht beider Verbindung gehören zum *10. Lebensprinzip*, zu dem auch die Zeit gehört. Mythologisch ist hier das Reich von Chronos-Saturn und so gehört alles Chronische hierher – die entsprechenden Krankheitsbilder, aber auch Be- und Einschränkung, Behinderung und Entrechtung. Hier sind auch die jetzt so entscheidend angesprochenen Verfassungsrichter zu Hause, die in Deutschland schon ihre Regierungshörigkeit demonstriert und insofern versagt haben. Die Deutschen mussten erleben, wie deren Chef mit der Kanzlerin, seiner (Partei) Freundin kungelte und dem hohen Haus und dessen Anspruch nicht gerecht wurde.

In Österreich haben die Verfassungsrichter bisher dem Druck standgehalten und die wechselnden Regierungen vielfach zurück zur Grundordnung gerufen. Nur die hören und gehorchen nicht mehr, weder der Grundordnung noch dem darauf pochenden höchsten Gericht. Auch die Polizei gehört als Ordnungsmacht zu diesem 10. Prinzip. Sie in Deutschland gegen eine Bevölkerung einzusetzen, die ihr in der Verfassung verbürgtes Demonstrationsrecht in Anspruch nimmt, ist so bedenklich wie unerlöst. Wo sie sich in Österreich der Durchsetzung der Kontrolle der Impfpflicht widersetzt, folgt die Polizei hingegen ihrem erlösten Auftrag, die eigene Bevölkerung zu schützen.

So bekommt die *10. Lebensbühne* in dieser Zeit besondere Bedeutung, gefolgt von der ersten, zu der das Thema Aggression, Konflikt, Infektion gehört. Werden wir diesen beiden *Lebensbühnen* nicht in erlöster Form gerecht, wird das Pandemie-Elend weitergehen oder die Themen Nr. 1 und 10 werden sich auf andere Bereiche verlagern. Im Ukraine-Krieg haben wir das bereits: Statt einer »inflamation« im Körper, hat sich der schon lange schwelende Konflikt im Makrokosmos entzündet. Die Todesangst bezüglich Atomkrieg ist auf derselben Seelen-Ebene geblieben.

Was wir in Etappen zerlegt haben, die im Sinn kleiner Schritte leichter zu bewältigen sind, kommt am Ende der Spirale wieder zusammen, wird eins.

12 Heilsame Tugenden

Auch wenn wir in diesen dunklen Zeiten viel mit dem *Schattenprinzip* konfrontiert sind, liegen die Lösungen in den lichten Seiten der 12 Grundtugenden. Über die dunklen Seiten der *12 Lebensbühnen* habe ich viel gesprochen und geschrieben. Sie sind auch unbedingt weiter im Auge zu behalten. Noch viel mehr Freude ist es, sich in ihren lichten Gegenpol, die *Heilsamen Tugenden* zu vertiefen.

Die Tugend der Tapferkeit der *1. Lebensbühne* ist faszinierend und gerade jetzt sehr gefordert. Ohne ihren Mut und die entsprechende Zivilcourage kommt kaum etwas in Gang. Es braucht sie, um den ersten Schritt zu wagen. Dieser beginnt mit ehrlich gestellten Fragen:

Wo sind mein Mut und meine Tapferkeit gerade jetzt als nächstes gefordert? Wo und wie traue ich mich, zu meinen Rechten zu stehen und für sie einzutreten und auf meine Gesundheit zu setzen? Wie steht es um meine Konfliktbereitschaft und mein Immunsystem?

Die Tugend der Verwurzelung der *2. Lebensbühne* gibt uns Sicherheit, Geborgenheit und Lebensgrundlage. Indianische Weise wissen: Erst wer die Füße tief in Mutter Erde verwurzelt hat, darf es gefahrlos wagen, den Kopf zum Vater im Himmel zu erheben. Starke Wurzeln geben nicht nur Pflanzen, sondern auch uns eine gesunde Basis für ein erfülltes Leben.

Wann war ich das letzte Mal barfuß auf Mutter Erde unterwegs, habe sie in meinen Händen gespürt? Habe ich etwas für meine Wurzeln getan?

Die Tugend der Kommuni(-kati-)on der *3. Lebensbühne* verrät ihre ganze Tiefe, wenn wir die »kati« darin einklammern. Dann kommt die Kommunion heraus und tritt hervor. Als Mensch und soziales Wesen brauchen wir Kontakt und Austausch, Verbindung zu anderen Menschen und Wesen – und diese ist lebensnotwendig, wie ihr Verlust in den letzten beiden Jahren offenbarte. Wird uns diese Tugend genommen, sind die Schäden unübersehbar.

Wann habe ich mir zuletzt Zeit genommen für ein tiefes Gespräch mit einem mir wichtigen Menschen? Wann meine Maske im übertragenen Sinn abgenommen und Wesentliches in Verbundenheit geteilt?

Ohne die Tugend der Fürsorge der *4. Lebensbühne* könnte kein Baby überleben. Wir brauchen von Anfang an Nestschutz und die Geborgenheit der Mutter und Familie, um zu gedeihen. »Breast is best –

Muttermilch ist am besten«, weiß nach endlosen Irrwegen inzwischen selbst die Schulmedizin.

Wann habe ich zuletzt die Wärme meiner Familie gespürt? Wann sie meine Wärme spüren lassen? Wie nahe fühle ich mich in Corona-Zeiten der großen Menschheitsfamilie?

Die Tugend der Kreativität der 5. *Lebensbühne* erfüllt uns mit Lebensfreude und -energie. Etwas aus uns zu (er-)schaffen, das vielleicht sogar mehr dem Selbst als dem Ego dient, (ver-)schafft tiefe Befriedigung.

Wie bereit bin ich, nach dem Corona-Koma wieder Lebensfreude zu erleben? Wann und wie bin ich für meine Selbstverwirklichung aktiv?

Die Tugend der Dankbarkeit der 6. *Lebensbühne* kann unser Leben wie kaum eine andere verbessern. Es gibt immer Gründe zu danken. Wer es ausgiebig tut, wird erfüllt von Dank, seine Lebensqualität enorm steigern.

Was verdanke ich selbst den Jahren seit der Pandemie? Wann habe ich wem zuletzt aus vollem Herzen gedankt? Wem schulde ich Dank in dieser schwer erträglichen Zeit?

Die Tugend der Beziehungsfähigkeit und Bezogenheit der 7. *Lebensbühne* bringt Glück und Schönheit ins Leben, erfüllt uns mit Freude und Verbindlichkeit. Sie ermöglicht Versöhnung und Frieden und bahnt die Liebe an. Sie ist im Augenblick enorm gefordert, um all die aufgerissenen Gräben wieder zu schließen.

Wann hatte ich zuletzt den Mut, mich ganz auf jemanden zu beziehen? Wem meine Liebe und Bezogenheit gezeigt?

Die Tugend der (Ver-)Wandlungsbereitschaft der 8. *Lebensbühne* lässt uns reifen und unser Potenzial ausschöpfen. In ihrer Radikalität geht sie bis an existenzielle Wurzeln und macht vor nichts Halt. Sie kennt die völlige Um- und Einkehr und die tiefste Reue. Zusammen mit kompletter Wandlung vom Saulus zum Paulus, sind sie unsere stärksten Entwicklungs-Antriebe. Gerade jetzt steht ein radikaler Wandel an. Die Frage ist, ob im Sinne der Multimilliardäre oder im human(-istisch-)en Sinn.

Wann habe ich mich zuletzt so richtig gehäutet und gewandelt? Für welche Wandlung und Wendung kann ich mich jetzt engagieren?

Die Tugend der Toleranz und Sinnfindung der *9. Lebensbühne* wird im Laufe des Lebens immer wichtiger, denn ohne Sinn bleibt alles sinnlos. Lebensphilosophie oder Religion werden immer wichtiger. Kann ich mich tolerant heraushalten aus Themen, die mich nichts angehen, oder muss ich mich überall unversöhnlich einmischen?

Habe ich meinen Sinn gefunden und selbst den der Pandemie? Wofür lebe ich, wofür wache ich morgens gerne auf? Welche Weltanschauung und Lebensphilosophie kann mich tragen?

Die Tugend der Beschränkung der *10. Lebensbühne* hilft uns, das rechte und im Idealfall für uns richtige Maß zu finden. Mäßigkeit und Mäßigung werden immer wichtiger. »Weniger ist mehr« gilt es zu erkennen und zu verwirklichen. Pandemie-Zeiten liefern besonders viel Übungsraum, aber auch die Umweltproblematik.

Wie steht es um meine Todesangst? Worauf könnte ich mit Gewinn an Lebensqualität verzichten? Was loslassen? Was ist das Wesentliche für mich im Leben?

Die Tugend der Unabhängigkeit der *11. Lebensbühne* kann uns befreien und zu uns Selbst führen. Mit ihrer Hilfe dürfen wir den Wert des jeweiligen Gegenpols schätzen und die Fähigkeit der Entpolarisierung mit Humor lernen.

Wann bin ich zuletzt in den Mokassins eines anderen, vorzugsweise Gegners gegangen? Wann habe ich mich in einen Gegner oder Feind so richtig eingefühlt? Wie viel Zeit verbringe ich – trotz aller Schikanen – mit meinem besten Freund? Meiner besten Freundin?

Die Tugend des (Ur-)Vertrauens und der Allverbundenheit der *12. Lebensbühne* ist die ideale Basis für Selbstvertrauen und entsprechende Erfolge. Urvertrauen lässt sich durch das Erleben von Einheitserfahrungen später noch erwerben, wenn es in der ersten paradiesischen Zeit im Mutterleib zu kurz kam. Allverbundenheit ergibt sich aus der Er- und Einlösung der elf davor liegenden *Lebensbühnen*.

Übe ich Meditationen oder Exerzitien, die in diese Richtung wirken? Wie nutze ich das Corona-Koma, um mit der Menschenfamilie zu fühlen und verbunden zu bleiben? Vielleicht sogar tiefer als zuvor?

6 Achsen des Entwicklungskreises

Jede der *12 Lebensbühnen* hat mit ihrem jeweiligen Gegenüber, ihrer Opposition, ein gemeinsames Thema. Die *12 Lebensprinzipien* bilden folglich 6 Achsen. Die Antipoden kommen sich im Verlauf der Entwicklungs-Spirale Drehung für Umdrehung näher, um schlussendlich eins zu werden.

Bezüglich der 1. oder Ich-Du-Achse, wo sich Krieg und Frieden gegenüberstehen, wusste bereits der Vorsokratiker Heraklit: Der Krieg ist der Vater aller Dinge. Aber was einen Vater hat, braucht auch eine Mutter. Kriegsgott Ares-Mars und sein Gegenüber Aphrodite-Venus zeugen miteinander vier illegale, aber umso wichtigere Kinder: Harmonia, Eros, Phobos und Deimos. Wir sind gut beraten, uns mit den ersten beiden verbindlich einzulassen, um uns die letzten beiden zu ersparen.

Vier Arzt-Jahrzehnte haben gezeigt, wer Harmonie und Ausgleich in sein Leben einlädt, die Liebe feiert und ihr Feste ausrichtet, bleibt eher vor schweren Ängsten und der Machtübernahme seiner Dämonen verschont. Auf der anderen Seite bin ich mir aus den Erfahrungen in der Psychiatrie sicher: Wer sein Leben mit schweren Ängsten beschwert und *Schatten*-Dämonen die Oberhand lässt, findet weder Harmonie im Leben noch Zugang zu den Liebesfesten von Eros und Aphrodite.

Bei dieser 1. oder Ich-Du-Achse, geht es um Durchsetzung und

Kompromissbereitschaft, darum, Krieg in mutigen Frieden zu wandeln. Dazu bietet nicht nur die Pandemie-Situation viel Gelegenheit, sondern auch der Ukraine-Krieg. Es erfordert Mut und Liebe, die tiefen vorsätzlich aufgerissenen Gräben, die durch Beziehungen, Familien, Gemeinden, Städte und Länder verlaufen, wieder zuzuschütten und Brücken zu bauen. Nur dadurch können wir uns wieder als Menschen und Subjekte begegnen, ohne Beschimpfungen, Herabsetzungen, Verhöhnungen und Projektionen.

Auf der 2. oder Werte-Achse stehen sich Beständigkeit und steter Wandel gegenüber. Auf dieser Besitz-Achse begegnen sich materieller Besitz der Stier-Venus und die Wandlungsbereitschaft von Pluto-Hades. Es geht darum, vom Festhalten zum Loslassen zu gelangen, den Wandel von materiellen zu spirituellen Werten zu begrüßen. Und steht nicht gerade ein großer Wandel – auch der Werte – an? Geht es nicht darum, unsere Werte zu überdenken? Wollen wir den Kampf um Geld weiter alles andere dominieren lassen? Oder uns wieder geistig-seelischen bis zu spirituellen Werten öffnen?

Die 3. Achse bewegt sich von Wissen zu Weisheit in Gestalt von Lebenserfahrung. Das lexikalische Wissen des Zwillings-Merkur- begegnet der Weisheit des Schütze-Jupiter-Prinzips. Es geht darum, sich zum Repräsentanten der Weisheit zu entwickeln – leerer zu werden im Hinblick auf Gedanken- und Wissensfülle und aus Wissen Weisheit erwachsen zu lassen. Wir wissen inzwischen so viel – etwa in der Medizin. Das gilt es mit der alten Medizin-Weisheit zu verbinden im Sinne des »Primum nil nocere – vor allem nicht schaden.« Hier wäre nach dem Corona-Desaster, nach dem völligen Vergessen oder jedenfalls Ignorieren der menschlichen Seelen-Qualität so viel Handlungs- und (Ein)Fühl-Bedarf.

Auf der 4. Achse der Reifung, stehen sich einerseits Inneres Kind und Gruppenbewusstsein und andererseits Individuation und Eigenverantwortung gegenüber. Hier reicht die Spannweite von der Familie zur großen Ordnung der Welt und von der kleinen privaten zur großen Menschheits-Familie. Auch auf dieser Achse sind wir heute sehr gefordert, wo die Gräben der Spaltung gleichermaßen durch Familien wie die ganze Welt verlaufen.

Auf der 5. oder Individuationsachse begegnen sich Individualität und Kreativität einerseits und Auflösung der Identifizierung und Entpolarisierung andererseits. Über diese Achse verläuft der Weg vom Ich oder Ego zum Selbst. Auch diese Entscheidung steht heute an. Wollen wir weiter den gnadenlosen Ego-Trip wählen und fördern, oder uns der Selbstverwirklichung öffnen und widmen?

Auf der 6., der Heilungsachse, geraten Anpassung an gegebene Lebensbedingungen und Ur- und Gottvertrauen an- und zueinander. Das reicht von der Schul- und Labormedizin und ihrer Kontrolle von Zahlenwerten zu Heilung und Loslassen. Hier stellt sich die grundsätzliche Frage: Wollen wir wirklich an Labor- und Testwerten hängen bleiben oder uns wieder um wirkliche Werte kümmern, die nicht nur mit dem Körper zu tun haben, sondern auch mit Seele und Geist, die in ihm wohnen, und uns ganzheitlicher Gesundung und Heilung widmen? Das seit 2020 andauernde Corona-Koma könnte die Inkubation des alten Asklepios-Tempels, der Heilschlaf, gewesen sein, um zu einem Neuanfang zu erwachen und höhere umfassendere Ziele ins Auge und vor allem Herz zu fassen.

So gilt es einerseits, den wunderbaren Kreis von *Lebensprinzip* zu *Lebensprinzip* bewusst zu durchwandern und die *12 Lebensbühnen* und Stufen von Umdrehung zu Umdrehung in diesem Tanz um die Mitte zu erlösen. Da gilt es andererseits, auch diesen Achsen mit Achtsamkeit gerecht zu werden und ihre Themen zu erlösen. Beides lässt uns in der Glücksspirale der Entwicklung immer weiter und höher aufsteigen bis zum Mittel- und Endpunkt auf höchster Höhe, direkt über dem Zentrum des Entwicklungskreises.

Wie wäre es, auf dem beschriebenen Weg zu erwachen für die wirklich wirkende Wirklichkeit, hinter die Dinge zu schauen und so Hintergründe zu erkennen?

So machen es AnwenderInnen von *Krankheit als Weg* bis *Krankheit als Symbol*. Sie schauen hinter die Symptome, erkennen das in der

Tiefe des Hintergrundes wirkende *Lebensprinzip*, finden eine konstruktiv-erlöstere Einlösung dafür und oft gesunden sie dadurch.

Diesem bewährten Weg wollen wir auch in diesem Buch folgen und ihn auf die Krankheit(-sbilder) unserer Gesellschaft anwenden.

9. AN DER WEGGABELUNG

Wir haben noch immer die Wahl zwischen zwei ganz gegensätzlichen Szenarien. Die *Schatten*seite manifestierte sich in der einseitigen Kriegsführung gegen das Virus und bestimmte lange unsere Wirklichkeit, ohne die gemachten Versprechen auch nur ansatzweise zu erfüllen. Nach gut zwei Jahren ist die »Impf«-Strategie 2022 an der hochinfektiösen, aber insgesamt harmlosen Omikron-Variante gescheitert. Diese hätte die Kriterien einer Pandemie vor der WHO-Definitions-Änderung anlässlich der Vogelgrippe nicht im Ansatz erfüllt.

Wir könnten daraus lernen: Mutter Natur sitzt am längeren Hebel. Wie sind diejenigen beschimpft worden, die schon am Anfang auf Herdenimmunität setzten! Die Amischen in den USA haben das gelebt und sich Stress und Angst erspart. Sie haben an ihren Gottesdiensten und den dabei üblichen Umarmungen festgehalten und so rasch in ihrer überschaubaren »Herde« für Immunität gesorgt[45].

Denken wir weiter: Alles was kürzlich noch als Verschwörungstheorie von offizieller Obrigkeits-Seite heftig dementiert wurde, war meist schon kurz darauf Wirklichkeit. Es wird keine Impfpflicht geben, sagten die deutsche Kanzlerin und ihr Gesundheitsminister, der nächste Kanzler und der Chef der Liberalen. Und gleich drauf kommt sie natürlich doch. Die Technik ist uns nun als Preteaching und Manipulation bekannt.

---

45 https://www.youtube.com/watch?v=lDHVbGFeid0

Dass sie sich selbst Lügen strafen, schert diese Art von Obrigkeiten offenbar nicht. Bisher war Politikern die Wählermeinung wichtig. Sie manipulierten sie nach Kräften und unterliefen sie – wohl nicht nur in den USA – wie gezeigt in über 99 Prozent der Fälle. Aber so offen wie jetzt zeigten sie nie ihr wahres – vom Polit-Kriminellen Ex-US-Präsidenten Nixon – skizziertes Gesicht. Ist das ein Zufall oder gibt es eine tiefere Agenda, von der sie nicht nur geleitet sind, sondern sich auch geschützt fühlen, sodass sie auf uns(-ere) Wähler(-meinung) gar keine Rücksicht mehr zu nehmen brauchen?

Alle positiven Versprechungen bezüglich der »Impfung« – Schutz vor eigener Ansteckung sowie Schutz davor, andere anzustecken – alles war innerhalb kürzester Zeit nicht mehr als Makulatur. Die Schutzwirkung wurde immer kürzer eingestuft und nach einem halben Jahr sollte schon nachgeimpft oder geboostert werden.

Einzig die Hoffnung darauf, keine so schweren Verläufe zu riskieren, wird noch krampfhaft aufrechterhalten. Aber schaut man in Länder, die todesmutig mit Impfen und Boostern vorauseilten, ist auch das fraglich. Allein die geimpften Leistungssportler, die ebenso plötzlich wie unerklärlich mit Herzproblemen zusammenbrachen, hätten schon lange vorher eines Besseren belehren müssen. Aber weder Tausende von Impftoten – nach offiziellen Zahlen – noch Millionen zum Teil schwer Geschädigte stoppten die einmal angeworfene Propaganda-Maschinerie[46]. Dass es nur leichte Nebenwirkungen gäbe, behauptet nur noch der deutsche Gesundheitsminister, nicht einmal die Hersteller der Gen-Impfstoffe liegen so weit daneben. In Japan warnt zum Beispiel das Gesundheitsministerium vor ernsten Nebenwirkungen des Covid-Impfstoffs[47].

---

46 https://tkp.at/2021/06/05/weiter-stark-steigende-zahlen-von-nebenwirkungen-und-todesfaellen-durch-impfungen-in-eu-und-usa/ – Zahlen vom Juni 2021 aus den USA

47 https://uncutnews.ch/das-japanische-gesundheitsministerium-warnt-vor-ernste-nebenwirkungen-des-covid-impfstoffs/

Anfang 2022 hatte ich auf dem Flughafen in Paphos, Zypern, folgendes Erlebnis: Eine junge Frau bricht zusammen, ihre Freundin berichtet, sie sei gerade zum dritten Mal geimpft worden und noch nie einfach so zusammengebrochen. Der sofort hinzueilende Flughafen-Arzt versucht die Umstehenden mit den Worten zu beruhigen, so etwas passiere jetzt öfter und sie werde schon nicht sterben. Aber besonders sicher schien er sich da nicht zu sein. Die Frau wird sofort auf der Bahre abtransportiert, die verzweifelte Freundin darf nicht mit. So etwas nun immer öfter mitzuerleben, ist nicht gerade vertrauensfördernd und die Menschen am Flughafen waren sichtbar geschockt. Sehen und erleben ist wegen der emotionalen Beteiligung noch so viel intensiver als lesen und hören. Aber natürlich ersparen uns die Mainstream-Medien diese Art von Impf-Schrecken.

Bezüglich der positiven Voraussagen zur »Impfung« lagen unsere Verantwortlichen, rückblickend betrachtet, vollkommen daneben. Bezüglich ihrer Beschwichtigungen bezüglich Nebenwirkungen wohl leider auch. Wissenschaftler der Abteilung für molekulare Biowissenschaften der Universität Stockholm und der Abteilung für klinische Mikrobiologie und Virologie der schwedischen Universität Umeå fanden – laut der Zeitschrift *Viruses* – das Spike-Protein nun doch auch im Zellkern. Vor allem aber entdeckten sie, dass es auch fähig ist, die DNS zu schädigen im Hinblick auf deren Selbstreparatur-Möglichkeiten[48]. Die Forscher betonen, das könne bei älteren und immungeschwächten Menschen zu schwereren Covid-Verläufen führen. Diese »Impfung« schadet, das ist kaum noch zu übersehen[48a]. Anfang 2022 häufen sich die Meldungen, dass Geimpfte nach sechs Monaten anfälliger gegen andere Infektionen waren als Ungeimpfte.

Der Regensburger Universitäts-Professor für Psychologie, Christof Kuhbandner, befand anhand der offiziellen Statistiken, mit den »Impfungen« korreliere eine stark steigende Sterblichkeit. Er kommt

---

48 Bericht vom 20.11.2021 in The Epoch Times

48a https:pathologie-konferenz.de/

zu dem Schluss, wenn sich diese Kurven so weiter bestätigten, seien an den »Impfungen« so viele Menschen gestorben wie an Covid-19. Im Film *Im Stich gelassen* von *ServusTV*[49] zeigt er diese beängstigenden Kurven und spricht auch darüber, wie zuständige Stellen wie das RKI, sich nicht im Geringsten für seine Ergebnisse interessierten.

Im Gegensatz zu vielen Medizinern, die das Boostern jetzt als Lösung sehen, ist US-Professor Peter A. McCullough gegenteiliger Meinung, wie er auf einem Vortrag in Phoenix/Arizona äußerte. Die durch die Gen-Impfung beziehungsweise »Gen-Therapie« angeregte Spike-Protein-Produktion verursache seiner Ansicht nach oft Autoimmunattacken in vielen Organen. Er hält Spike-Proteine für eine tödliche Gefahr für die Zellen. Alles, was wir bisher über diese Proteine gelernt hätten, sei negativ. Wenn das Spike-Protein sich auf der Zelloberfläche darstelle, würde diese vom Immunsystem als anormal erkannt, angegriffen und bekämpft. McCullough sagt weiter, es sei das erste Mal in der Humanmedizin, »dass wir unseren Körper dazu bringen, ein fremdes (Spike-)Protein zu produzieren, und damit unseren Körper zu animieren, eigene Zellen anzugreifen, in der Hoffnung, dadurch Immunität zu erzeugen.« Er betont, bei diesen »Impfstoffen« handle es sich um seit Jahrzehnten bekannte, gescheiterte Versuche der Gentransfer-Technologie. Tatsächlich sind BioNTech und Moderna Gen-Tech-Firmen, die sich bisher vor allem mit dieser beanstandeten Technik befassten.

McCullough steht mit seiner schon im Juni 2021 geäußerten Kritik nicht allein. Auch der kanadische Impfstoff-Forscher und Immunologe Byram Bridle betonte bereits im Sommer 2021, das bei der mRNA-Covid-19-»Impfung« entstehende Protein könne Gewebe- und Organschäden verursachen. Der als Erfinder der mRNA-Impfung geltende Dr. Robert Malone verbreitete über Twitter, »das Sars-CoV-2-Spike-Protein ist zytotoxisch. Das ist eine Tatsache.« Wer dächte da nicht an die noch viel früheren Warnungen von Dr. Wodarg und Prof.

---

49 https://www.servustv.com/aktuelles/v/aa1uhra88dp5llzqs7cp/

Bhakdi? Letzterer warnte schon früh vor einem durch diese Art von »Impfung« beschleunigten Krebswachstum[50].

Leider habe ich dafür inzwischen schon einige Bestätigungen erfahren müssen. PatientInnen, deren Krebs komplementärmedizinisch gut unter Kontrolle war, erlebten nach der »Impfung« dessen neuerlichen, geradezu explosionsartigen Ausbruch und starben daran.

Der Präsident des Paul-Ehrlich-Instituts sieht im Gegensatz zu diesen Wissenschaftlern keine Hinweise auf die Gefährlichkeit der verbreiteten »Impfstoffe«. Aber gerade nach den Zahlen dieses Instituts gab es – Stand November 2021 – bereits über 1800 Todesfälle im Zusammenhang mit der »Impfung« allein in Deutschland, darunter auch fünf verstorbene Kinder. Diese hätten von der Covid-Erkrankung jedenfalls nichts zu befürchten gehabt. Verglichen mit allen anderen Impfungen seit dem Jahr 2000 sind das über 50-mal mehr Todesfälle in den wenigen Monaten der Corona-»Impfung«. In der *ServusTV*-Doku *Im Stich gelassen* über Impf-Nebenwirkungen wird für Österreich eine Zahl von über 100-mal mehr Impfschäden errechnet.

Immer deutlicher zeigt sich, dass die erschreckenden Voraussagen einer Impf-Katastrophe von Fachleuten wie Prof. Bhakdi, Prof. Hockertz, Dr. Wodarg und vielen anderen sich nun leider allmählich zu verwirklichen scheinen.

Sollen wir jetzt also allen Ernstes weiter das (Alb-)Traum-Szenario von Bill Gates verwirklichen und alle bereits doppelt Geimpften alle drei oder sechs Monate nachimpfen? Die meisten deutschen und österreichischen Politiker, nicht nur die Regierungs–, sondern auch die meisten der großen Oppositions-Parteien wollen genau das. Warum? Welches Immunsystem soll das aushalten? Welche Agenda steckt dahinter? Alle Menschen dieser Welt mit diesen Stoffen »impfen« zu wollen, haben die deutsche Ex-Kanzlerin und ihr »guter Freund«, Bill Gates angedroht. Geht es da etwa doch um das schon mehrfach

---

50 https://report24.news/prof-bhakdi-erlaeutert-hintergruende-covid-impfung-und-beschleunigtes-krebswachstum/

erwähnte Szenario von Gates' Vater, die Menschheit auf 500 Millionen zu reduzieren?

Darf man dann fragen: Werden die 500 Millionen die x-fach Geimpften sein, deren Immunsystem das überstanden hat? Oder die Impfverweigerer? Und wer wird sie auswählen? Darf da Herr Schwab oder Herr Gates oder wer auch immer entscheiden, wer für seinen »Great Reset« noch brauchbar ist?

Was, wenn Milliarden Geimpfte merken, was ihnen angetan wurde? Was, wenn die X-fach-Geimpften erkennen, dass sie statt zu den Siegern zu den Opfern gehören? Nicht auszudenken, welchen Sturm das entfachen könnte. Die jetzt von den Obrigkeiten geschürte Apartheids-Politik gegen Ungeimpfte würde sich schlagartig umkehren und sich gegen die Verursacher selbst richten. Ich hoffe, eines meiner Lieblingszitate aus der Bibel »Die Rache ist des Herrn« findet dann noch Gehör.

Für die Welt kann all das ein großes Sterben bedeuten, für Gesellschaften wie die deutsche und österreichische würde es zusätzlich eine Zerreißprobe und einen Bruch auf Dauer geben.

Wohin mit der Enttäuschung und was, wenn sie in Wut und Hass umschlägt? Viele, sowohl Täter als auch Opfer, werden dann wohl solche Länder verlassen wollen. Die Frage ist nur wohin? Die wenigen Oasen der Vernunft, die sich weitgehend aus der Corona-Panik heraushielten wie Schweden und einige afrikanische Länder sind wohl rasch überlaufen. Werden auch diese Mainstreamler zu Mitgefühl zu bewegen sein, wie es vorerst noch die Ungeimpften und Drangsalierten aufbringen müssen?

Auch durch die Ärzteschaft wird sich ein tiefer Riss ziehen. Anständige ÄrztInnen und ApothekerInnen werden wohl in großer Zahl dazu übergegangen sein, verfassungsfeindliche und grundgesetzwidrige Bestimmungen zu übertreten. Aber wohin mit Leuten wie dem Welt-Ärzte-Präsidenten? Wohin auch mit den LeiterInnen von Weltbank, WHO, UN und EU? Das WWF wird sich wohl einfach selbst entsorgen. Die Multimilliardäre werden wahrscheinlich einfach ab- und untertauchen.

10. HOFFNUNG

Anleitung zum Umdenken

Uns »Sündenböcken« rate ich gleich jetzt – was immer auch kommen mag – zur Besinnung. Da wir mit Wut, Ärger, Zorn oder gar Hass nur unsere eigene Abwehrkraft schwächen, tun wir damit niemandem einen Gefallen – und vertreiben die Täter nicht einmal aus ihren Ämtern. Das schafft hoffentlich noch der Wahlzettel, den wir zum Denkzettel umfunktionieren können und den Einkaufszettel dafür zum Wahlzettel. Auf Letzteren gehört in Zukunft nur noch Gesundes. Bedenken wir doch, mit einem guten Drittel der Bevölkerung wären wir die größte Wählergruppe. Wir könnten jetzt noch winzige Parteien wie die *Basis* in Deutschland und die *MFG* in Österreich zur stärksten politischen Kraft wählen, falls unsere Stimmen noch anständig gezählt werden und also zählen. Dass immer mehr Menschen in beiden Ländern daran zweifeln, halte ich auch für ein ganz fürchterliches Zeichen.

Immerhin gibt es mit Zahlen seit Corona doch auch viel Unklarheit. Aber die Hoffnung stirbt zuletzt und beide erwähnten Gruppierungen streben eine Basis-Demokratie nach Schweizer Vorbild an.

Wie auch immer, Mitgefühl statt Hass stärkt unser Immunsystem. Aus so einem Abgrund, in der spirituellen Tradition »Abyssos« genannt, kann es nur wieder aufwärtsgehen. Das hoffe ich sehr und wünsche es uns allen. Warum nicht wie Phönix aus der Asche aufsteigen, uns wieder versöhnen und gegenseitig unterstützen, das würde so viel Freude bringen und Hoffnung stiften. Auch den Geimpften wünsche ich selbstverständlich – als Arzt und Christ – von Herzen, dass sie besser davonkommen, als es zu befürchten steht. Ich hoffe sehr, dass die erschütternden Voraussagen kritischer Mediziner sich nicht erfüllen. Dass sie schon bei der Vorübung Schweinegrippe Recht behielten, nährt allerdings meine Befürchtungen. Die Impf-Nebenwirkungen gegen den vergleichsweise harmlosen Schweinegrippe-Erreger mit einem vergleichsweise harmlosen Impf-Serum waren so schlimm, dass die Kampagne abgebrochen werden musste. Der *arte*-Film *Profiteure der Angst* entlarvt das damalige Desaster. Er sollte aus meiner Sicht zum künftigen Schulprogramm gehören. Mit vielen weiß ich mich einig, wenn ich auf dessen zweiten Teil *Profiteure der Corona-Angst* hoffe, zur Erleichterung der Aufarbeitung des Unrechts seit 2020.

Helfen kann uns auch jetzt vor allem Verständnis dafür, wie wir in diesen Abgrund geschlittert sind. Lernen wir doch zuerst und vor allem, Ähnliches in Zukunft zu vermeiden! Das ist das Anliegen dieses Buches, zu lernen, um in Zukunft schon entsprechenden Anfängen zu wehren. Nach Vogel-, Schweine- und Fledermaus-Grippe reicht es doch, oder etwa nicht? Aller schlechten Dinge sind in diesem Fall hoffentlich auch drei.

Potenzielle Erreger gibt es im Tierreich noch Tausende, wissen Wissenschaftler. Aber müssen wir die alle ausprobieren, oder sollten wir nicht lieber wieder an Groucho Marx denken und uns das (er-)sparen? Sollten wir nicht besser unsere Abwehrkraft etwa mittels *Peace Food* stärken, aber vor allem unseren Geist, damit er nicht mehr auf dieses gängige *Mind Food* hereinfällt?

Warum also nicht auf dessen lichte Schwester setzen, wie sie die *Schicksalsgesetze, Lebensprinzipien* und *Heilsamen Tugenden* erkennen lassen? Nach so viel ungenießbarem *Mind Food* gibt es natürlich auch dessen wundervolle Seite.

Viele Menschen leiden inzwischen unter schweren Angst-Syndromen – ausgelöst durch die Angstkampagnen – und es ist noch gar nicht abzuschätzen, was daraus wird. Die gute Seite des Schlechten: Die während der Pandemie-Jahre völlig ignorierten Fächer Psychologie und Psychosomatik könnten zu dem Rang aufsteigen, der ihnen gebührt. Auch das wäre eine wesentliche Lernerfahrung. Die wissenschaftlichen Grundlagen dazu haben Wissenschaftler wie Prof. Hartmut Schroeder, Prof. Christian Schubert und andere längst geliefert.

Allen, die sich zu Berufen berufen fühlen, die eine wirkliche Berufung darstellen, rate ich, an Richard Bach, den Autor der *Möwe Jonathan*, zu denken. Er schrieb in seinem ebenso beeindruckenden Buch *Illusionen*: »Wir lehren am besten, was wir selbst gerade lernen.« Dann haben wir einiges zu tun. Und es wirft natürlich ein ganz eigenes Licht auf MedizinprofessorInnen, LehrerInnen, JournalistInnen, PolitikerInnen und StudentInnen solcher Richtungen. Besonders Letztere könnten sich schon vor dem Studium fragen, von welchem Menschenbild ihr Fach bestimmt und beherrscht ist, und ob sie so werden wollen oder sich das schenken, geben oder antun wollen.

Nach meinen Erfahrungen als Arzt muss ich intuitive Menschen mit Engagement für die Seele vor dem Studium der Medizin fast warnen. Denn es hat die Tendenz, sie zu Materialisten zu formen und ihre Intuition und Einfühlsamkeit erst zu entwerten und dann zu verschütten. Das Studium beginnt schon quasi an der Leiche und im Anfang liegt alles. Aber von Prof. Püschel aus Hamburg lernte ich durch die Pandemie auch, seine mutige Pathologie zu schätzen. »Von den Toten für die Lebenden lernen«, was für ein wundervoller Satz für die ganze Medizin und Welt! Von den Vorausgegangenen könnten wir so viel lernen, d. h. doch aus der Geschichte und sogar der Entwicklungsgeschichte oder Evolution.

Warum nicht wirklich einfach aus verursachten Schäden und Fehlern wie aus Symptomen und Krankheitsbildern lernen, Konsequenzen ziehen und nicht immer mehr vom selben, nicht ständig die gleichen Fehler und Einseitigkeiten!

Impfschäden und der Umgang damit

Leider ist die Flut der Impfschäden beim besten Willen nicht mehr zu übersehen. Es gab – laut offiziellen Zahlen, die nur einen Bruchteil der wirklichen Schäden abbilden – wie zuvor erwähnt durch die Corona-»Impfung« weit mehr Todesfälle und gesundheitliche Schäden als durch alle anderen wirklichen Impfungen in den letzten 21 Jahren. Die Angaben schwanken zwischen 50- bis 100-mal so viel.

Allerdings, wer geimpft ist und keine Nebenwirkungen erlebt und sich gut fühlt, sei gewarnt vor all den in Folge angeführten Studien und Berichten. Sie könnten dann Angst auslösen und die kann man sich sparen – am besten durch Auslassen dieser Seiten. Wer überlegt, sich weiter boostern zu lassen, liest vielleicht doch besser weiter, um sich einiges zu ersparen.

Die Nebenwirkungen sind schulmedizinisch kaum zu behandeln, aber zum Glück durch die Komplementärmedizin oft zu lindern. Alles zur Abwehrsteigerung und zum Aufbau des Immunsystems Angeführte ist auch gut geeignet, der Abwehr nach solchen Schäden wieder auf die Füße zu helfen. Sowohl die Naturheilkunde als auch Homöopathie und Anthroposophische Medizin verfügen über entsprechende Mittel und Methoden. In *Schutz vor Infektionen – Immunkraft steigern natürlich und nachhaltig* habe ich an die 100 mittels Studien belegter Wege dargestellt von pflanzlich-vollwertiger *Peace-Food*-Kost und auf dem Gegenpol Fasten, Waldbaden und Barfußgehen, Darmsanierung und Unterstützung der Leber bis zu einer Fülle von Mitteln aus dem großen Arzneipflanzen-Schatz von Mutter Natur.

Das Gute vom Schlechten könnte auch hier aus dem Corona-Koma erwachsen. Von den Gates- und Rockefeller-Stiftungen offenbar als letzter Todesstoß gegen diese Medizin-Konkurrenz aus der Natur geplant, wäre auch das Gegenteil möglich: So viele, die an der Pandemie Schaden genommen haben, könnten die günstige und weitgehend nebenwirkungsfreie Komplementärmedizin und Naturheilkunde neu entdecken und sich die Pharmaka, Impf- und »Gentherapie«-Seren der

Schulmedizin ersparen. Persönlich setze ich seit über 50 Jahren auf diesen Weg, bin für meine PatientInnen keinen einzigen Tag ausgefallen und habe meiner Krankenkasse viel Geld und mir alle wie auch immer gearteten Grippewellen und viel Leid(-en) erspart.

Eine bessere Medizin

Diese könnte sich auf beide Säulen stützen und neben dem Kampf gegen alle möglichen Erreger die Abwehr stärken, sodass es in Zukunft immer weniger und schließlich gar keine Kriege mehr braucht – wie in Dänemark vor 100 Jahren als Dr. Mikkel Hindhede auf Naturheilkundliche Vernunft setzte und den Dänen selbst in Zeiten der Spanischen Grippe eine erhöhte Sterblichkeit ersparte, wie wir sie – wohlgemerkt – erst seit Beginn der »Impfungen« in heutigen Corona-Zeiten massiv erleben.

Warum sollten wir uns nicht auf unsere guten Anfänge besinnen und den Schatz der Heilpflanzen und Kräuter einbeziehen und erweitern mit den modernen Möglichkeiten im Rahmen der Globalisierung? Dank der Ethno-Medizin könnten wir die besten Heilkräuter der Welt in die Pflanzenheilkunde integrieren. Von der Schulmedizin ließen sich die wesentlichen 2000 Mittel behalten, wie es in Schweden geschieht. Die restlichen 100 000, die im Wesentlichen überflüssig lediglich dem Lobbyismus der Pharmaindustrie und der illegalen Empfänglichkeit früherer bestechlicher Politiker geschuldet sind, wären abzuschaffen oder jedenfalls von der Liste der von den Kassen finanzierten zu streichen. Sie dienen nicht einer evidenzbasierten, sondern einer »eminenz-blasierten« Medizin.

Solch eine Verschlankung – auch in den Verwaltungen, die sich nun nicht mehr der ständigen Überwachung widmen müssten – wäre ein Segen. Bespitzelung und Denunziation könnten endgültig vorbei sein und wir brauchen und wollen doch alle kein zukünftiges Modell à la China. Wie wäre es mit: Zurück zu Willy Brandts Idee, mehr Demokratie zu wagen? Und einem Modell à la Schweiz?

Persönliche Freundlichkeit – Offizielle Bosheit

Dem entspricht meine persönliche Erfahrung, habe ich doch von offiziellen Stellen schon viel Inkompetenz bis zu Bösartigkeit erlebt, von einzelnen Menschen aber fast nur Freundlichkeit. Erlebnisse mögen das illustrieren.

Als im Flughafen Hamburg nur einen Tag lang Strom und Verstand ausfielen, bekam ich eine Kostprobe einer an sich kleinen Katastrophe. Das Internet brach zusammen, weil offenbar Tausende zugleich darauf zugreifen wollten. Diese Hilflosigkeit vieler junger Menschen, die neben dem Smartphone kaum Orientierung haben und nun plötzlich mittels dessen keine mehr bekamen, war beeindruckend. Die Idee, wegen Ausfalls der Klimaanlange das ganze Flughafengebäude zu räumen, um die Leute dann ohne Toiletten und Versorgung in der Hitze vor der Tür zu haben, wo man sie – mangels Lautsprecher – nicht mehr erreichen konnte, war nur einer der Schildbürgerstreiche der Flughafenleitung. Und dann die Deutsche Bahn, die, statt zu helfen und sich als rettenden Ausweg anzubieten, Kontrolleure schickte und die Hilflosen noch nach Kräften behinderte und schikanierte.

Aber andererseits auch die Belegschaft des Hotels Radisson Blu gegenüber dem Flughafen, die ihren inneren Homo bono aktivierte und ihr Fünfsternehotel in einen Ort der Hilfsbereitschaft und Nothilfe wandelte. Die Toiletten allen, auch Rucksackreisenden, zu öffnen, ihre eigentlichen Gäste zu Solidarität mit den Gestrandeten aufzurufen, schuf im Handumdrehen auf charmante Art eine Oase freundlicher Mitmenschlichkeit im alten Sinn unserer kindlicher Ahnen.

Das Ganze war eine denkwürdige Erfahrung. Was Abhängig- und Unfähigkeit angeht, gilt: »Only the sky is the limit«. Diesbezüglich brauchen wir uns nicht mehr zu steigern, können aber jederzeit neu entscheiden. Wir haben immer die Wahl, das moderne verschlossene Angstmuster vor anderen Menschen in uns wachzurufen oder das liebenswürdig-freundliche des Homo bono, der bei Not immer rasch zur Stelle und bereit zu Kommunikation und Hilfe ist. Tatsächlich ist das nicht nur unser eigentliches uraltes Erbe, sondern auch die Lebensweise, zu der alle Stifter großer Religionen aufriefen.

Der Typ Neandertaler ist untergegangen, aber genetische Reste seines Weltverständnisses zeigten sich an diesem Tag überdeutlich in den Chefetagen des Hamburger Flughafens und der Deutschen Bahn. Der Homo bono dagegen ist unsere breite Basis und in uns allen noch vorhanden.

Auf dem Weg zum Selbst kann es daher der erste entscheidende Schritt sein, den Homo bono in sich zu entdecken und am Spiel eines guten Lebens zu beteiligen, auch wenn von offizieller Seite noch so viel Gegenwind weht.

Wegweiser in die solidarische Gemeinschaft

Wir waren dem in der Psychologie schon einmal sehr nahe. Ist es vielleicht Zeit, den Dritten im Trio der ersten Psychoanalytiker Freud, Jung und Adler wiederzuentdecken im Zusammenhang mit dem immer deutlicher werdenden Ursprung aus guten Anfängen einer guten Gemeinschaft? Alfred Adler vertrat die These: »Seelische Gesundheit beziehungsweise Krankheit ist von dem Grad, in dem sich der Mensch auf die Gemeinschaft mit anderen Menschen einlässt, abhängig.«

Wie in *Corona als Weckruf* dargestellt, liegt unsere große Chance einerseits in einer Rückkehr zu Gemeinschaft und im (An-)Erkennen deren enormer Vorteile für das Zusammenleben aller; andererseits aber auch in der Selbstverwirklichung, der Individuation nach C.G. Jung. Die Gemeinschaft und der Einzelne sind eben kein unversöhnlicher Gegensatz, wie ihn Klaus Schwab sieht. Dieses Thema auf die Alternativen Altruismus oder Egoismus zu reduzieren, greift viel zu kurz. Hier liegt – wie so oft – die Lösung nicht im »Entweder-oder« sondern im »Sowohl-als-auch«.

In vieler Hinsicht ist Alfred Adler hier als Vorläufer zu sehen. Sein Ziel war eine praktische, lebensnahe Psychologie, die es allen Menschen ermöglichte, ihre Mitmenschen aus deren individueller Lebensgeschichte heraus zu verstehen und zu akzeptieren. Sie sollte als

Psychologie allen zugänglich sein und zu Allgemeingut werden. Deshalb hielt er in den 1920er-Jahren viele Vorlesungen an der Volkshochschule Wien. Das »rote Wien« bot dieser Art »Sozial-Psychologie fürs Volk« fruchtbaren Boden. Im schon 1913 erschienenen *Heilen und Bilden*, einem Buch über Erziehungskunst für Ärzte und Pädagogen, stellte Adler die Entwicklung der Individualpsychologie in der Erziehungsarbeit als Grundlage einer gesunden Gesellschaft dar. Zwischen den Weltkriegen erlebte sie ihre Blütezeit. Mit seinen Anhängern baute Adler in Wien Dutzende Erziehungsberatungsstellen und viele psychoanalytisch orientierte Kindergärten für Arbeiterkinder auf. »Elternschulung« sah er als »Neurose-Prophylaxe« und so entstand eine »Sozialpsychologie«, die auf gesunde Kinder zielte aus gesunden Familien und entsprechenden sozialen Verhältnissen. Solche Kinder würden ihrerseits wieder gesunde Familien gründen, die in gesunden Gemeinschaften lebten, träumte Adler. Diesen Traum könnten wir wiederbeleben. Eine heile und heilende Gemeinschaft fehlt uns heute mehr denn je.

Auf der anderen Seite blieb Adlers Lehre nicht zufällig als Individualpsychologie in Erinnerung. Grundlage war seine 1907 veröffentlichte Studie über die Minderwertigkeit von Organen. Er sah einen Zusammenhang zwischen Organschwächen und deren körperlicher und seelischer (Über-)Kompensation. Obwohl so ausgesprochen sozial engagiert, nannte er seine Lehre Individualpsychologie, weil ihn seine ärztliche Erfahrung lehrte, alle PatientInnen als unverwechselbareinmalige Individuen zu sehen, die als Ganzheit körperlich und geistig-seelisch zu verstehen und zu behandeln seien. Seine Psychologie wäre auch heute noch eine wundervolle Basis für die Synergie zwischen Gemeinschaftsgefühl und Selbstverwirklichung – und vielleicht sind wir endlich reif dafür. Von unseren Anfängen als Homo bono in der solidarischen Gemeinschaft könnten wir die Brücke schlagen in eine Zukunft, die allen Suchenden Selbstverwirklichung im Sinne von C.G. Jungs Individuation ermöglicht. Dabei könnten wir bedeutende Philosophen der Vergangenheit wie Jean-Jacques Rousseau oder William James, die beide in *Corona als Weckruf* schon wiederentdeckt wurden, und jetzt Alfred Adler als gute Paten wählen. Und auch die Moderne hat wundervolle Wegweiser hervorgebracht.

Special forces for change

Dieser kriegerisch anmutende Ausdruck mag zeigen, wie viel Mut, Durchsetzungskraft, Dynamik und Elan es braucht, um eine neue Sicht zu verbreiten. Philosophie und Geschichte waren bisher eher etwas für ältere Bildungsbürger, die trockene Sprache mit komplizierten langen Sätzen tolerierten. Nun haben junge Historiker wie Rutger Bregman und im politischeren Sinne Dr. Daniele Ganser angefangen, mit eingängiger, journalistischer Sprache einer neuen und ganz anderen geschichtlichen Wahrheit auf die Sprünge zu helfen. Bregman geht ganz weit zurück an den Anfang, in dem alles liegt und fördert ein neues Welt- und vor allem gutes Menschenbild zutage, das Hoffnung schenkt und spannend zu lesen und begeisternd zu integrieren ist, wie ich aus eigener Erfahrung sagen kann.

Daniele Ganser betrachtet unsere jüngere Geschichte mit neuen jungen Augen und erlaubt es sich als Schweizer geradezu frech, mit Tabus der Politik zu brechen, wie etwa dem Axiom »Die USA sind immer im Recht«. Er traut sich zum Beispiel, die Vereinigten Staaten von Amerika als Imperium darzustellen und entsprechend zu kritisieren. Als ich ihn kennenlernte, hielt er sich als Historiker noch ausschließlich an die Vergangenheit und vornehm zurück bezüglich einer immer deutlicher entgleisenden Gegenwart. Aber inzwischen wird der Friedensforscher in ihm immer aktiver und lebendiger, und Frieden brauchen wir in Gegenwart und Zukunft. Aus der Vergangenheit können wir lediglich lernen, wie Obrigkeiten ihn vorsätzlich ruinieren und weiter dazu tendieren, wie das Corona-Koma zeigt. Aber die dazu notwendige Hirnnahrung, dieses *Mind Food*, können wir inzwischen durchschauen und an uns abperlen lassen beziehungsweise noch besser in seine lichte Seite wandeln. Gansers spannende Einlassungen weisen inzwischen in die Zukunft und fragen: Wie ist Frieden heute und in Zukunft möglich?

Der israelische Historiker Yuval Noah Harari lässt sich in geradezu erfrischender Weise von der Vergangenheit für die Gegenwart und bis in die Zukunft inspirieren. Bei seiner aktuellen Zukunftsschau warnt er vor der – durchs Corona-Koma noch beförderten – Gefahr einer digitalen Totalüberwachung. Und hat nicht das Massachusetts Institute of Technology (MIT) mit finanzieller Unterstützung der Gates-Stiftung bereits eine auf Nano-Technik beruhende Markierung der Impfstelle entwickelt? Wollte Gates da ganz sichergehen? Oder warum hat er das MIT direkt finanziell unterstützt? Und zusätzlich durch die von ihm gesponserte Gavi-Impf-Allianz und obendrein durch Microsoft? Steckt dahinter zufällig die Identiy2020 Systems Inc. mit dem erklärten Ziel, jedem Bürger weltweit eine digitale Identität und damit auch Überwachungsmöglichkeit zu verpassen? Harari sagt: »Wir sind heute in der Lage, die perfekte Diktatur zu errichten. Es wäre ein autoritäres System wie es dieser Planet noch nicht gesehen hat. Eine Diktatur, die schlimmer wäre als Nazi-Deutschland und die Sowjetunion unter Josef Stalin, ist heute denkbar. Im 20. Jahrhundert war jedes totalitäre System noch durch eine grundlegende technologische Grenze eingeschränkt. [...] Aber die neuen Technologien des 21. Jahrhunderts machen das nun möglich. Man braucht keinen Spion mehr auf der Straße, der die Menschen überwacht, stattdessen gibt es Kameras, Mikrofone oder Sensoren. Die Auswertung der Datenmengen kann die Künstliche Intelligenz übernehmen, die sogar berechnen kann, wie sich die Überwachten in Zukunft verhalten werden. Zum ersten Mal in der Geschichte ist die totale Überwachung möglich.«[50a] Weitere hörenswerte Gedanken – Yuval Harari erzählt die Geschichte von morgen[51] – finden sich im Netz.

An uns ist es nun zu zeigen, wie offen wir sind für neue Gedanken

---

50a Interview vom 23.10.2020 mit *t-online*

51 https://www.youtube.com/watch?v=5fHKK_YFUrw

und wie bereit für den grundlegenden Wechsel von Weltbildern. Harari sagt von Bregmans *Im Grunde gut*, es habe ihm eine neue Perspektive auf die Menschheit eröffnet. Das schaffte es auch bei mir und könnte es mit uns allen tun.

Für die neuen, besseren Perspektiven bin ich den Erwähnten dankbar, aber auch dem Kollegen meiner Generation Johannes Huber, der in *Das Gesetz des Ausgleichs* dafür plädiert, das Gute zu tun, der eigenen Gesundheit zuliebe, weil es uns selbst so guttut.

Das sind Hoffnung vermittelnde Menschen und Beispiele, die obendrein helfen können, die Wunden von PolitikerInnen, JournalistInnen und MedizinerInnen, den umfassenden Verrat an Ethik und Moral durch so lange Zeiten, in der Gegenwart zu heilen.

Gute Voraussetzungen

Unsere Voraussetzungen sind tatsächlich heute besser denn je, geradezu optimal. Das Innere Kind hat sich über Filme wie *The Kid – Image ist alles* mit Bruce Willis längst zurückgemeldet, es gibt dazu auch Bücher, Seminare und Workshops. Am besten wäre es natürlich, unser eigenes Inneres Kind in unser Leben einzuladen. So wie wir kollektiv den Homo ludens in unseren kindlichen Ahnen wiederentdecken und beleben könn(t)en.

Wir wissen heute um die Neuroplastizität und unsere Fähigkeit, altersunabhängig ständig an Intelligenz statt an Körpergewicht zuzulegen. So spricht alles für ein waches, aufgewecktes Leben voller Offenheit für unser Inneres Kind und die kindlichen Ahnen, aber überhaupt für Neues, Unerwartetes, Zauberhaftes und Wundervolles. Uns würde es sehr guttun und auch sehr entsprechen, fänden wir raus aus den Routinen, rein in die Lebendigkeit unserer Anfänge als Mensch und Menschheit. Wir könnten mit dem heutigen Wissen und den alten Anlagen ein unglaublich liebevoller, glücklicher und obendrein erfolgreicher neuer Menschenschlag werden, eine neue wundervolle Menschen-Familie, die Einzelne obendrein in ihrer individuellen und spirituellen Entwicklung fördert. Meditation wäre das beste *Mind Food* und Medizin zugleich.

Der Homo bono gäbe die ideale Übergangsphase ab auf dem Weg zum Homo illuminus, dem Erleuchteten, und sogar noch weiter zum Homo angelicus, der uns – schon heute – in Engeln oder Bodhisattwas begegnen mag. Das Wissen um diese Ausdrücke für verwirklichte Seelen, die freiwillig weiter inkarnieren, um anderen zu Befreiung zu verhelfen, begegnet uns in vielen Kulturen. Sie haben keine äußeren, sondern innere (Lungen-)Flügel wie wir. Wir übersehen sie oft, aber das können wir ändern und uns sogar selbst auf den Weg dazu begeben wie in *Heilsame Tugenden* angeleitet.

Schöne Aussichten

Warum nicht gleich beginnen? Auch wenn wir in letzter Zeit nicht mehr frei alles ausdrücken durften, können wir noch selbst denken, auf unseren eigenen Wegen und auch quer und sogar verrückt und so kreativ, wie wir wollen und uns erlauben. Die Neuroplastizität erlaubt das auch den Alten. Ich hoffe, dass auch meine AltersgenossInnen sich trauen, wieder neu und frisch zu denken auf dem Boden unserer langen Erfahrung! Und mögen wir mehr werden und Alt und Jung sich zusammentun, mögen wir den Jungen auf die Sprünge helfen und uns von ihnen (unter-)stützen lassen. Wer nichts mehr zu verlieren hat, kann alles gewinnen! Und warum eigentlich nicht? Mahatma Gandhis Gedanken sind immer noch frisch, hilfreich und inspirierend.

In dieser Welt der Gegensätze ist so leicht zu lernen, dass alles auch eine andere Seite hat, mit der zu rechnen ist. Das daraus folgende *Schattenprinzip* ist im Auge zu behalten als der Schatz, den es vor allem zu heben und dann zu hüten gilt. Dann werden aus Symptomen und Problemen Chancen, Fehler vermitteln uns (noch) Fehlendes und Enttäuschungen beenden Täuschungen. Das Schöne bleibt schön, das Schlimme enthüllt seine guten Seiten. Was für ein Segen wäre es, das gleich zu Beginn des Lebens als Kind zu lernen.

Und noch besser: Sind wir in eine schattige Phase abgerutscht wie in Österreich und Deutschland, mit Regierungen, die vor Entsetzen schaudern lassen, muss auf der anderen Seite das Licht umso heller sein. Möglicherweise treiben sie es so weit, ihre Länder in dieser Agonie zu halten, während rundum Vernunft einkehrt und die Schikanen mit dem Ende der Pandemie enden. Sobald kein Tourist mit Verstand mehr nach Österreich kommt, wird das Erwachen hoffentlich umso umfassender. Wenn sie es also weiter so treiben, werden wir sie dann vielleicht auch gleich nachhaltig los. Die Hoffnung stirbt zuletzt.

Bei all diesen Problemen und Themen, wäre es so hilfreich, sich zu fragen, worum es wirklich geht. Wer gut schlafen will, kann das genauso tun, wie jener, der erwachen will. Beides ist gut und gesund und Letzteres setzt Ersteres sogar voraus.

Lassen wir uns das Sprachspiel »Fake it until you make it« auf der Zunge zergehen. Ob wir Prinzessin oder Cowboy im Fasching spielen, es ist anfangs immer auch ein wenig Fälschung oder »fake« dabei. Was ist schlimm daran, wenn die Absicht stimmt? Karneval und Fasching leben davon – und ganz gut und lustig. Spielen wir ruhig auch andere Rollen, die uns ansprechen und anmachen und erkundet werden wollen. Wer seine verschiedenen Rollen wach und gern spielt und sich des Spiel-Charakters des Ganzen bewusst ist, hat mehr davon und die verschiedenen Rollen gelingen besser. Der gute Mensch, Homo bono, ist so eine wundervolle Rolle. Dass »Gutmensch« fast zum Schimpfwort wurde, zeigt nur, wie weit unsere Verirrung schon geht.

Wir haben so viele Chancen heute, die wir noch gar nicht nutzen. Über das Internet können wir uns mit (fast) jedem jederzeit im Augenblick verbinden, wenn wir dazu noch Verbindlichkeit einbringen – nicht auszudenken!

Wiederum aus eigener Erfahrung kann ich sagen: Wir müssen gar nicht so viel herumklicken, sondern können uns vielmehr öfter ausklinken und für uns sorgen und einfach sein: all-ein, alles in einem und kein bisschen einsam und verlassen, weil wir uns jederzeit wieder einbringen und verbinden können. Das geht heute so leicht und einfach. Wir sollten uns erlauben, verbunden zu bleiben und die Chancen der Zeit zu spüren und zu ergreifen. Was kann Schlimmeres passieren als nichts? Wie sagte Albert Einstein so schön: »Die reinste Form des Wahnsinns ist es, alles beim Alten zu lassen und zu hoffen, dass sich etwas ändert.« Von Kriegen, (Umwelt-)Katastrophen und Fleisch-Skandalen haben wir doch wirklich genug. Es wäre also nicht zu früh, nach innen zu horchen und unserer inneren Stimme zu gehorchen.

Aber seien wir – besonders in meiner Generation – auch dankbar für das, was uns in diesem Teil unserer Welt bisher erspart blieb. Es kann und wird nicht bleiben wie es ist, und wir können die Richtung der Entwicklung mitbestimmen – in uns sowieso, und wenn viele erwachen, auch allgemein. Was hindert uns, eine große Bewegung des Erwachens ins Leben zu rufen und in Gang zu setzen? Jede(r) bei sich, im eigenen Umfeld beginnend, um dann Kreise zu ziehen, Inseln der Klarheit zu schaffen und zu verbreite(r)n ...

Viele von uns tun auch so, als wüssten wir nichts von der Neuroplastizität in jedem Alter. Wie sonst könnte Spinat weiter als reich an Eisen gelten? Seit Jahrzehnten ist klar, dass er das nur einem Kommafehler verdankt, und der verdammt ihn – scheinbar für immer – zum Feind so vieler Kinder.

Wir brauchen keinen Chip unter der Haut – Verkehrsmittel und gesunde Grundnahrungsmittel könnten auch so günstig zur Verfügung stehen und der Individualverkehr könnte sich zugunsten des zwischenmenschlichen von allein reduzieren. Wir könnten Vorbeugung als die wichtigste Bewegung entdecken für Körper, Seele und Geist.

Die gegenwärtige »Krisis« ließe sich zur Entscheidung nutzen und die Entwicklung ausnahmsweise mal gutwärts lenken.

Zurück zu den Anfängen könnte auch ein Zurück bedeuten zu Willy Brandts legendärem Ausdruck »Mehr Demokratie wagen« – als Gegenpol zu deren mehrjähriger Stornierung. Wählen wir doch einfach keine Politiker mehr, die keinerlei Lust auf Demokratie haben und diese bei nächster Gelegenheit wieder zugunsten eigener Machtfülle aussetzen!

Brandt bewirkte zunächst freudige Aufbruch- und viel Zu-Stimmung in der Bevölkerung, doch leider trug seine Idee auf Dauer keine Früchte. »Demokratische« Politiker haben eher versucht, ihre Macht zu vergrößern als sie mit dem Volk zu teilen. Es gab auch keine weiteren guten Vorlagen, und die nächstliegende wurde leider übersehen.

Selbst in der griechischen Polis herrschte nie wirkliche Demokratie, so wie wir sie heute verstehen und uns wünschen. Politik war die Angelegenheit weniger freier Bürger, sprich reicher Männer und zu Repräsentanten des Staates konnten nur Adlige von den wenigen freien Bürgern gewählt werden. Frauen waren weder wählbar noch stimmberechtigt. Insofern waren fast alle, die Mehrheit der Sklaven sowieso, von den demokratischen Prozessen ausgeschlossen.

Auch in späteren Demokratien hat sich immer nur eine kleine Elite von Herrschaften, Obrigkeiten, Adligen und (Einfluss-)Reichen an der Spitze versammelt und sich dort mithilfe williger Helfer und wirtschaftlich abhängiger Mitläufer gehalten.

Das Einzige mir bekannte gute Beispiel ist wirklich die Schweiz. Warum nehmen wir sie uns nicht zum Vorbild – die Schweizer hätten wohl gar nichts dagegen und könnten uns einige Entwicklungshilfe bieten und sogar -helfer schicken. Sie sprechen manchmal humorvoll von Deutschland als großen Kanton im Norden. Wie viel besser wäre Deutschland als Schweizer Kanton gefahren: keine Weltkriege, keine Schuldenberge, keine Polit-Herrscher-Klasse, wenige, dafür kompetente verantwortungsbewusste Verwaltungsbeamte, statt wuchernde Bürokratien, anständige Bezahlung auch für Sozialberufe, ständige Mitbestimmung und reibungslos funktionierende Infrastruktur usw.

Unsere Politiker – wie auch die Berichterstatter – hätten heute, die Vergangenheit durchschauend, eine wundervolle Chance der Wiedergutmachung im wahrsten doppelten Sinne des Wortes. Sie könnten für sich und uns alle das Gute in uns und in sich neu entdecken, verbreiten und verankern, was ja am besten – wie aus der

Werbung bekannt – durch vielfaches Wiederholen gelingt. Aber auf sie können wir uns erfahrungsgemäß nicht verlassen, also nehmen wir das selbst in die Hand, stehen auf und werden die Bewegung, die wir gern sehen wollen. Stellen wir es uns vor und verhalten uns schon mal so – »fake it, until you make it« – und dazu endlich Schluss mit dem Maskenzwang!

Prof. Hartmut Schröder macht unsere Alternative in seinem Thesenpapier *Epidemien als kulturelle Krisen* sehr klar:

> *»Für Hoffnung, dass es auch wieder besser werden wird, gibt es eigentlich nur dann Anlass, wenn wir die Herausforderungen der gegenwärtigen Krisen und Probleme als Weckruf in Richtung Neuorientierung durch Rückbesinnung annehmen und die kulturelle sowie gesellschaftliche Spaltung überwinden. Nachhaltig werden Lösungen dabei jedoch nur unter der Voraussetzung sein, dass möglichst viele Menschen miteinander in Resonanz treten und Resonanz auch wieder zwischen Menschen und Natur entsteht. Falls weiterhin versucht wird, Lösungen aus der Krise auf der Grundlage der alten Antriebskräfte und gegeneinander zu entwickeln, wird dies wahrscheinlich dazu führen, dass es zwar einige Gewinner in und mit der Krise geben, dies aber auf Kosten von vielen Verlierern und einer tiefen Spaltung der Gesellschaft geschehen wird.«*

Die Licht-Variante

Statt die Solidarität aufzukündigen und damit eine entscheidende Errungenschaft der letzten 100 Jahre zu verlieren, könnten wir auch das Gegenteil tun. Nichts spricht dagegen, sondern alles dafür, uns neuerlich als Mitglieder einer solidarischen, auf Gemeinwohl setzenden Gemeinschaft zu fühlen. Dann wäre es auch leicht, uns als gleichberechtigte Subjekte auf Augenhöhe zu erkennen und zu behandeln.

Als solche könnten wir, nachdem endlich genügend Menschen einsehen, wie wenig Wünschenswertes diese »Impfungen« bringen, gleich auf Abwehrsteigerung und unser Immunsystem setzen. Die von Dr. Mikkel Hindhede schon vor 100 Jahren in Dänemark so erfolgreich erprobte Variante funktioniert natürlich auch bei uns. Pflanzlich-vollwertige Kost ließe sich ungleich entspannter als die mRNA-»Impfung« empfehlen und durch Information und eine Vielzahl verlässlicher Studien in der Bevölkerung verbreiten. Gesunde vegane Kost könnte durch Steuerbefreiungen drastisch verbilligt werden und Tierprotein durch ebenso deutliche Verteuerungen unattraktiv werden. Hier könnte Nudging im positiven Sinn greifen.

In Verbindung mit entsprechender Aufklärung würden sich große Bevölkerungsteile umorientieren. Überzeugungsarbeit hätte bei Kampagnen für gesunde Ernährung deutlich bessere Chancen als eine unzureichend erprobte Pseudo-»Impfung«. Eine Kostumstellung auf *Peace Food* hätte den Vorteil, dass positive Wirkungen rasch und gefährliche Nebenwirkungen gar nicht zu erwarten sind.

Hinzu käme die ebenso einfache Verbreitung von einfachen günstigen Gesundheitsmaßnamen wie Kurzzeitfasten und in Frühjahr und Herbst auch Fastenwochen, die schon nach vier Tagen 40 Prozent des Immunsystems im Sinne eines Jungbrunnen-Effektes erneuern – belegt von Prof. Valter Longo von der University of California. So ließe sich fast nebenbei der Darm sanieren, sodass der (frühe) Tod nicht mehr in ihm zu sitzen bräuchte.

Eine in jeder Hinsicht günstige, aber tatsächlich auch billige Versorgung der Bevölkerung mit Hormon D beziehungsweise Vitamin D kann nachweislich vor Covid-19 schützen und darüber hinaus so viel anderes im Organismus bessern. Im Sommer reichen dazu Sonnenbäder. Ähnlich abwehrsteigernd sind Waldbäder. Pflanzliche Kost fördert, wissenschaftlich belegt, auch die Bewegungslust. Bewegung – vor allem moderate im Sauerstoffgleichgewicht – erhöht wiederum unter anderem die Abwehrkraft. Wer dabei noch streckenweise barfuß unterwegs ist, bekommt obendrein gratis von Mutter Erde, was er an Antioxidantien braucht.

Die mit japanischen Studien bestens wissenschaftlich abgesicherte Aufforderung, sich viel in der Natur und speziell ihren Wäldern aufzuhalten, würde wohl kaum Widerstand und nicht mal Abneigung hervorrufen. Schon durch eine Stunde im Wald lässt sich die Zahl natürlicher Killerzellen, die wir vor allem zum Schutz vor gefährlichen Viren brauchen, um über 50 Prozent erhöhen. Warum wurde das und sollte es in Zukunft noch verschwiegen werden? JournalistInnen, die sich auf ihr Berufsethos rückbesinnen, könnten es einfach verbreiten. Ihre Recherchen könnten sie in die Natur führen statt in die Büros der Konzernbosse.

Schon diese paar, aber noch eine Fülle weiterer gesundheitsfördernder, das Immunsystem steigernder Maßnahmen, die das Budget kaum be- und vielfach sogar entlasten, könnten Elend in Chancen verwandeln, nachzulesen in *Corona als Weckruf*.

Die Corona-Katastrophe ließe sich als Umkehrpunkt und Startschuss zu einem ungleich gesünderen und in vieler Hinsicht besseren Leben nutzen; Synergie sich in einem nie dagewesenen Ausmaß fördern, um uns persönlich und die Welt zu ihrer besseren lichteren Seite hin zu verändern.

Was allein würde es für die Wirtschaft bedeuten, wenn krankheitsbedingte Ausfälle sich drastisch reduzierten oder ganz aufhörten, wie das bei mir der Fall ist.

Durch die zuvor geschilderten Umstellungen des Lebensstils würde sich auch in unserem Seelenleben so vieles – wie nebenbei – zum Besseren wandeln. »Massentier-Zucht-Häuser« würden rasch schließen, wenn sie statt Subventionen drastische Auflagen bezüglich Tierwohl und Gesundheit bekämen. Die dort herrschenden und zu resistenten Keimen führenden »Antibiotika-Orgien« würden abrupt enden. Aufgrund der Abwehrsteigerung durch die Lebensstilveränderungen ließe sich der Antibiotikabedarf auch in den Kliniken drastisch senken. Schon dieser Punkt könnte das Leben von heute noch zwischen 25 000 bis 30 000 jährlichen Todesopfern allein in Deutschland retten und die Lebensqualität von allen bessern. In Italien ist dieses Elend unglaublich viel ausgeprägter wegen dort üblicher noch kritikloserer Antibiotika-Ver(sch)wendung.

Die Wahrscheinlichkeit, am zweittödlichsten Krebs, dem des Dickdarms zu erkranken, würde nur durch pflanzliche Kost – nach Prof. Claus Leitzmann – um 90 Prozent sinken. Die Chance, Brustkrebs, den tödlichsten bei Frauen, zu bekommen, um 50 Prozent. Die Gefahr der häufigsten Krebsart insgesamt, der Prostata, würde sich ebenfalls um die Hälfte reduzieren. Alle Krebsarten würden – spezifisch dargelegt von Prof. Colin Campbell – zurückgehen. So würden allein im deutschsprachigen Raum Hunderttausende pro Jahr vor vorzeitigem Tod bewahrt. Laut US-Chirurg Dr. Caldwell Esselstyn ließe sich die momentane Haupttodesursache Herzinfarkt allein mit pflanzlich-vollwertiger Kost gänzlich beseitigen. So viel zu den beiden großen Geißeln und häufigsten Todesursachen der Moderne. Die dritthäufigste, die Kunstfehler der Schulmediziner und die Nebenwirkungen von ihnen verschriebener Pharmaka, würde ebenfalls erheblich zurückgehen, da wir diese Art von Medizin in Notfällen zwar weiter, aber insgesamt immer weniger bräuchten.

Und nicht nur in der Medizin würden sich diese Lebensstil-veränderungen auswirken, auch unser Umgang miteinander ließe sich so enorm verbessern. Prof. Gerald Hüthers Traum könnte sich erfüllen, und wir würden uns wieder als Subjekte in Würde begegnen, statt uns weiter als Objekte zu verkennen, die sich ausnutzen und dabei kaum bemerken, wie sie selbst ausgenutzt und ausgelaugt werden.

Wir könnten aus dem Elend des Corona-Komas wie Phönix aus der Asche auferstehen zu einem ganz anderen, ungleich erfüllteren Leben und neuen erweiterten Bewusstsein. Auch unsere Umwelt- und Klimaprobleme ließen sich so fast nebenbei bessern und vielleicht sogar lösen.

Vater Staat dürften wir – nach der Corona-Erfahrung – kritischer sehen und Übergriffe von Seiten interessengesteuerter Berufspolitiker in Zukunft unterbinden. Allein dadurch, dass diejenigen, die sich während Corona als Alarmisten und Angstmacher, aber vor allem auch als Lobbyisten enttarnt haben, in Zukunft vor der Übernahme von Verantwortung bewahrt werden. Ohne das Dauerfeuer von »Bad News« könnten rasch Ruhe und Entspannung einkehren. Ich wage mal die optimistische Prognose: Die Mehrheit von uns ist gar nicht bereit, ihre Seele freiwillig dem Teufel und dem Geld zu verkaufen.

Es ist – nach meiner Erfahrung – dringend geraten, sich, wann immer möglich, die Nähe zur großzügigen großen Mutter Natur zu gönnen und sie in vollen Zügen zu genießen. Vater Staats Bürokratien ließen sich bei dieser Gelegenheit auf ein notwendiges Maß zurückstutzen, dadurch Unsummen einsparen und für Sinnvolleres nutzen. Mehr Intensiv- und Klinikbetten bräuchten wir dann allerdings nicht – mangels Bedarf.

Aus den Fehlern der bisherigen Obrigkeiten ließe sich lernen und die Solidarität auch mit denjenigen aufrecht halten, die sich dem neuen Trend, aus welchen Gründen auch immer, noch nicht anschließen wollten. Eine solch erstarkende, im Überfluss ihrer Möglichkeiten lebende Gesellschaft könnte sich einen allmählich von selbst schwindenden Teil von auf beschwerlichem Leben voller Beschwerden Bestehenden durchaus leisten. Außerdem würde eine solch großzügige Haltung viel bessere Überzeugungs-Ergebnisse zeitigen als die primitiven Schikanen, Drohungen und Zwangsmaßnahmen der Politiker-Kaste der Corona-Zeit.

Hilfreich käme die bei sich pflanzlich ernährenden Menschen messbar höhere Intelligenz hinzu, die alle Studien ergeben. Wir wissen nur nicht, sind es die intelligenteren, die zuerst auf Pflanzenkost umsteigen oder werden wir intelligenter durch deren Genuss? Aufgrund der nachweislich besseren Durchblutung wäre Letzteres genauso gut denkbar.

Durch mehr Immunkraft würden wir nicht nur gegen physische Keime resistenter, sondern auch resistent gegen bisher übliches manipulatives *Mind Food*. Wir könnten uns leichter für die Spielregeln des Lebens öffnen und glücklicher und mit mehr Freude und Erfolg mitspielen bei »Lila«, dem kosmischen Spiel, wie Hindus das Leben nennen. Wir haben also durchaus die Wahl zwischen höllischer und himmlischer Zukunft.

Aus Sicht von *Krankheit als Symbol* drängen weitere Aufgaben auf Bewältigung nach der Pandemie. Durch Steigerung der Abwehrkraft einerseits und Anpassung des Virus andererseits könnten wir die gewonnene Zeit nutzen und den Mut aufbringen, uns den Tabuthemen Tod und Angst und Todesangst zu stellen und uns mit der Endlichkeit des Lebens aussöhnen.

Der Virus wird – wie all seine Vorgänger – durch Mutationen zu einer Variante finden, die endemisch leben und leben lassen kann. Mit Omikron zeichnet sich das im Moment meines Schreibens längst ab. In den meisten Ländern hat man die Waffen schon gestreckt und erlaubt endlich die Immunisierung der Bevölkerung durch das inzwischen definitiv harmlosere Virus. Nach den Erfahrungen der bisherigen Infektionslehre ist das die beste, weil nachhaltigste Form der Immunisierung, die selbstverständlich auch am längsten hält. Aber während in der Schweiz der anerkannte Schutz nach Genesung auf ein Jahr verlängert wurde, verkürzte ihn ein Alarmist als deutscher Krankheits-Minister mithilfe seines RKI-Instituts in Deutschland auf drei Monate ...

Ernähren wir uns in geistig-seelischer Hinsicht gesünder. Integrieren wir die »Höhenpsychologie« der Märchen mit ihrem Schwerpunkt auf Entwicklung in unser Leben. Erkennen wir in der Tiefenpsychologie der Mythen die Fallgruben der Verwicklung. Das Wissen dazu haben wir auf geistig-seelischer wie auf körperlicher Ebene längst. Wir können uns entscheiden und wissen, das *Schattenprinzip* ist immer nah, aber es gibt auch *Heilsame Tugenden*. Welche davon wir auch immer in uns entwickeln, ihre Entfaltung wird Kreise ziehen und unser Leben äußerlich und innerlich verändern. Weitere werden hinzukommen. Über die *12 Lebensbühnen* wird unser Leben rund werden, und Umdrehung für Umdrehung, werden wir aufsteigen und zugleich der Mitte näherkommen. Mit dem *Schattenprinzip* im Auge und den integrierten *Spielregeln des Lebens* in Herz und Hirn wird jede

Stufe beglücken. Die Extreme auf den *6 Achsen* werden sich einander annähern und unser Bewusstsein sich Schritt für Schritt erweitern. So werden wir nebenbei achtsamer, aufmerksamer und dankbarer für die Gemeinschaft, in der wir leben und sie wird sich mit unserem Horizont ebenfalls erweitern in Richtung der Menschheitsfamilie und Mutter Natur. Sind wir uns unserer Kraft und Macht bewusst bezüglich dessen, was wir wählen beim Einkaufen und Essen, beim Lesen und Hören, wird sich so viel bewegen. Selbst bei den Wahlen könnten wir wählen, in Zukunft wirklich die Wahl zu haben, mitzubestimmen und zu entscheiden. Schweiz oder Schwab, Sein oder Nicht-sein, die alte Frage aus dem Hamlet.

Meine Hoffnung ist, dass wir erwachen für die äußeren Notwendigkeiten auf der Grundlage der wiederentdeckten großen Mutter Natur und eines fairen Vater Staates. Das ist auch die ideale Basis für das innere Erwachen für die letzte Wirklichkeit, für Befreiung und (Er-)Lösung.

Beide Entwicklungen können Hand in Hand gehen. Während wir immer mehr zur solidarischen Gemeinschaft zusammenwachsen, wird unser Bewusstsein mitwachsen und unsere Selbstverwirklichung sich entfalten. Eingebettet in die große Familie der Menschen können wir unsere Individuation erleben zu dem einzigartigen Menschen als der wir gemeint sind und zu dem nur wir bestimmt sind.

Was Du bekämpfst, das bleibt.
Was Du annimmst, das darf sich verändern.
Was Du liebst, wird überwunden.
Was Du segnest, kann heilen.
VerfasserIn unbekannt

DANKSAGUNG

Mein Dank gilt meinen privaten Lektorinnen Christina und Natascha. Gerhard verdanke ich die vielen Hinweise auf Quellen und Links. Silwen Randebrock danke ich für das intensive Verlagslektorat, die Neuordnung und viele wertvolle Hinweise.

Christian Strasser sei bedankt für die Ermutigung zu diesem Thema und die Courage, es in diesen Zeiten herauszubringen.

Wie ihm danke ich allen, die in diesen herausfordernden Zeiten den Mut bewiesen haben, zu sich und ihren Überzeugungen zu stehen, dafür einzutreten und sich zu bekennen. Danke Euch allen!

ANHANG

Veröffentlichungen von Ruediger Dahlke

Neuerscheinungen

2022: Die Spielfilm-Therapie – was Filme über Krankheit und Heilung verraten (mit Margit Dahlke, Edition Einblick (www.heilkundeinstitut.at) • Heilsame Tugenden – In zwölf Schritten zur Heilung des Körpers und zur Entwicklung der Seele • Selbstheilung (beide GU) • Gesund und glücklich älter werden – meine Lebensstil-Medizin (Goldmann-Arkana)
2021: Corona als Weckruf – wie wir doch noch zu retten sind • Glücklich mit mir selbst (alle Terzium) • Seeleninfarkt – Zwischen Burn-out und Bore-out, (Scorpio, als Pocket)

Grundlagenwerke

Die Schicksalsgesetze – Spielregeln fürs Leben, 2009 • Das Schattenprinzip: Die Aussöhnung mit unserer verborgenen Seite, 2010 • Die Lebensprinzipien: Wege zu Selbsterkenntnis, Vorbeugung und Heilung (mit Margit Dahlke), 2011 (alle Goldmann Arkana)

Krankheitsdeutung und Heilung

Krankheit als Symbol 2014 (Bertelsmann) • Krankheit als Sprache der Seele, 2008 • Krankheit als Weg (mit T. Dethlefsen), 2000 • Das Alter als Geschenk, 2018 • Frauen-Heil-Kunde (mit M. Dahlke und V. Zahn), 2003 • Wenn wir gegen uns selbst kämpfen, 2015 • Schattenreise ins Licht, 2014

• Krankheit als Sprache der Kinderseele, 2010 • Herz(ens)probleme, 2011 • Das Raucherbuch, 2011 (alle Goldmann Arkana) • Verdauungsprobleme, 2001 (Knaur)

Gesundheit und Ernährung

Peace Food, 2011 • Peace Food Keto-Kur, 2018 • Peace Food – das vegane Kochbuch, 2011 • Vegan für Einsteiger, 2014 • Peace Food – vegan einfach schnell, 2015, • Das große Peace Food-Buch 2019 (alle GU) • Mein Individualgewicht, 2020 • Geheimnis der Lebensenergie, 2015 • Das Lebensenergie-Kochbuch: Vegan und glutenfrei, 2016 (alle Goldmann Arkana) • Schutz vor Infektionen – Immunkraft steigern, 2020 • Meine besten Gesundheitstipps 2.0, 2020 (beide Terzium) • Immunbooster vegan, 2021 (Knaur) • Krebs – Wachstum auf Abwegen, 2020 • Körper–Geist–Seele-Detox, 2019 (beide Goldmann) • Jetzt einfach atmen, 2019 (ZS) • Vegan schlank, 2015 (www.heilkundeinstitut.at)

Filmtherapie

Die Hollywood-Therapie – was Filme über uns verraten, 2018 • Die Spielfilmtherapie, (2022) (beide mit Margit Dahlke, bei Edition Einblick (www.heilkundeinstitut.at)

Fasten

Das große Buch vom Fasten, 2019 (Goldmann-Arkana) • Bewusst Fasten, 2016 (Urania) • Kurzzeit-Fasten, 2018 (Südwest)

Krisenbewältigung

Die Liste vor der Kiste, 2014 (Terzium) • Von der großen Verwandlung, 2011 (Crotona)

Meditation und Mandala

Jetzt einfach meditieren, 2018 (ZS) • Mandalas der Welt, 2012 (Goldmann) • Mandala-Block, 1984 • Worte der Weisheit (beide www.heilkundeinstitut.at)

Roman

Habakuck und Hibbelig – das Märchen von der Welt, 2004 (Allegria)

Adressen

Informationen zu Seminaren, Ausbildungen, Trainings, Vorträgen: www.dahlke.at
Seminar- und Gesundheits-Zentrum TamanGa: www.tamanga.at
Labitschberg 4, A-8462 Gamlitz, www.taman-ga.at: Seminar-Wochen mit R. Dahlke, TamanGa-Natur-Kur: Regenerations-Ferien für (Seminar-) Gruppen und Einzelgäste;
Internet: www.dahlke.at; E-Mail: info@dahlke.at;
Internet-Community: www.ruedigerdahlke.net
Webshop: www.heilkundeinstitut.at (Bücher + Gesundheitsprodukte)

Über den Autor

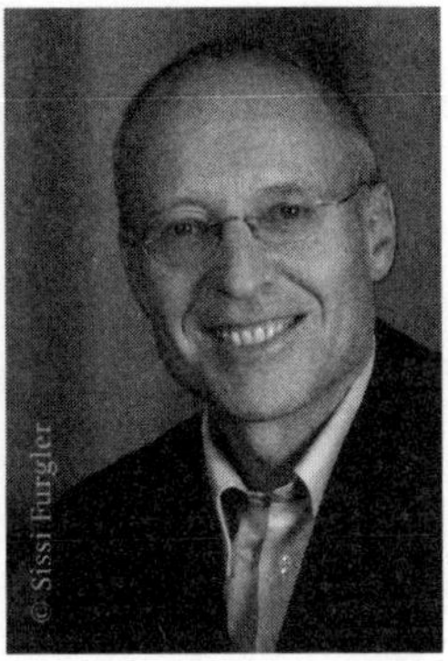

DR. MED. RUEDIGER DAHLKE, geboren 1951, studierte Medizin in München und bildete sich zum Arzt für Naturheilweisen und in Psychotherapie weiter. Seit 1978 war er als Psychotherapeut und ist bis heute als Fasten- und Seminarleiter international tätig. Anfang 2012 öffnete das von ihm gegründete Seminarzentrum *TamanGa* bei Gamlitz in der Südsteiermark als Ort der Regeneration, (Aus)Bildung und Selbstfindung.
Als Pionier der Ganzheitsmedizin ist Dahlke gefragter Experte für Ausbildungen. Seine Bücher wurden in 28 Sprachen übersetzt und viele davon erreichten Bestsellerstatus.